JN000854

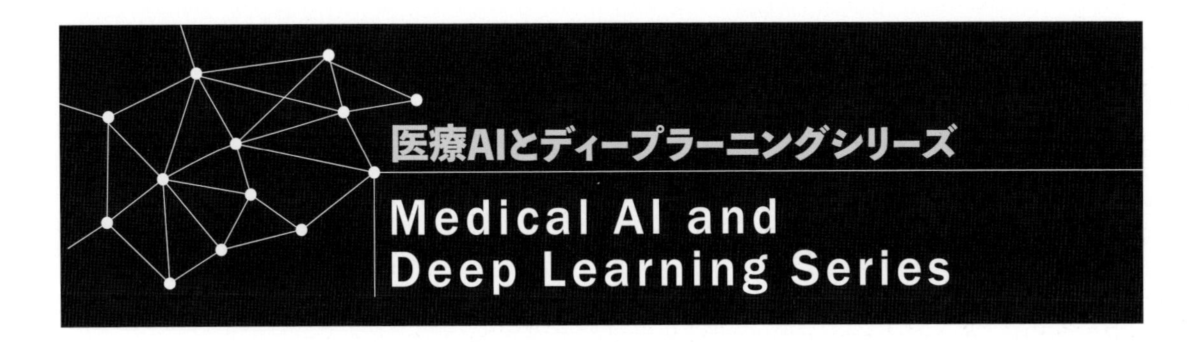

《2020-2021年版》

はじめての医用画像ディープラーニング

基礎・応用・事例

藤田広志［シリーズ監修／編］

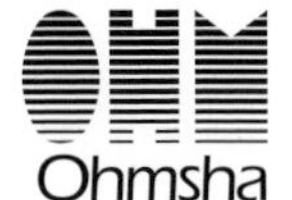

はじめに（2020-2021 年版の発行にあたって）

本書は2019年4月に発行された「医療AIとディープラーニングシリーズ」の「医用画像ディープラーニング入門」の改題改訂新版であり，昨今のAI進化のスピードに合わせた“進化版”といえます．

本書の具体的な進化内容は，以下になります．

1. タイトルを新たにしました

2019年4月に本書と同時発行された同シリーズの「標準　医用画像のためのディープラーニング－入門編－」との区別をより明確にするためであり，さらに改訂版への進化に伴う結果にもよります．

2. 内容をより新しいものに更新しました

昨今のAIの急激な進化に伴い，AIに関する新しい情報がどんどん流れてきますが，本書にマッチするところは基礎編，応用編，事例編を通じて内容を最新のものに更新しました．

3. 応用事例や話題を増やしました

応用編では，興味深い事例を倍増させ，その領域の最先端の執筆者にお願いしてより多くの応用事例を紹介しました．また，Column欄も適宜増加させ，関連情報の深掘り説明をしました．

医療画像領域には，第3次AIブームの大波がまだまだ押し寄せていますが，本書が，基礎をしっかり学び，最先端の情報をくまなく収集しその動向を的確に捉え，今後のAIの医用画像領域における方向性を見極められる貴重な一助となれば幸いです．

最後になりましたが，「推薦のことば」をお寄せいただいた“ディープラーニングの父”こと福島邦彦先生，本書の執筆にご尽力をいただいた執筆者各位に深く感謝申し上げるとともに，発刊にご尽力いただいたオーム社編集局の方々にも感謝いたします．

2020年4月

編著者として　藤 田 広 志

はじめに（初版）

第 3 次人工知能（以下，AI）ブームがやって来た！　医療分野へも少しだけ遅れて，AI はいま怒濤の如く押し寄せて来ている．特に，AI の中でも中核とも言える話題の「ディープラーニング（深層学習）」は，音声認識と画像認識で，過去の性能や記録をどんどん塗り替えている．思い起こせば古い話になるが，筆者も第 2 次 AI ブームの第 2 次ニューラルネットワーク（人工神経回路網）と呼ばれる時期に，医用画像のニューラルネットワーク応用研究について取り組んだ時期があった（1990 年の頃）．当時は，“何でもニューロ”であり，家電製品で例えばニューロ制御によるエアコンなどにも取り入れられていた．現在に比べると，当時は計算機の性能不足，画像容量も小さなものではあったが，ニューラルネットワークは「学習するコンピュータ」として話題になり，確かにそれまでできなかったことも少しできるようになった．しかし次第に限界もわかり，二度目の冬の時代に入ってしまった．

新しい技術が出現したときには，そのブームに簡単に押し流されず，まずは基礎をしっかり学び，その本質に迫ることが肝要である．しかし，昨今の AI とディープラーニングブームでたくさんの解説書が発行される中，画像，取り分け医用画像に焦点を当てた書籍は皆無の状態である．そこで，本書の出番となった次第である．本書は単に医用画像に限定の一冊のみではなく，「医療 AI とディープラーニング」シリーズとしての刊行が計画されている．本書に続いて，ディープラーニングを実際に医用画像に対してパソコンで使ってみたい読者のために，実践的なディープラーニング取り扱い書として，第 2 巻（プログラミング不要）と第 3 巻（初期のプログラミング利用）が順次刊行される．最近は，ディープラーニングハンズオンセミナーの開催も増えており，これらを参考にすれば，たとえセミナーに参加しなくても学習ができるようになっている．さらに以降の巻は，放射線治療と外科治療分野における AI とディープラーニングを取り扱うべく，準備が進んでいる．もっと続くが，その内容はまだ秘密としておこう．

本書の構成は，基礎編，応用編，事例編の 3 部構成であり，興味のあるところから，どこから読み始めても基本的に独立して読めるようになっている．AI の進歩は急速であり，一部内容はどんどん陳腐化してしまう可能性もあるため，1～2 年で改訂版を出す予定である．読者からは忌憚のないご意見を賜れば，どんどん改良を加えていきたく考える次第である．

最後に，短期間の執筆期間にもかかわらず，期間内に立派な原稿を作成いただきました執筆者の諸兄にこころからお礼申し上げるとともに，オーム社の関係各位に深謝の意を表する次第である．

本書が医療関係者のAIとディープラーニング理解に役立つことを信じて．

2019年3月

編著者として　藤 田 広 志

推薦のことば

福 島 邦 彦

最近人工知能（AI）が注目を集め，多くの分野で威力を発揮しつつある．医用画像処理の分野も例外ではない．人工神経回路にディープラーニングを適用することによって，これまでに実現が難しいと思われていたような問題に対しても，人間の能力を遙かにしのぐような成果を出しつつある．

人工神経回路の研究や応用に関しては，これまで何度かのブームと冬の時代を繰り返してきた．第1次のブームは，Rosenblatt が提唱したパーセプトロンが引き金になって 1950 年代の終わりに始まり，1960 年代まで続いた．細胞（脳の神経細胞の働きを抽象化した素子）を層状に重ねた3層神経回路を学習させると，パターン認識をはじめとして，多くの問題を解くことができた．当時は，パターン認識と言えばパーセプトロン，学習能力を持つ機械と言えばパーセプトロン，あらゆる問題がパーセプトロンで解けると感じて，多くの研究者がパーセプトロンに飛びついた．しかし，Minsky と Papert がパーセプトロンの能力の一つの限界を示すと，ほとんどの研究者が神経回路から離れて，冬の時代に入ってしまった．彼らは単に，3層パーセプトロンの能力の限界を示しただけであって，神経回路そのものの限界を示したものではなかった．しかし多くの研究者は，神経回路そのものの能力が否定されたものと勘違いして，神経回路の研究から離れてしまったのである．

1980 年代の終わりになって，多層神経回路でも学習することができる方法として back-propagation が提唱されると，第2次の神経回路ブームが巻き起こった．当時は，「ニューロ …」と名付けられた電化製品も売り出されるなど，多大な関心を集めた．しかし back-propagation も，多層神経回路の層の数が増えると，期待したほどの学習効果が得られないと言われるようになり，第2次のブームも下火になっていった．

その後，ディープラーニング（深層学習）によって人工知能の能力が大幅に向上することが実証されたことにより，現在の第3次ブームが起こった．特定の分野に限れば，大量のデータを集めて学習させることによって，人間を遙かにしのぐ能力を発揮するシステムを作ることもできるようになってきた．医用画像処理の分野も例外ではない．また，機械学習のシステム構築のためのソフトウェアパッケージやクラウドサービスなども多数提供されるようになって，ディープラーニングについてあまり知識が無くても利用できるようなケースも増えてきている．しかし一方，ディープラーニングによって神経回路内で何が起こっているのかが，わかりにくくなっているのも事実である．また，神経回路に実力を発揮させるためには，膨大な学習データを準備する必要があるなどの問題点もある．

このような状況のもとで，医用画像処理にディープラーニングを用いようとするならば，まずは基礎をしっかり学び，自分が用いようとしているシステムが何を行っているのかを十分理解した上で，活用に取り組むべきであろう．本書は，ディープラーニングの基礎から始まり，医用画像処理への具体的な応用についても詳しく解説している．医用画像処理にディープラーニングを用いたいと考える研究者，技術者，医療関係者だけでなく，ディープラーニングを理論的，技術的にさらに発展させたいと考える研究者も，本書によって有意義な知識を数多く得ることができるものと信じる．

執筆者一覧

医療 AI とディープラーニングシリーズ

2020-2021 年版　はじめての医用画像ディープラーニング―基礎・応用・事例―

シリーズ監修：藤田　広志（岐阜大学）

編著者：藤田　広志　（岐阜大学）

著　者：庄野　逸　（電気通信大学）
寺本　篤司　（藤田医科大学）
畑中　裕司　（滋賀県立大学）
村松　千左子（滋賀大学）
鈴木　賢治　（東京工業大学）
鈴木　博文　（エヌビディア合同会社）
平原　大助　（学校法人原田学園 経営企画室）
本谷　秀堅　（名古屋工業大学）
周　向栄　（岐阜大学）
木戸　尚治　（大阪大学）
笠井　聡　（コニカミノルタ株式会社）
中田　典生　（東京慈恵会医科大学）
島原　佑基　（エルピクセル株式会社）
橋本　正弘　（慶應義塾大学）
鎮西　清行　（産業技術総合研究所）
陣崎　雅弘　（慶應義塾大学）
洪　繁　（慶應義塾大学）
北川　雄光　（慶應義塾大学）
山本　修司　（株式会社リジット）
塚本　徹哉　（藤田医科大学）
森　健策　（名古屋大学）
吉田　広行　（マサチューセッツ総合病院/ハーバード大学医学部）
橘　理恵　（大島商船高等専門学校）
井上　謙一　（湘南記念病院）
林　達郎　（アイテック株式会社）
平田　健司　（北海道大学）
角谷　倫之　（東北大学）
諸岡　健一　（岡山大学）
神谷　直希　（愛知県立大学）
佐藤　嘉伸　（奈良先端科学技術大学院大学）
内山　良一　（熊本大学大学院）
工藤　博幸　（筑波大学）
森　和希　（筑波大学）
鈴木　朋浩　（筑波大学）
伊藤　聡志　（宇都宮大学大学院）
玉田　大輝　（山梨大学）
小林　泰之　（聖マリアンナ医科大学）

（執筆順）

目　　次

基　礎　編

事　例　編

Chapter 12 眼底画像

Chapter 13 病理画像

Chapter 14 大腸内視鏡画像

Chapter 15 大腸 CT 内視鏡

Chapter 16 乳腺画像

Chapter 17 歯科 X 線画像

Chapter 18 核医学画像

Chapter 19 放射線治療画像

Chapter 20 外科治療応用

Chapter 21 運動器領域の画像解析

Chapter 22 医用画像と Radiomics

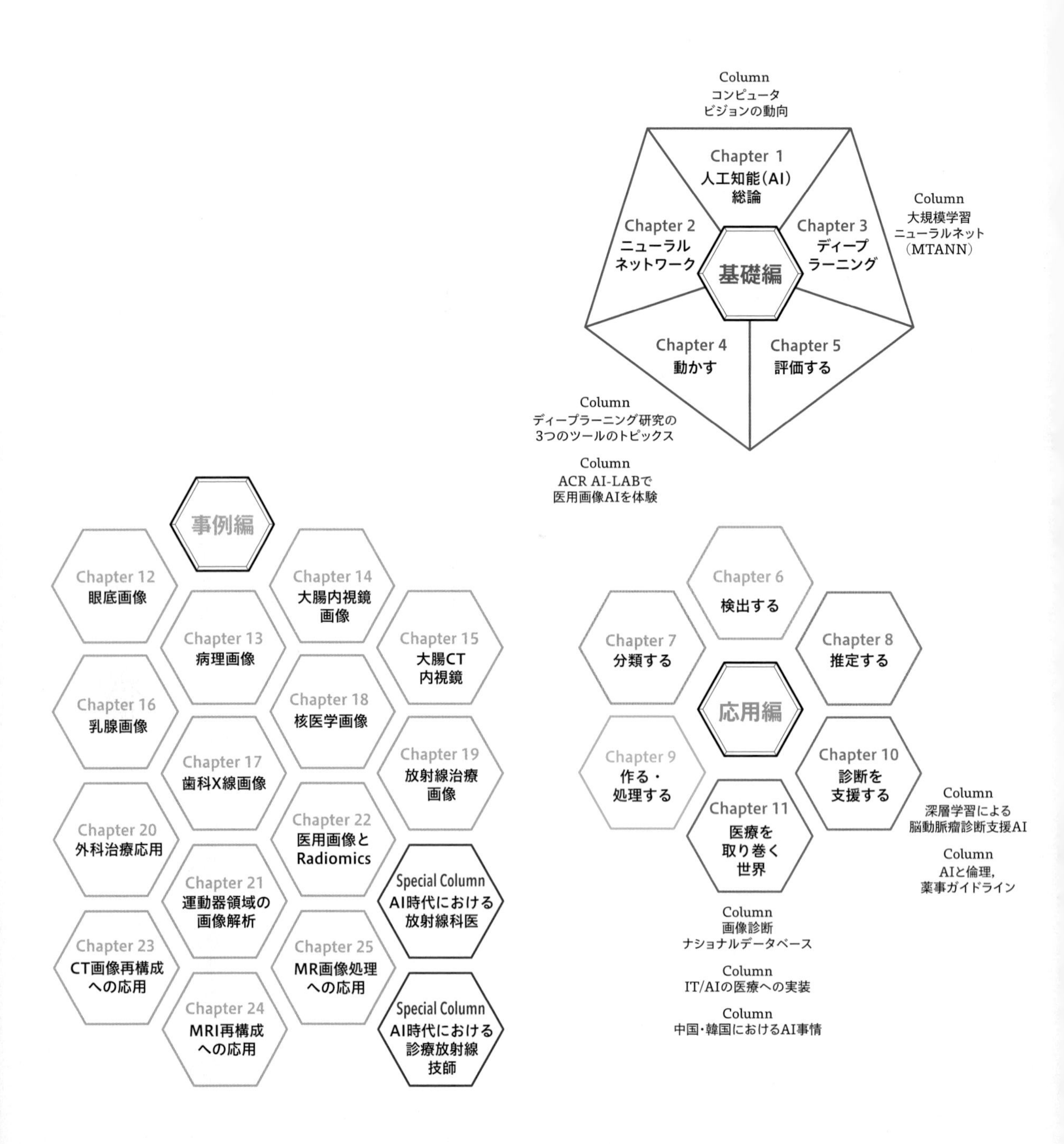
基礎編
Chapter 1
人工知能(AI)総論
Column
コンピュータビジョンの動向
Chapter 2
ニューラルネットワーク
Chapter 3
ディープラーニング
Column
大規模学習ニューラルネット(MTANN)
Chapter 4
動かす
Chapter 5
評価する
Column
ディープラーニング研究の3つのツールのトピックス
Column
ACR AI-LABで医用画像AIを体験
応用編
Chapter 6
検出する
Chapter 7
分類する
Chapter 8
推定する
Chapter 9
作る・処理する
Chapter 10
診断を支援する
Column
深層学習による脳動脈瘤診断支援AI
Column
AIと倫理，薬事ガイドライン
Chapter 11
医療を取り巻く世界
Column
画像診断ナショナルデータベース
Column
IT/AIの医療への実装
Column
中国・韓国におけるAI事情
事例編
Chapter 12
眼底画像
Chapter 13
病理画像
Chapter 14
大腸内視鏡画像
Chapter 15
大腸CT内視鏡
Chapter 16
乳腺画像
Chapter 17
歯科X線画像
Chapter 18
核医学画像
Chapter 19
放射線治療画像
Chapter 20
外科治療応用
Chapter 21
運動器領域の画像解析
Chapter 22
医用画像とRadiomics
Chapter 23
CT画像再構成への応用
Chapter 24
MRI再構成への応用
Chapter 25
MR画像処理への応用
Special Column
AI時代における放射線科医
Special Column
AI時代における診療放射線技師

Deep Learning

基　礎　編

Chapter 1 人工知能（AI）総論

基礎編

庄野 逸

1.1 AI の歴史的側面

2018 年の現在において，人工知能（Artificial Intelligence：AI）は，日常生活の一部となりつつあり，AI を用いたさまざまなサービスが展開されている．例えば Facebook などの SNS サービスに写真を投稿すると写っている人物を特定しタグ付けを自動でしてもらえるし，スマートフォンや AI 搭載のスピーカーに“Hey Siri”とか，“OK, Google”のように話かけると情報検索などが行える．SF 世界の未来像として語られている，HAL9000 コンピュータ（人間に対して反乱を起こした）や，鉄腕アトムの世界が描くロボット社会などは未だ到来していないが，着実に未来に向けて歩みを進めている．それでは，この“AI”とは，どこから来たもので，どのようなものなのだろうか？

1.1.1 第 3 次ブームの夜明け：AlphaGo

現在の AI ブームの兆しは 2010 年代から見られたが，一般の人に AI という言葉が浸透したのは，Google Deep Mind 社が開発した AlphaGo という AI が[1)]，2016 年 3 月に囲碁において，世界最強とよばれた棋士である Lee Sedol 9 段を 4 勝 1 敗で打ち破ったところから始まると筆者は考えている．囲碁は戦略的なゲームであり，AI と比較して，あと数十年は人間優位なゲームであると当時は考えられていた．その一つの理由は囲碁の手の組み合わせの状態の数の膨大さである．ゲームにおいて計算機が有効な戦略を獲得するためには状態を探索することが必要不可欠である．囲碁は，碁盤のマス目の上に白黒の碁石を互いに置きあって，陣取りを行っていくゲームであり，盤面の大きさは 19×19 のマス目である．単純に状態数を見積もってみると，各マス目には，白，黒，空白とすると 3 つの状態が存在し，マス目は $19\times19=361$ 個あるので $3^{361}=1.7\times10^{174}$ となる[1]．このオーダーの状態数をすべて網羅して数え上げ，状態を評価することは，現代の計算機能力をもってしてもほぼ不可能である．それでは AlphaGo はどのような形で計算機上に構築されていたのであろうか？ Google Deep Mind の研究者である Thore Graepel は，「AlphaGo を，どのような手順で手を打っていくかを明確な形で計算機プログラムをしたわけではなく，過去の棋譜をお手本の“データセット”として，これを訓練するようにアルゴリズムを構築しただけである[2]」と述べている[2)]．これは AlphaGo が，ある盤面

[1] 実際にはゲーム木で状態をカウントするので 10^{360} オーダーになる
[2] AlphaGo の後継である AlphaGo Zero では棋譜すらいらない状況になっている

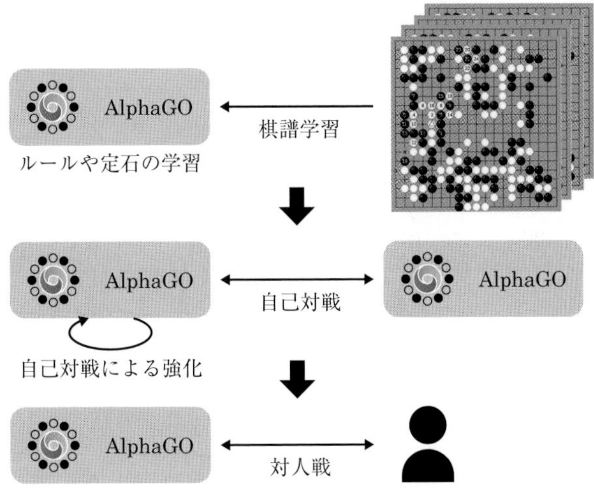

図 1.1　AlphaGo の学習様式

に対して，次にどのような手を打ってくるかは，その作成者にすら予想がつかず，すべては訓練したデータの中から機械が獲得した知見に依存していることを意味している．実際の AlphaGo は，**図 1.1** に示すように，有段者の棋譜 16 万局（3000 万局面）を初期訓練データとし，初期訓練後に AlphaGo 同士で自己対戦を行うことで自らの能力強化を行うような形式をとっている．ここで重要なことは，AlphaGo が，データから意思決定が行うような方策を抽出“学習”し，学習した方策を囲碁に対して適用することで人智を上回る成果を出したという点にある．このような観測データから，知識や背景にある数理構造を取り出す学問分野は機械学習（machine learning）とよばれる．特に AlphaGo を構成する学習機械は，人間の脳の情報処理様式を模倣したニューラルネットワークとよばれる方式を取っている．次節では，これらの用語を整理しつつ AI が辿ってきた歴史を述べていく．

1.1.2　AI の発展系譜

AI の歴史は，比較的新しく，おおよそコンピュータの進化とともに歩んできている．**図 1.2** は，AI の歴史年表を簡単にまとめたものである．AI の概念がまとまり様々な問題が認識され始めたのは 1956 年のダートマス会議にまで遡る．ダートマス会議は，John McCarthy，Marvin Minsky，Nathan Rochester，Claude E. Shannon といった当時随一の計算機科学者たちが一同に介したブレインストーミングの場であり，生み出された議論としては，計算機の進化に関する言及のみならず，自然言語処理，人間の神経回路を模倣した計算モデルであるニューラルネットワーク，知識の抽象化といった非常に広範な領域に対する言及が行われた．これらの分野は現在でも非常に精力的に研究が続けられている領域でもある．

その後の流れとして，AI の潮流には大きく 2 つの流れがあったと筆者は考えている．一つ目の流れは，記号や言語により表された知識をハンドリングして，賢い計算を行うための方法を考える“記号処理型 AI アプローチ”であり，もう一つの方法は，脳を真似た機械を作ることで賢い計算機を作る“脳型 AI アプローチ”で

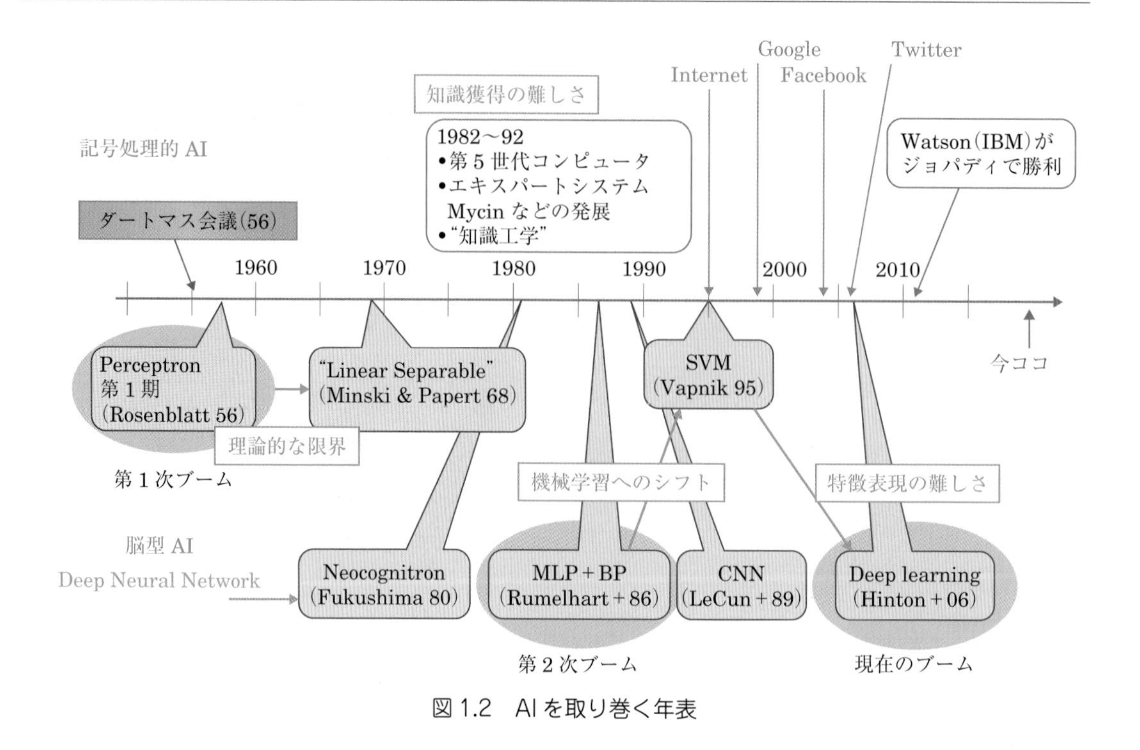

図 1.2　AI を取り巻く年表

ある．図 1.2 に上段に示しているのが記号処理的アプローチであり，下段に示しているのが脳型アプローチの流れである．

〔1〕記号処理的なアプローチが辿ってきた路

記号処理的なアプローチは，現実世界の“知識”や“意味”を計算機の上で表現し，三段論法のような論理を用いた推論などを行っていくようなアプローチである．この流れとして現代に受け継がれているのが IBM 社が開発した Watson のような AI である．Watson は話し言葉などの自然言語データから情報の抽出や検索技術を使って問題解決を図る技術である．Watson は，2011 年にデモンストレーションとしてクイズ番組の「ジョパディ！」などへ挑戦し，人間を超えてチャンピオンになり一躍脚光を浴びた [3]．Watson は，デモンストレーションだけではなく，医療，金融，法務といった分野で展開している AI（開発元の IBM ではコグニティブ・コンピューティングという名でよんでいる）である．Watson は，医療においてはがん治療といった分野で成果を挙げつつある．医療の世界では，過去に蓄積した膨大な論文が存在するため，すべての論文知識を一人の医師がカバーすることはほぼ不可能である．Watson では，自然言語で書かれた，膨大な数の論文をデータとして与え，症例を判断することが可能となっている．2016 年 8 月の東大医科学研究所発表によれば，Watson が，患者の正確な病名を 10 分程度の推論で導いただけでなく，病名から割り出した適切な治療方法によって患者の命を救ったことが話題となった [4]．医療診断は，通常複数医師が症状や遺伝情報に基づいて上述の論文突き合わせで行うが，時間がかかることがネックであった．このような課題に対して，Watson では，膨大な論文データを学習・蓄積しながら瞬時に判断を下すシステムを構築することに成功したのである．

ただダートマス会議からWatsonに至る記号処理的なアプローチは決して平坦な道ではあったわけではない．記号処理アプローチのAIは，1970年代の初期黎明期においては，積み木遊びの世界の概念のような非常に限定された世界において成功してきた．しかしながらその後，1970年代後半から現実世界の問題に対応できないのではないかという批判を受けることになったのである．知識情報処理という言葉やエキスパートシステムといった推論の専門システムが作られたのは，ちょうどこの頃である．医学応用分野で有名になったエキスパートシステムMycinは，500程度の規則を計算機のプログラムコードでいうところのif-thenルールの形で埋め込むことで構築されていた[5)]．このようにif-thenルールをシステムに埋め込んでいく手法をルールベース手法とよぶ．Mycinは医師に対して，いくつかの質問を提示し，その回答から病気の元になる病原体のリストと推定理由などを示すことができた．このようにMycinの開発自体には成功したものの，この開発から得られた知見は，批判的なものも多かった．すなわち専門家の知識を計算機上のルールに落とし込むことの困難さと，知識を如何に計算機上で表現するかという問題が浮き彫りになったというのが筆者の認識である．Mycinの成功は病気症状の原因の推定範囲を一定の限られた枠（フレーム）内に絞ったおかげであり，病気症状の原因を病原体以外に拡大した場合，ありとあらゆるケースを考慮しなければならないため，規則の組み合わせが指数的に増えて有限時間に推論計算が不可能になってしまうケースが容易に起こりうること（フレーム問題）や，言語として表現できない曖昧な規則は計算機言語に落とし込むことが難しいことがわかってきたのである．日本では官学連携事業として第5世代計算機の開発などに予算を投入し，推論を行うための新たなハードウェアの開発には成功したものの，実際に推論を用いる実用向けのアプリケーションソフトの登場もないままプロジェクトを終了している．このような実世界への応用可能なアプリケーション不在は，研究分野への予算の縮小を招き，AI研究の冬の時代を招いた．

〔2〕脳型アプローチが辿ってきた路

一方の脳型アプローチのAIの発展も決して平易な道だったわけではない．脳型AIの原点となるアイディアは，脳のようなハードウェアを構築し，その上で脳が行うような「学習」を模倣すれば，知的な情報処理を行うことができるようになるのではないか？というナイーブな考え方である．脳の機能は神経細胞（ニューロン）で実現されているため，まず神経細胞を模したユニットを考え，これらを脳内の神経細胞（ニューロン）のように結合させ，計算を行わせるようなシステムを神経回路（ニューラルネットワーク）モデルとよぶ．最初のニューラルネットワークは，1956年にRosenblattによって発表されたパーセプトロンである[6)]．パーセプトロンは，その名の通り，パターン認識を行うための計算モデルであり，ニューロンを模したユニットを層状に並べ，パターン変換を行っていく．パーセプトロンは，規則をユーザーがプログラムコードとして埋め込む必要がなく，データの入出力関係を学習することで問題解決を行うため，新たな計算機パラダイムとしてもて囃された．これが第1次のニューラルネットワークのブームの中核となったのである．ブームの終焉は意外と早く訪れ，1968 年の Minsky と Papert の著書によってもたらされた[7]．パーセプトロンは，人間が容易に識別できる特定の問題が，原理上解くことができないことが証明されたのである．これによりブームは急速に去っていった．ただしこの評価はいささか不公平な評価であったと筆者は認識している．この問題を解決するためにはパーセプトロンの階層構造を増やせば（深層化すれば）よく，多層化するための基礎理論なども提案されていたのである．

第 2 次のニューラルネットワークブームでは，この多層化の考え方がリバイバルされ，多層化されたパーセプトロン（Multi-Layered Perceptron：MLP）上での学習方法として誤差逆伝搬法（Error Back Propagation：BP）とよばれる効率的な学習方法が再発見された．第 2 次のブームでの特筆すべき点は，実用上のアプリケーションが増えたことである．例えば，Gorman と Sejnowski は，潜水艦のソナー音のデータに対して MLP と BP の枠組み適用し，高い識別精度を示すことに成功している[8]．ソナー音を識別する訓練を積んだ人間は，ソナー音から観測対象がなにかを識別することができるようになるが，なぜそう判断したかという根拠を言語化して述べることは難しい．このソナー音と観測対象クラスのような入出力関係がデータとして与えられるようなケースに関して，適切に設計されたニューラルネットワークモデルは実用に耐えうる性能を発揮することを示したのである．

ところが，このような順風満帆に見えた第 2 次ニューラルネットワークブームも 1990 年代後半には終焉することになる．これは主にニューラルネットワークの設計の難しさが顕在化してきたことによる．すなわち，実際のデータに対して，どの程度の規模のニューラルネットワークを構築するのかを見極めるのが難しいことがわかってきた．この事実は，ニューラルネットワークの多層化を否定し，簡便な単層のニューラルネットワークモデル上で，より洗練された学習方法を用いる“機械学習”という分野を生み出したのである．その一例がサポートベクタマシン（SVM）とよばれる学習機械である[9]．サポートベクタマシンは，その理論的な美しさと使いやすさから，さまざまな分野へ浸透していった．

〔3〕第 3 次 AI ブーム

そして現在に至るのが第 3 次 AI ブームである．これは前述の機械学習手法やニューラルネット，記号処理的なアプローチが渾然一体となって進化しつつある分野横断的な領域である．このブームは膨大な蓄積データによって支えられており，その蓄積は 1995 年のインターネットの一般への開放から始まった．インターネットの一般への開放という事項は，一見 AI の歴史とは関係なさそうに見えるが，実は重要な意味をもっている．Google が 1998 年に検索エンジンの提供を開始し，Facebook，Twitter といった新興企業が 2000 年代に入り運用をはじめると，人々はインターネットの上に写真，音声，動画，テキストといった種類のデータを大量に蓄積し始めたのである．いわゆるビッグデータ時代の始まりであるが，このような状況下のもとデジタルデータをもつ企業は情報検索などの技術の開発を常に必要としていた．このような大量のデータを機械学習で処理し始めてわかってきたことは，データを記述する「特徴表現」の重要さである．これは記号処理的な AI アプローチの初期研究において，知識を計算機の上にどう表現すればよいのかが問題になったこと

□ Deep learning 以前のパターン認識（2000～2012）
（手作業の）特徴抽出＋学習可能な識別器

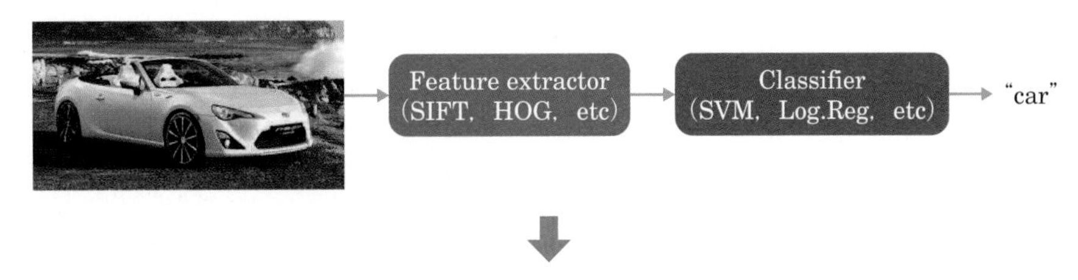

□ Deep learning以降（2012～）
特徴表現の学習＋学習可能な識別器

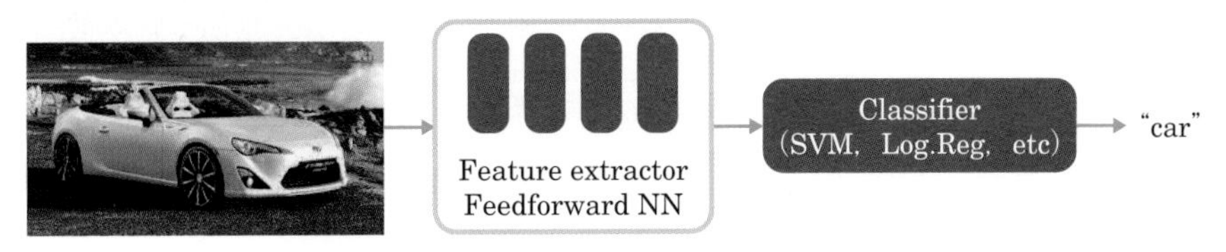

図 1.3　ディープラーニング以前と以後の変化

とよく似た構造になっている．この問題に対する答えとして，Hinton らは，特徴抽出機構も機械学習で構築することを提案している[10, 11]．例えば画像入力データをなんらかの種類に分類するような分類機械を構築しようとした場合，画像から特徴を抽出し，抽出された特徴を分類のための機械学習にかけるというカスケード上に接続した機械で対応するのが一般的である．この特徴抽出機械と分類機械をそれぞれニューラルネットワークで構築しようとすると必然的に多層の階層になる．なお，このような多層階層のニューラルネットワークをディープネットなどとよび，ディープネットを学習するためのアルゴリズムをディープラーニングとよぶのである．ディープラーニングの効力は，音声分野と画像分野の情報処理において確認され，従来のハンドメイドの特徴抽出機構を性能の面で駆逐していったのである（**図 1.3**）．

そして現代に至っては，AI 技術はさまざまな分野横断型の技術の集積となりつつある．記号的な AI アプローチは機械学習技術やディープラーニング技術を取り入れながら，Watson に発展してきている．脳型のアプローチは，モデルとしての脳をいったん切り離して数理的な展開を行いながらも再度脳科学の知見をディープラーニングへ取り入れようという提言も数多くなされている[12]．

1.2　機械学習：AI を支える中核技術

前節では AI の歴史的側面を俯瞰的に見てきた．本設ではこれらを概念別にまとめ，その内容に踏み込んだ説明を行っていく．**図 1.4** には，AI の用語と概念の関連図を示す．図 1.4 に示す通り，AI とは，計算機に知的な情報処理をさせるための技術全般を表すため非常にゆるい定義となる．AI に関わる技術には，記号処理型アプローチと脳型のアプローチに関わる技術がすべて含まれることになるため，非常に広い意味合いをもつ．機械学習は AI 技術のうち，データから規則や背景に潜む数理的な構造を抽出する技術である．ニューラルネットワークモデルは機械学習

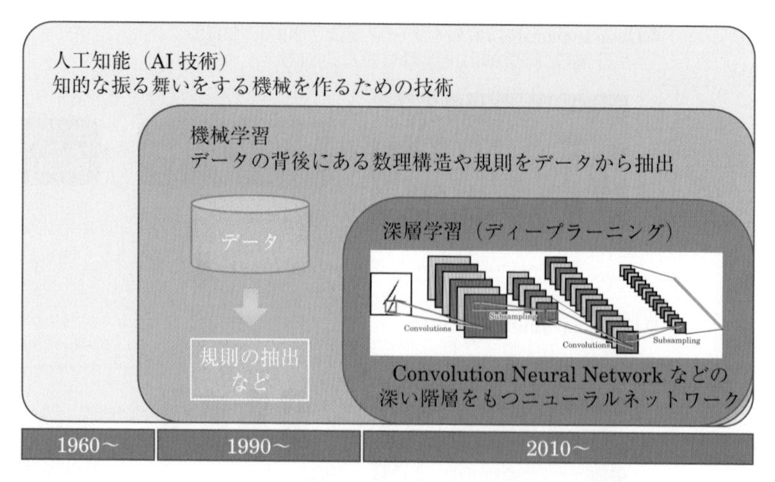

図 1.4　AI，機械学習，ディープラーニングの関係

技術の一つであり，脳型のアプローチに関わる技術である．ディープラーニングはニューラルネットワークのうちでも階層型のニューラルネットワークで多くの階層を結合したニューラルネットワークモデルを学習するための技術ということになる．

1.2.1　（統計的）機械学習とは

ここでは（統計的）機械学習の概要について述べる．機械学習はニューラルネットワークの第二次ブームの終焉くらいから脚光を浴び始めた技術であり，その目的は，データに内包される規則や数理的な構造を抽出することにある．機械学習は，パラメータを内包するモデルや関数をまず考えることから始める．このようなモデルや関数を「学習機械」とよぶ．機械学習とは，この学習機械がデータセットに適応し，望ましい出力を出すように内包パラメータを調整する枠組みと捉えることができる．この学習の枠組みの中にはいくつかのパラダイムが存在する．大きなパラダイムとして考えられるのは「教師あり学習」「教師なし学習」そして「強化学習」などである．**図 1.5** にこれらの学習パラダイムをまとめる．以下の節ではそれぞれの詳細を見ていくこととする．

〔1〕教師あり学習

教師あり学習（supervised learning）のパラダイムは，図 1.5 に示す通り，なにか課題を学習機械に習得させる際に機械の出力を監視する先生のような機構を仮定し，機械の答えの正誤に応じてパラメータを修正していくようなメカニズムを指す．このパラダイムの例題としてよく出てくるのは，入力パターンの識別を行うような例題や，入力パターンの特性を反映する関数を推定する回帰といった例題が考えられる．

パターン認識に関して教師あり学習を使うような例題としては，画像に何が映っているのかをクラス分類する問題が挙げられる．**図 1.6** の上部にパターン認識課題の枠組みを示す．例えば手書きの数字をデジタイズし，‘0’～‘9’のどの数字カテゴリが書かれているのかは判別する数字文字認識や，画像中に含まれる特徴的な物

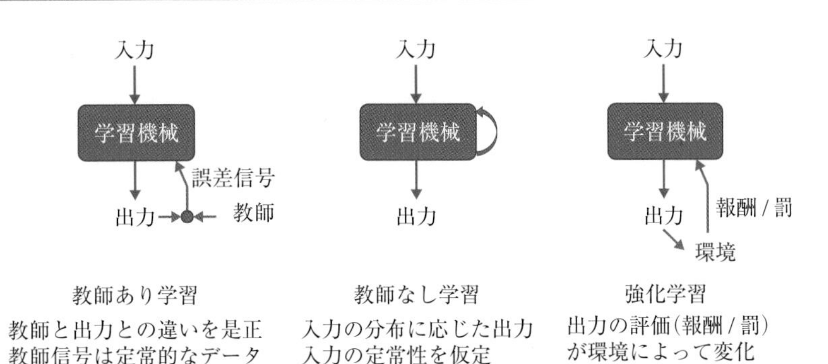

図 1.5　機械学習における学習パラダイム

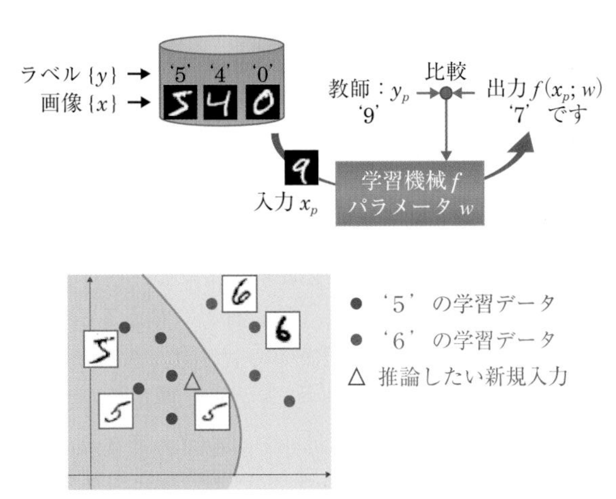

新規な入力に対応するため入力空間を分離する境界を学習

図 1.6　パターン認識の枠組み

体名（例えば‘犬’や‘猫’といった動物の種類）等を答えさせる一般物体認識などが例題としてよく用いられる．学習するデータの形式としては，画像，または画像から抽出した特徴量 x だけでなく，対となる物体名や数字カテゴリといったラベルデータ y を用意し，これらのペアをセットとして集めた集合 $\{(x_p, y_p)\}$ を考える．ただし p はパターンのインデックスとする．学習機械の出力を w をパラメータとした関数 $f(x; w)$ と書くとすると，p 番目のパターン x_p を入れた場合の出力は $f(x_p; w)$ となる．この出力が正解ラベル y_p と一致していればよく，なるべく多くのパターンに関して一致しているように w を調整するのである．この関係は y_p と $f(x_p; w)$ とがそれぞれ先生と生徒の役割をもち，生徒はなるべく先生の答えと同じ答えを出すように学習するという関係であるため，教師付き学習という呼び名がついている．医学分野においても適用範囲はひろく，画像診断支援の領域においては，病変部を画像として入力して，病名やパターン名を答えさせるような学習機械を構築するための技術としてよく用いられている．学習機械を使う側からすると前述の Mycin と似たような機能を実現しているように見えるが，Mycin が判別ルールを明示的に計算機のプログラムコードとして埋め込むことを要求したのに対し，教師付き学習では，病変部のラベル付きデータから答えを出すための規則を学習

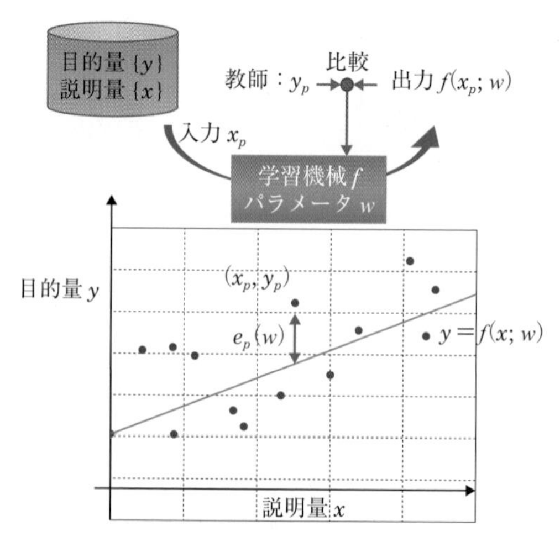

図 1.7　回帰問題の枠組み

によってパラメータ w に写し取るため，明示的な規則が言語化されなくてもよい．その一方で学習機械の精度はデータに依存するため，質と量とが十分に担保されたデータセットを用意する必要がでてくる．

パターン認識問題をもう少し簡便に考えてみよう．例えば図 1.6 下部のように入力 x が 2 次元といった低次元で表され，教師ラベル y が図中のように‘5’のクラスである赤丸と‘6’のクラスである青丸で表されたとしよう．このようなデータが図のように 2 次元上に散布されたデータとして表現されたとして新規な入力である三角印のデータ点が，‘5’か‘6’かを判別するような問題を考える．パターン認識を行う学習機械に求められる能力は，学習データはもとより，三角印のような未知のデータに対しても妥当な分類を行うような機能である．このような「一を知り，十を知る」ような能力は，「汎化能力（generalization）」とよばれる．パターン認識機械における汎化能力は，どのような入力 x が与えられたとしても妥当な答えを返すことなので，この例でいけば，入力の可能性がある 2 次元平面上すべての点において‘5’か‘6’（赤か青か）のラベルを割り当てることになるため，赤と青の境界線を決定することがパターン認識問題の本質的な課題となる．すなわち，この境界線のパラメータが w に相当する．

一方の回帰問題は，最小二乗法に代表される直線や曲線の当てはめ問題として定式化される．例えば，何らかの病態の検査数値 x と，予後のリスク y とを学習データとした場合に，y を x から推定するといった問題に適用される．**図 1.7** に回帰問題の概念図を示す．図 1.7 下部では，入力データを横軸の x に，教師データ y を縦軸に表すものとした．回帰が行いたいことは，未知の x が入力された場合に妥当な値 y を推定することで，これは，データ点 $\{(x_p, y_p)\}$ から何らかの直線や曲線を推定することとして問題を解くのである．回帰場合もモデルを $f(x; w)$ と書くとパターン認識とほぼ同じ定式化ができることがわかる（図 1.7 上部参照）．ただし，パターン認識問題の場合は，正解ラベル y がカテゴリを示す変数で，その値は離散値で，他のカテゴリと違うという値が与えられれば事足りる名義尺度の変数であるのに対し，回帰で用いられる y の値は，連続量で値同士の大きさの違いや比率

が意味をもつような比例尺度であることが違いとなってくる．この違いは，先生となる正解ラベル y と，生徒となる学習機械の答え $f(x; w)$ との似ている度合いの測り方に影響が出てくる．例えば回帰の場合は，y と $f(x; w)$ とが比例尺度であるため，差を取ることには意味がある．このため p 番目のデータに対する二乗誤差 $e_p(w) = \|y_p - f(x_p; w)\|^2$ で先生と生徒の答え方の違い（距離）を定義し，学習データ全体に関する距離 $E(w) = \Sigma_p e_p(w)$ を小さくするような w を見つけ出すことが目標となる．一方パターン認識においてはラベルデータ y の値は，クラスを意味するだけの量なので引き算などには意味がない．このため距離の定義などには交差エントロピーやソフトマックスとよばれる値を似ている度合いとして導入する方が自然となってくる．無論，数値計算上では，パターン認識問題においても二乗誤差を先生と生徒の似ている度合いとして計算することは可能であるが，十分な性能が得られないのが一般的である．このように教師あり学習においても，適用する問題に対して，パターン認識問題のように取り扱うのがよいのか，回帰問題として扱うのがよいのかは十分に考慮する必要がある．

〔2〕教師なし学習

教師なし学習（unsupervised learning）の学習パラダイムは，入力データに教師ラベルとなる信号 y が存在しないようなデータ x から知識や背景にある数理構造を抜き出すことが目的である．この場合は望ましい出力を表す教師データ y が存在しないため，入力データの構造分析といった用途に使われる．教師なし学習はデータ解析系の技術であり，適用されるアプリケーションとしては，データの集積度や密度分布を議論するクラスタリングや密度推定，入力データが本来もっている有効な成分を抽出する分解手法などが挙げられる．

クラスタリングはデータ間の類似度を頼りに分類を行うための手法であり，取得したデータがある一定の塊（クラスタ）として分布していることを仮定している．**図 1.8** にはクラスタリングの概念を示す．クラスタリングの手法としては，トップダウン的な手法とボトムアップ的な手法がある．トップダウン的な手法としては，最初に幾つかのクラスタの中心を仮定し，仮定した中心から計算されるデータの分割境界のよさを定義することで，中心の座標などを最適化する K-means 法やガウス混合モデル（Gaussian Mixture Model：GMM）などが挙げられる．一方，ボトムアップ的なクラスタリング手法としては，近しいデータをグルーピングし，グルーピングされた部分グループの中心を新たなデータ座標と思って，再帰的にグ

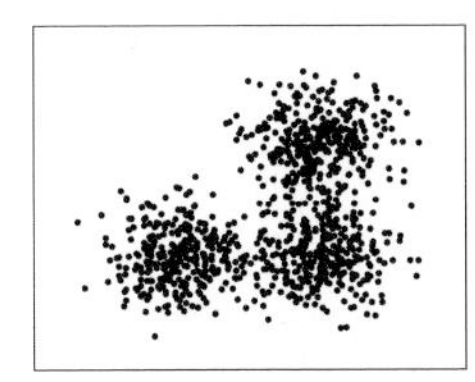

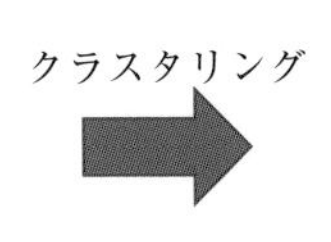

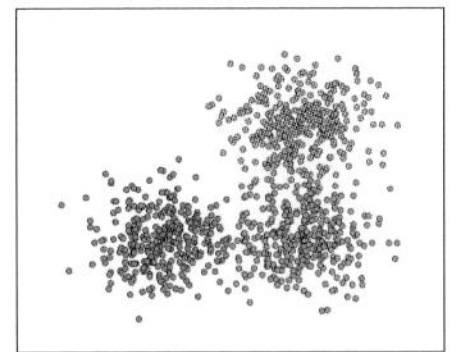

図 1.8　クラスタリングの概念

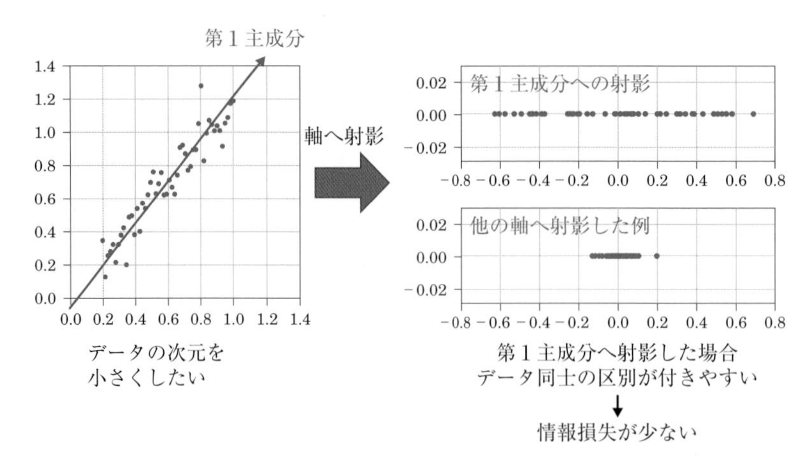

図 1.9　主成分分析によるデータ表現

ルーピングしていく階層型クラスタリングが存在する[13]．

一方，成分の分解手法としては，主成分分析（Principal Components Analysis：PCA）や独立成分分析（Independent Components Analysis：ICA），スパース符号化（sparse coding），非負値行列分解（non-negative matrix factorization）などの手法が存在する．これらの手法はデータに一定の基準を設けた上でデータを分解する．導入した基準の意味で，データをうまく表現する成分を抽出することができるため，有効な成分順に採用することでデータの次元を圧縮したり，ノイズ除去を行うことができるようになる．例えばPCAは，データの広がっている方向を手がかりに逐次的に直交な成分を取り出す．ここで**図 1.9** に示すように2次元空間にデータの分布がフランスパンのように長細く広がっているデータを考えた場合，フランスパンの最も長い方向が第一主成分とよばれる方向（基底）になる．データを第一主成分上に射影することは，データ点同士の重なりが少なく区別が付きやすい．これはデータのもつ情報の損失が少ないことを意味するため，データの広がりが大きい順に基底を採用することで，情報損失を抑えてデータの次元を削減することが可能となる．基底のとり方はさまざまな基準がある．ICAは信号の独立性を基準に，スパース符号化は少数の基底を用いることを基準に，NMFは分解した成分が負の値にならないことを基準に分解しているが，目的に合わせた基準を採用することが重要となってくる．

教師なし学習の応用例の一つとして，自己符号化器（Auto Encoder：AE）が挙げられる．自己符号化器は，**図 1.10** に示すように入力データを再現するような特徴を学習する教師なし学習手法である．自己符号化器の内部の特徴表現は，少なくとも元の信号を表現しうるだけの情報をもっているため，内部の特徴表現を符号として捉えるような考え方で，ノイズ除去や異常検出などの文脈で用いられることが増えてきている．

また，自己符号化器の中間表現を確率分布であるとみなし，この表現に乱数を埋め込むことで新たなパターンを生成するようなモデル（変分自己符号化器，Variational Auto Encoder：VAE）なども提案されてきている．このような乱数から画像や音声といった意味のある信号を生成するような学習機械は生成モデルとよばれ，

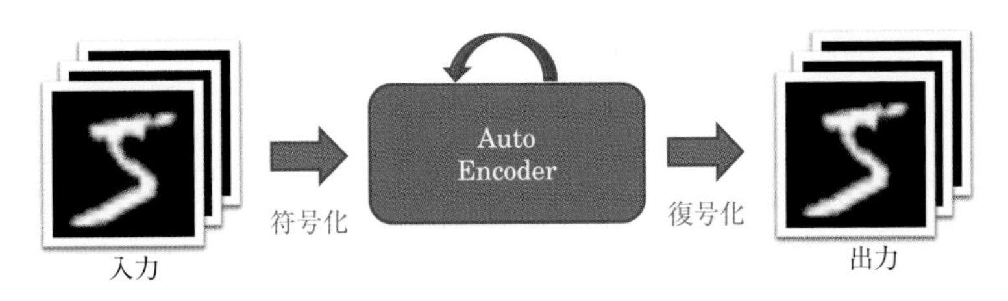

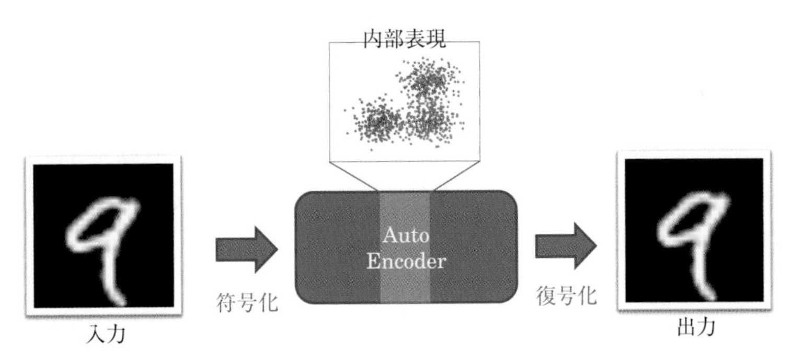

図 1.10　自己符号化器の構成

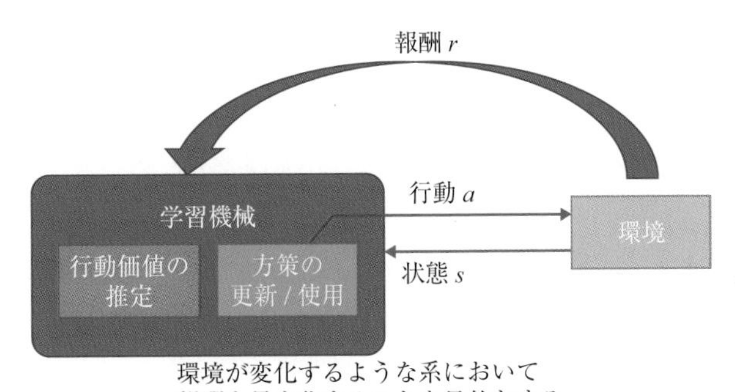

図 1.11　強化学習の枠組み

後半で述べられる敵対的生成ネットワークモデル（Generative Adversarial Networks：GAN）などもこのような教師なし学習の一種とみなされる．

〔3〕強化学習

強化学習（reinforcement learning）は，教師あり学習と教師なし学習の中間に分類されることがある学習手法である[14]．強化学習は生物の生き残り戦略にヒントを得て構築された学習パラダイムである．一般に生物は，動的な環境下で生き残るために適切な連続した行動を獲得する必要があるが，これには有望そうな行動の探索と，現在の自分のおかれている環境下での行動価値を推定することが重要である．この考え方をモデル化したものが強化学習である．**図 1.11** に強化学習の概念図を示す．強化学習のパラダイムでは，学習データが時系列などで入力された場合に，学習機械が入力のシーケンスに対してとった一連の行動の結果に対して報酬や罰等が与えられる．強化学習では，入力シーケンスの一つ一つに対して教師データが与えられるわけではなく，学習機械を取り巻く環境からの評価によって報酬や罰といった値が学習し機械に与えられる．このように一つ一つの行動に対して教師となる指標が必ずしも存在しないという意味では教師なし学習として捉えることが可能である．その一方で，一連のシーケンス入力に対する行動を終了した後には，報酬や罰などが与えられるため，この観点からすれば教師あり学習と捉えることも可能である．強化学習は，同じ入力に対する出力（行動）であっても，それ以前に与えられたシーケンスと取り巻く環境によって行動の良し悪しが変化する．この動的に変化する環境という概念は，教師あり学習や教師なし学習では存在しないため1980年代から新たな学習パラダイムとして注目され始めた．このように強化学習は，学習機械の行動とそれを取り巻く環境から評価が得られるタイプの学習であるため，ゲームなどにおける戦略獲得などに用いられる．前述のAlphaGoにおいても，強化学習の枠組みが用いられている．

強化学習においては，このような動的な環境に対応するため，学習機械の中に自身の行動を決定する系（policyとよばれる）と，自身の行動によって得られる報酬を推定する系（valueとよばれる）から成り立っている．強化学習において，学習機械は，最初はどうしたらいいかわからないため，ランダムな行動による探索を行うが，報酬が与えられるようになると，「どのような状態$(\boldsymbol{s})$のとき，何をしたか$(\boldsymbol{a})$」を憶えておくようになる．その結果，新たな試行では，学習機械は，ランダムさは残しつつも記憶を頼りに，報酬がよくなりそうな探索行動を行い，予想通りの報酬が得られたならば受け取ったときに，その行動と状態を強化する．このような学習形態を取るため強化学習は，状態探索のための試行を要求する．

1.2.2　機械学習の落とし穴

ここまでは，現代AIの基盤技術である機械学習のパラダイムとアドバンテージについて述べてきた．ただし機械学習に欠点がまったくないわけではなく，性能を発揮するためには幾つかの前提が必要である．まず，再確認しなければならないことは，機械学習の枠組みが，学習機械の構造を最初に構築し，作り込んだ学習機械のパラメータをデータに対して適合させるという点である．すなわち学習機械の構造そのものをパラメータ調整によって変化させることはできないという点に留意しなければならない．これは解きたい課題の難しさをきちんと表現しうる程度に，学習機械をユーザー側で設計しなければならないことを意味している．学習機械の設計段階では，内包するパラメータを考えなければならない．一般に問題が複雑になるほど表現するためのパラメータが増えていく．機械学習においては，これらのパラメータを推定するためにデータを用いる．当然のことながら推定精度はデータの量にも依存してくるため，機械学習を実現するためにはデータの質と量が十分に担保されている必要がある．

ここでは，回帰の場合を例にとって説明する．例えば，**図 1.12** のようにデータにノイズが乗っているようなデータ点がN個与えられた場合，どのような回帰を考えるのが「よい」のであろうか？図に示している3つのグラフは，それぞれ，学習機械として，原点を通る直線$f(x; a) = ax$をモデルとしたもの（パラメータはa一

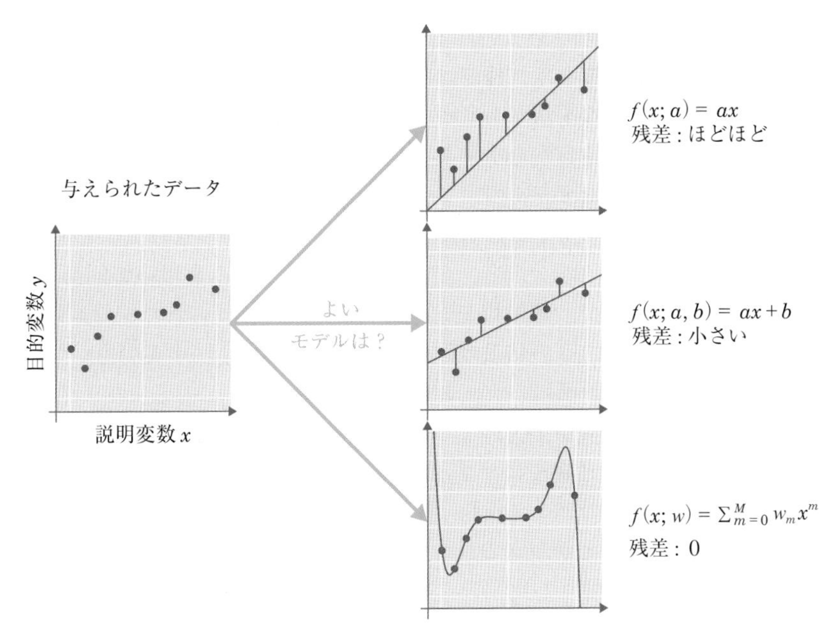

図 1.12　どの学習モデルがよいのか

つのみ），切片をもつような直線 $f(x;\, a,\, b)=ax+b$ をモデルとしたもの（パラメータは a と b の二個），そして複雑な M 次曲線 $f(x;\, w)=\sum_{m=0}^{M} w_m x^m$ をモデルとしたもので回帰を行ったものである（パラメータは w_0〜w_M の $M+1$ 個）．パラメータの個数が増えるにつれ，表現できる能力が上がっていく．すなわちパラメータの個数が多いほど，よりぐにゃぐにゃした関数を表現できるようになる．機械学習では，まずこれらのモデルを設計するところから始めなければならない．

〔1〕過学習：過ぎたるは及ばざるが如し

図 1.12 に示した青線は，赤点をデータとし，回帰直線/曲線が，これらのデータ点を説明できるようにパラメータをフィットさせた解を示したものである．説明能力のよさは，回帰直線/曲線が与えられたデータ点にどれくらい近いかどうかで判断する．仮にこの回帰のよさを，学習データをもとに評価する場合，各データ点がどのくらい回帰直線/曲線に近いかを残差で測ることができる．残差はデータ点から回帰直線/曲線までの長さの平均であり，図中ではデータ点から赤い先までおろした足の長さの平均値となる．最も残差が小さいのは最も複雑なモデルである M 次曲線であり，$N<M$ であれば，残差を 0 とすることができる．言い分としては，「学習データ点をすべて厳密に通り残差がまったくないので最もよいモデルである」という主張である．果たしてこの主張は問題ないのであろうか？もし機械学習の目的が，学習データを覚えさせるということであるならば，この主張は別に間違いではない．ただし，与えられたデータを覚えさせたいのであれば機械学習といった手法をとらずにデータベースに学習データをそのまま覚えさせた方が効率がよいしシンプルである．

機械学習の主な目的は，学習データから，まだ見ぬ未知のデータに対する予測を行うことであり，性能は汎化能力という形で評価すべきである．汎化能力を測るには，様々な手法があるが，学習に使わなかった未知のパターンを用意して，予測や説明ができるかを示すことが原則である．このため仮に得られたデータから何点か差し引いたデータのサブセットを作り，これを学習データセットとする．差し引いたデータセットは評価用データとして学習用のものとは明確に分けておく．そのようにデータを分割し，学習データセットのみを用いて回帰問題等のタスクを学習させた上で，評価用データセットを用いて得られた回帰直線/曲線で説明できるかを考える．この結果の例を**図 1.13** に示す．図中赤い点が学習用のデータを示し，青い点が評価用のデータを表す．このデータに対して，モデルを定めたうえで学習させたものが学習によって得られた回帰直線/曲線である．図から読み取れることは，M 次曲線ではサブセットの学習データを完全に説明できているが，抜き出した評価用のデータ点群に関しては，回帰曲線から離れており，まったく説明できていないことがわかる．このようにモデルのパラメータの個数（M 個）がデータの個数（N 個）と比較して過多である場合，パラメータがデータセットに含まれるノイズなどに引きずられて，十分な性能が出せなくなり，学習セットしか説明のできない学習機械ができ上がる．この現象は過学習（overtraining, overfitting）とよばれ，機械学習を扱う場合注意しなければならない現象の一つである．それでは M 次曲線モデルが使えないモデルなのか？というと，そういうわけでもなくデータの個数（N）を十分に増やせば，普通に使えるようになる．ただしデータは，際限なく取れる資源ではないので，モデルが表現できる自由度はデータに依存して決定させることが重要である．ややもすると複雑で表現の自由度が高いモデルの方がよいのではないかと勘違いしがちになるが，シンプルなモデルが採用できる根拠があるのであれば，そちらのほうがよいことが多い．そのようなシンプルなモデルとして $f(x; a, b) = ax + b$ や，$f(x; a) = ax$ が考えられるがこれらのいずれを選べばよいであろうか？これらのモデルはいずれも多少の残差は残るものの抜き出したデータを

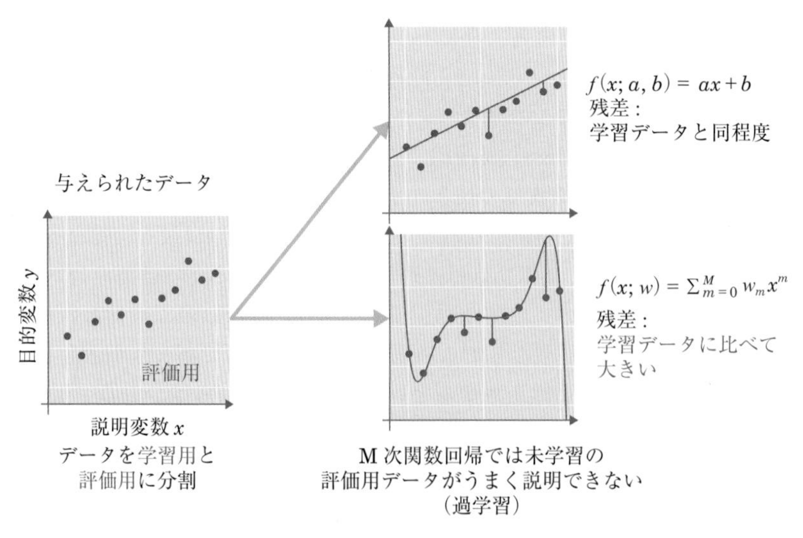

図 1.13　モデルの評価と過学習

概ね説明できている．抜き出した点の残差でいえば，やや $f(x;\, a,\, b) = ax + b$ の方が，優位であるのでこちらを採用するというのが機械学習の立場である．

〔2〕先見知識の重要性

普通の機械学習の数理の話であれば，$f(x;\, a,\, b) = ax + b$ を選んだところで話は終わるのだが，仮に与えられたデータが，ある種の物理媒体の計測を行った結果だったとしよう．例えば与えられたデータが，**図 1.14** のように，あるバネを x〔N〕の力で引っ張り，そのときの「伸び」を y〔m〕として計測し，これらの関係をプロットした実験結果だったとする．それでは，このときにモデル $f(x;\, a,\, b) = ax + b$ の方を採用すべきであろうか？この場合，切片値 b は，何も力を加えなかった（$x = 0$〔N〕）の場合の「伸び」を表す値である．何も載せてなければ物理の「常識」としては，バネに伸びが生じるとは考えにくい．したがって物理的な「先見知識」もしくは「常識」からすると，$f(x;\, a,\, b) = ax + b$ というモデルは不適切なモデルといえる．このような先見知識を導入した場合は，たとえデータの当てはまりの指標である残差が多少大きくとも，$f(x;\, a) = ax$ のモデルを採用するのがよいという話になり，機械学習の予測能力から引き出した結論とは異なった結論になってくる．

データの当てはまりのよさと先見性のどちらをどの程度信頼するかを決めるのは一般に難しい．これらのモデルのうち，どちらを採用するのもユーザーの裁量ではあるのだが，機械学習のみをやっているとデータの諸元については，ついつい忘れがちになるので注意が必要である．このように機械学習のモデルを構成する場合には，最終的に出てきた結論が，取得しているデータの計測方法や，計測における先見知識，といった点まで考慮にいれて妥当性を検討する必要がある．

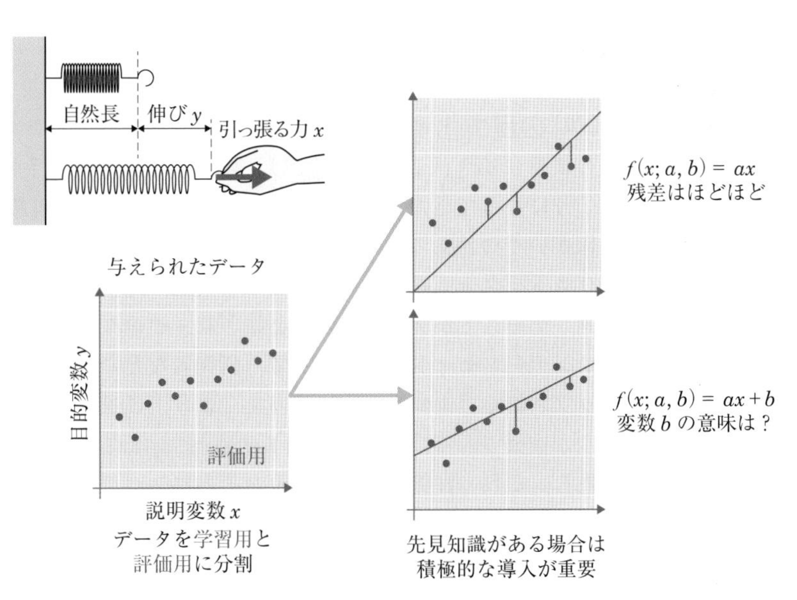

図 1.14　先見知識の重要性

1.3 第3次AIブームを支える技術基盤

2000年台に入り，AIは第3次ブームに入ったといわれ，データから背景にある数理構造や規則の取り出しに関しては成功しつつあるが，今回のブームは以前のブームと何が違うのであろうか？本節ではこの観点から第3次AIブームを俯瞰してみたい．

1.3.1 過去のブームとその教訓

知能（intelligence）という言葉は人によって定義がまちまちであることが多い．このため人工的な知能という意味であるAIという言葉は，知的な情報処理を行うものという非常にふわっとしたイメージにならざるを得ず，想像されるものが人によって大きく異なるというのが現実である．過去のAIブームにおいては，AI技術の新たな概念が発表されると期待を込めて多くの研究者と資金が流入し，到達できたAI技術がイメージしていたものとは違ったり，使いにくいものであったりすると批判を浴びることが多かったように思われる．このような繰り返しがAIを一過性のブームに留め，学問として定着してこなかった理由であろう．このため多くの成果がブームの度に再発見されてきた．これに対し今回の第3次AIブームは2010年くらいからの比較的長いムーブメントである．この原動力がなにかと考えれば，一般物体画像認識のような実用やホビーで使えるアプリケーションの豊富さが一因であると筆者は見ている．アプリケーションは，研究対象としての価値は多くなくとも，ビジネスとして成立しうるため，より社会に受け入れられ，そのため多くの資金を投じて改良などが可能になり，これが新たな研究成果を生み出している．ブームを支えているのは，技術を開発する人だけでなく，実世界で仕事趣味を問わず使用する人の多さでもある．

1.3.2 AIの民主化

前述のように第3次AIブームでは，研究者以外の人が手軽にAIを試すことができるようになってきた．これはAIの民主化とよばれる現象であるが，これを支える要因がいくつかある．最大の要因は1995年に始まったインターネットというインフラストラクチャの出現であることは前述の通りである．日頃の生活情報が写真，動画，テキストがデータとして蓄積され，データ収集している企業は，データをオープンデータセットとすることで，研究者などにデータを提供し，日々ブラッシュアップされるアルゴリズムによって，よりよい予測や分析が可能になるというサイクルが構築されている．例えばKaggleとよばれるデータ提供サイトではデータを提供し，これの性能の向上を行うためのコンペティションが頻繁に行われており，ほとんどゲームを行うような感覚で，データの解析のための技術アイディアが頻雑にアップデートされている[1]．

[1] Kaglgle: https://www.kaggle.com/

運用環境においては，提供されるビッグデータを解析するためのクラウドとよばれる計算サーバをインターネット経由で抵抗するサービスがさまざまなベンダーから提供されている．このようなサービスの展開は，ハードウェアを用意しなければならないという導入コストを激減させる．例えばAmazonは，Amazon Web Service（AWS）とよばれるクラウドサービスを展開し，予備的な実験調査だけでなく，実運用に耐えうるスケーラブルな環境を提供している．このようなスケーラブルに富んだ環境は，個々の研究者が開発した学習機械などを取り込んだり，より大きなデータを取り扱うために並列分散化させるといった新たな挑戦的な研究領域を生み出している．特に現在のAI環境に大きな影響を与えるGPU演算ユニットなどは単体では実現できるコア数とメモリ量に制限があるため，この制限を軽減すべく複数の演算ユニットを同時並列的に動かすための技術開発が盛んに行われている．分散学習（federated learning, distributed learning）とよばれる枠組みは，複数の学習機械を束ねてより多くのデータを用い，精度の高い予測を行おうという試みである．このような分散学習の枠組みは，病院単体でもつデータを学習した機械を複数束ねることを可能にするため，データ共有することなく学習を進めていくことができ将来性が期待される研究領域でもある（Column 2参照）．

次にソフトウェア関連をみてみると，仮想環境構築のための手続きの簡便化や機械学習やAIのためのパッケージを含む計算機言語の提供なども第3次ブームでは進展が著しい．第2次のAIブームまでは，FortranやC言語といった言語が主流だった．これらの言語はAI等のプログラム全体を作成し，コンパイルとよばれる作業を介して実行可能な形式に変換する．これに対し，第3次ブームでは，軽量言語（lightweight language）とよばれるインタプリタ系の言語が大幅な進化を遂げ，AIのアプリケーション作成に用いられている．PythonやMatlab，R，Juliaといった言語は，実行速度こそコンパイル言語に劣るものの，使いやすいユーザーインターフェースや，さまざまな機械学習のパッケージなどが提供されている[2]．特にPython言語などは，機械学習やディープラーニングの実装のためにさまざまなパッケージが提供されている．行列やベクトル演算を行うためのnumpyパッケージや，数値科学技術計算をscipyパッケージを始めとして，機械学習のためのパッケージであるscikit-learn等が提供されている[3]．これらのパッケージ自体はC言語などによって記述されており，計算に時間がかかる処理に関しては高速化されており，トータルのAIアプリケーションの実行速度に関してはさほど不利にはなっていない．このようなデファクトスタンダードなパッケージの存在によってかなりの部分が抽象化されており，第2次ブームの頃と比較してユーザーが作成するコードの可読性や，環境をまたいで運用可能は可搬性が，大幅に向上している．またディープラーニングのための計算パッケージもさまざまなものが提供されている．Tensor-

[2] Python: https://www.python.org/,
Matlab: https://jp.mathworks.com/products/matlab.html,
R: https://www.r-project.org/

[3] Numpy: http://www.numpy.org/
Scipy: https://www.scipy.org/
Scikit-learn: https://scikit-learn.org/

Flow，PyTorch，CNTK，（Chainer）といったディープラーニング向けのパッケージの登場で比較的簡単にAIアプリケーションを短時間で作成できるようになってきている[4]．このような軽量言語を用いることのよさは，逐次的にデータ処理を行い，暫時，それらの結果を見て調整を行いながら開発できることにある．このような開発手法は，それまで行われていた一旦最後までアプリケーションを書いて，修正を行っていく方法と異なり，データを見ながら開発を行うことが可能である．

このような第3次ブームにおけるAIを取り巻く環境は従来のものと異なり，データ解析をAIを用いてやってみようという人々への敷居を下げ，技術者，研究者だけでなく一般の人々を参入させることに成功している．

1.3.3　学習コストの低減化

さらにAI技術を習得するための学習環境の向上が第3次ブームでは特筆される．インターネットをインフラストラクチャとして，ビデオ配信が日常となった今日，多くの教育機関や著名な研究者がAIの初学者向けの講義が，安価で数多く提供されている．例えば，Stanford大学では，機械学習の講義を提供しており，Andrew Ng教授の講義のビデオとインターネット上の受講でかなりのスキルアップが可能である．講義自体は，インターネット上の動画によって提供されるため，ユーザーは好きな時間帯に受講することが可能になっている．このようなスキルアップのための課題資料やプログラミング言語の例題の提供はGithubというソースコードを集積しているリポジトリサイトが使われている[5]．Githubは，もともとオープンソース向けのプログラムコードを管理保存するWebサービスで，公開できるプロジェクトであれば無償での利用が可能であり，AI関連のプログラムコードに関しても数多くものが公開されている．また国際会議で発表される先端研究に関しても，実際に用いられたプログラムコードが提供されている場合も多く，実装などは非常に参考になる場合が多い．

AI関連の研究論文に関しても，多くはWebサービスを用いて取得できる．ArXivとよばれるサイトは，国際会議のうちでもトップ会議の論文が投稿されており[6]，論文の骨子となるアイディアは，まずArXivに投稿された後に国際会議の草稿として用いられるといった使われ方となっており，イノベーションのスピードが格段に上がってきている．

このようなAI技術を学習するための資料などが安価かつ簡便に手に入ることになったおかげで，AI技術に関する学習コストは，激減してきている．

[4] TensorFlow: https://www.tensorflow.org/
Chainer: https://chainer.org/（2019年で開発は終了）
PyTorch: https://pytorch.org/
CNTK: https://www.microsoft.com/en-us/cognitive-toolkit/
[5] Github: https://github.com/
[6] Arxiv: https://arxiv.org/

1.4 産業としてのAI

AI技術が産業としてフォーカスされてきたのは，ビッグデータの存在がある．ビッグデータの定義はさまざまな観点からなされるが，ここでは一つの見方として，その時代の人智を尽くしても把握しきれないくらいの量のデータをビッグデータとよぶことにする．ビッグデータは主に，インターネット上に蓄積されてきた画像や音声，動画などのマルチメディアとして捉えられてきた．動画サービスであるYouTubeなどの動画は既に人が一生かかっても視聴しきれないだけのデータが保持されてきている．これらのデータは，SNSやなどのコミュニケーションツールを介して蓄積されてきたが，蓄積されただけでは意味をなさず，情報検索などのサービスを介してユーザーが再利用できる形にする必要があった．インターネットの黎明期にはYahooのように人力で分類するような方法もあったが，ユーザーの多様なニーズに合わせるには，ユーザーの嗜好に合わせて修正する必要があった．したがって，ユーザーの嗜好を把握し，適切なデータを提示するようなメカニズムは常に必要とされていた．このような状況下で，発展してきたのが，データ構造を抽出するAI技術や機械学習技術であり，AI技術発展の中心にGoogle，Yahoo，Baiduといった検索エンジンを主に取り扱っている会社や，Facebook，Twitterといった SNSを提供する会社がいるのはごく自然な成り行きであった．

このような流れは，製造業といった産業に対しても影響を与えつつある．現在では，家電製品や自動車などもインターネットに接続し，データを蓄積するような仕組みがInternet of Things（IoT）として認知されており，AI技術と結びつくことによってサービス展開が期待されている．特に自動車産業では自動運転といったトピックと結びつけAI利用を加速させつつある．

医用画像診断などにおいても，この流れは著しく，AI技術を基盤技術にもつベンチャー企業や，IT企業が続々と参入してきている．Enliticは，ディープラーニング技術を核にX線CTからがん画像を検出するシステム開発を行っている[15]．Enliticの開発したシステムでは，放射線科医よりも高い精度で肺の悪性腫瘍を検出できるとされている．一方，IT企業としては，IBMがWatsonの言語解析技術を用いて医用診断の領域に進出しているのは前出の通りである．また他にもIT企業である，AlphaGoを開発したGoogle DeepMind社やMicorsoft社もヘルスケアに非常に興味をもっており，データ収集を行うために病院施設への大規模投資を行い成果を挙げている．

Chapter 2 ニューラルネットワーク

基礎編

寺本 篤司

本書で取り上げるディープラーニングは，従来から用いられていた人工ニューラルネットワークを複雑（深い構造）にした情報処理技術である．そこで，この章ではディープラーニングの基礎となる人工ニューラルネットワークについて説明する．

2.1 脳の働き

人工ニューラルネットワークは，生物の脳にある神経ネットワークを模式化した情報処理モデルである．そこで，はじめに脳の神経ネットワークについて説明する．

人間の大脳にはニューロン（neuron）とよばれる神経細胞が数百億個存在している．ニューロンは**図 2.1** に示すような構造をしており，細胞体から樹状突起と軸索が伸びている．ニューロン同士がつながる部分はシナプスとよばれており，そこで情報伝達が行われる．

ニューロンの細胞体のまわりに存在する樹状突起に他のニューロンから来た電気信号がシナプスを介して入力される．その入力された信号の総和がある値よりも大きくなると，そのニューロンは興奮状態となり，パルス状の電圧信号（活動電位）が軸索を通じて別のニューロンに向かって出力される．このような動作が多数同時に行われることで次々とニューロンに信号が伝達されていく．

このような仕組みを用いることで，なぜ我々生物はさまざまなことを記憶したり判断したりできるのだろうか？その秘密はニューロン同士を繋げる多数のシナプス結合にある．脳内に無数にあるシナプス結合はそれぞれの重要度に応じて信号伝達する度合い（重み）をコントロールできるようになっている．すなわち，入力される情報の取捨選択が可能な仕組みを備えている．我々は，成長の過程でシナプス結

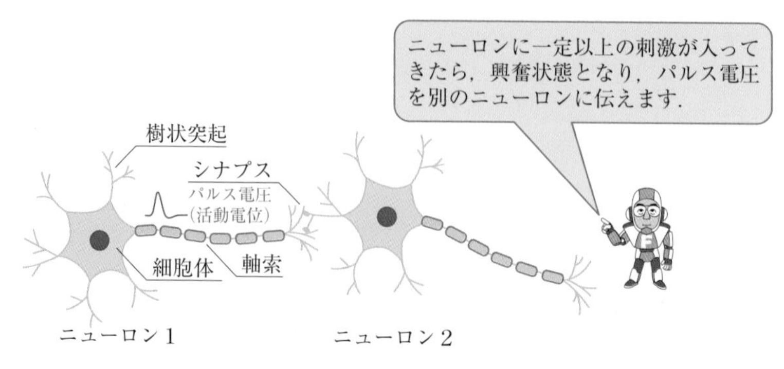

図 2.1　ニューロンの構造

合の数を増やしながら，その結合の度合いをさまざまな経験を通じて更新することで，知的な活動ができているといえる．

2.2 人工ニューロン

脳の神経細胞であるニューロンの構造および働きをモデル化したものが人工ニューロン（artificial neuron）とよばれており，**図 2.2** のように表される．n 個の入力（x_1〜x_n）と，それぞれに与えられた重み係数（シナプス結合に相当）を w_i，オフセット項を b，活性化関数（activation function）を f とした場合，人工ニューロンの出力 y は式 (2.1)，式 (2.2) により得られる．

$$y = f(u) \tag{2.1}$$

$$u = \sum_{i=1}^{n} x_i w_i + b \tag{2.2}$$

ここで，活性化関数 f とは，人工ニューロンに入力された信号の総和 u と出力 y を結ぶ関数である．式 (2.2) の u が一定以上の値となった際に高い値が出力されるようになっており，さまざまな形状の関数が利用されている．例えば**図 2.3** に示すような，シグモイド（sigmoid）関数（ロジスティック（logistic）関数ともよぶ），ハイパボリックタンジェント（tanh）関数，正規化線形関数（rectified linear unit，通称 ReLU（レル）関数）などがよく利用される．いずれも脳のニューロンと同様に，一定以上の信号が入力されると高い出力が得られるように形状が工夫されている．

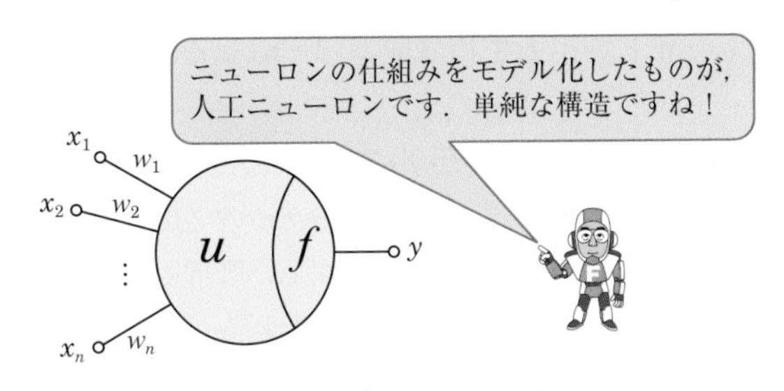

図 2.2 人工ニューロン

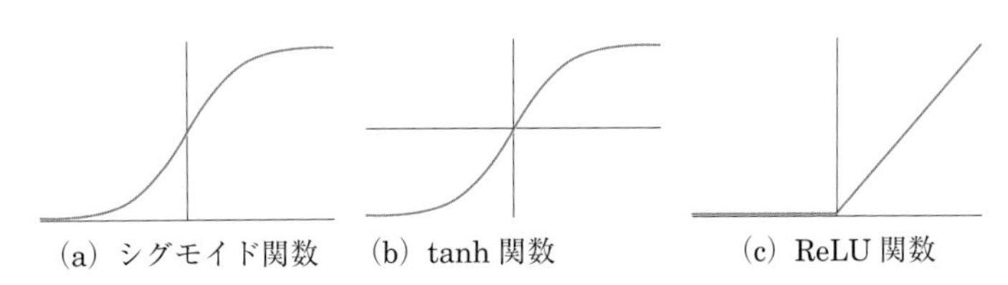

図 2.3 活性化関数の例

2.3　人工ニューラルネットワーク

前節にて述べた人工ニューロンを多数並べて結合したものが，人工ニューラルネットワーク（artificial neural network）である．人工ニューロンの結合方法が異なるさまざまなネットワーク構造が考案されているが，よく利用されるのは階層型ニューラルネットワーク（feedforward neural network）である．文字通り階層型の構造を有するものであり，**図 2.4** に示すように，人工ニューロン（図中の丸）が入力層，隠れ層，出力層の順に並んでいる．それぞれの層間では，人工ニューロン同士がそれぞれ異なる重み係数で結ばれている．なお，人工ニューロンのことをユニットやノード，人工ニューロン同士を結んだ線のことをエッジとよぶこともある．

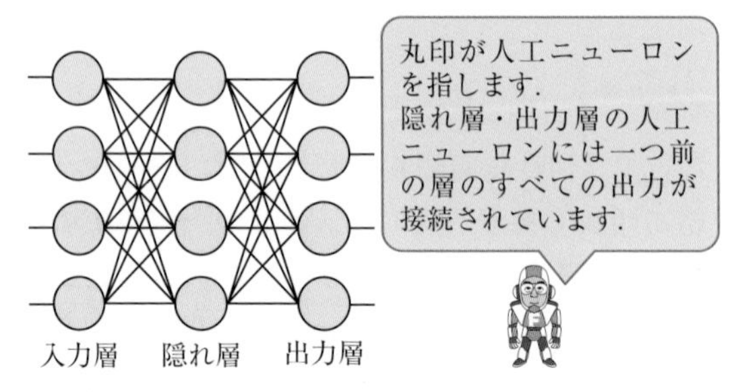

図 2.4　階層型ニューラルネットワーク

2.4　人工ニューラルネットワークの処理

人工ニューラルネットワークは与えられた情報を使ってどのように出力を求め，そして正しい出力を得る能力はどのようにして獲得するのだろうか？

2.4.1　人工ニューラルネットワークによる予測

まず，入力データを基に出力データを計算する処理（ここでは「予測」とよぶ）について**図 2.5** を用いて説明する．処理対象となる入力情報は複数種類の数値データが集まったものであるとし，それらは図 2.5 に示した入力層に一つずつ入っていく．入力層の値と入力層 – 隠れ層の重み係数を式(2.1)，式(2.2) に当てはめ，隠れ層の各ユニットの出力が決まる（同図①）．同様に隠れ層の出力を用いて出力層の出力値が決まり（同図②），これが人工ニューラルネットワークの最終的な出力データとなる．

2.4.2　人工ニューラルネットワークの学習

ネットワークの重み係数が適切な値に設定されていれば，入力データを与えた際に，的確な出力が得られるはずであるが，初期状態では重み係数がランダムな値しかセットされていないため，何の処理能力ももたない．そこで，重み係数などのパラメータを処理目的に応じてチューニングする必要がある．この処理は学習（learning）または訓練（training）とよばれる．

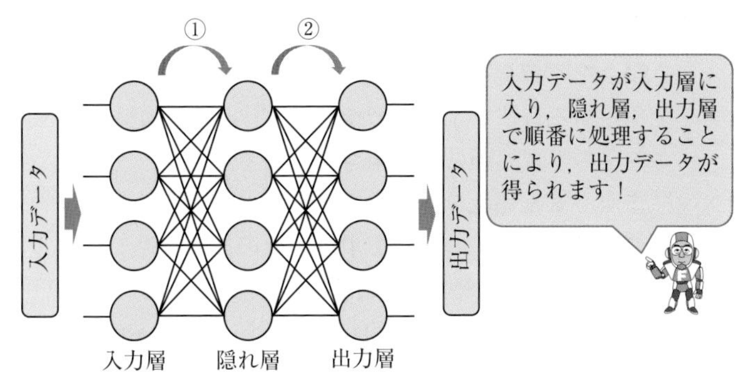

図 2.5　人工ニューラルネットワークの予測処理

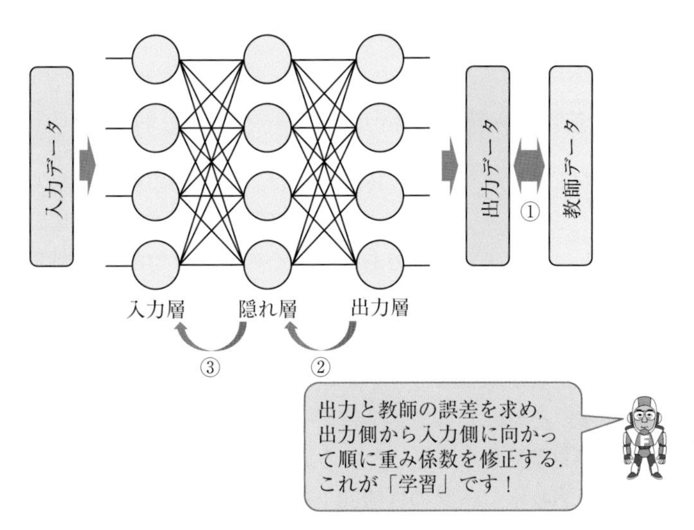

図 2.6　人工ニューラルネットワークの学習処理

学習には，入力データと，入力データを処理した際の理想的な出力データ（ここでは教師データとよぶ）のペアを多数用意する．**図 2.6** に示すように入力データを人工ニューラルネットワークに与え，前述の手順で出力を予測する．出力された値と教師データの間の誤差を求めることで，その結果が正しいか誤っているかを判断することができる（同図①）．そして，誤差の大小に基づいて重み係数を調整する．この部分には勾配法という方法を利用する．勾配法とは，重み係数などのパラメータを変化させたときの誤差の変化（勾配）を算出し，誤差がより少なくなるようにパラメータを調整する方法であり，さまざまな科学計算に利用されている．人工ニューラルネットワークで利用する人工ニューロンには，多数の重み係数が用いられているため，個々の重みについて勾配を求めて重みを調整する．なお，一般的な階層型ニューラルネットワークでは，出力層－隠れ層，隠れ層－入力層の重みを出力層側から順に遡って調整していく（同図②③）．この方法を誤差逆伝播法（back propagation algorithm）とよんでいる．

学習の際に重み係数を大きく修正すると，誤差が乱高下して正しく処理が行われない．そこで，誤差の評価に基づき，重み係数を少しずつ修正する．誤差を修正する割合を学習係数（learning rate）とよんでいる．これまでに，学習係数を動的に変化させる方法など，学習を最適化する方法が多数考案されており，ディープラーニングの学習処理にも利用されている．

また，重み係数を修正するタイミングであるが，学習に用意したすべてのデータを使ってトータルの誤差を求め，その誤差に基づいて重み係数を修正するバッチ学習や，学習データの中から1個のデータをランダムに取り出し同様の処理を行うオンライン学習あるいは確率的勾配降下法（stochastic gradient descent：SGD）がある．さらに両者の中間的な方法として，学習用データの一部をランダムにピックアップして学習するミニバッチ学習があり，ディープラーニングの学習処理によく利用される．ミニバッチ学習の際にピックアップするデータ数のことをバッチサイズとよんでいる．

2.5　ニューラルネットワークの限界

人工ニューラルネットワークは，隠れ層の層数やユニットの数を増やし，大規模にするほど高い情報処理能力の獲得が期待できる．しかしながら，それを実現することは最近まで困難であった．その原因は勾配消失問題にあるといわれている（**図2.7**）．これは，誤差逆伝播法を用いて多層のネットワークの学習を行おうとしたときに，出力層に近い重み係数は正しく修正できるが，入力層に近い層では重み係数の修正量が極端に小さくなることや大きくなることで，学習が制御不能になることを指す．それによって，学習データの処理は正しく行えるが未知のデータに対する処理能力が低くなる，いわゆる過学習（overfitting）が生じることがあり，人工ニューラルネットワークの性能向上を阻む原因となっていた．

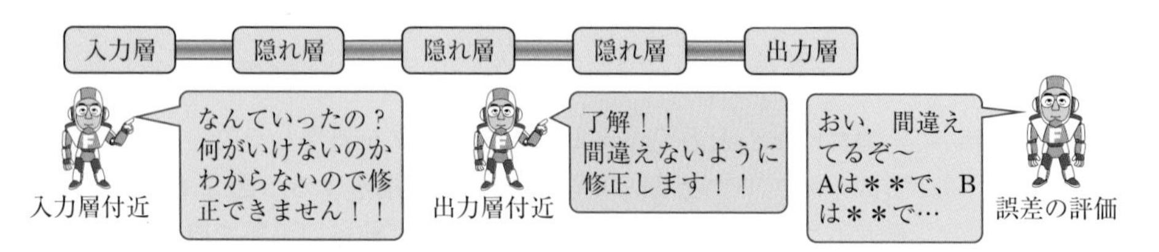

図2.7　多層ネットワークの学習

Chapter 3

ディープラーニング

基礎編

寺本 篤司

前章で説明した人工ニューラルネットワークに対して，ディープラーニングで利用する情報処理の仕組みは何が違うのだろうか？本章では，画像処理で広く利用される畳み込みニューラルネットワークを中心に，その原理を説明する．また，ディープラーニングにおいて処理性能を向上させるために行われる処理テクニックや，高い処理能力をもっていることが確認されているネットワークアーキテクチャについても紹介する．

3.1　ディープラーニングとは

図 3.1 左に示した，従来の人工ニューラルネットワークは隠れ層を一つしかもたないのに対し，同図右に示すように隠れ層を多層化した深層ニューラルネットワークによる機械学習法をディープラーニング[1]とよぶ．従来のニューラルネットワークを多層化させても学習が適切に行えなかった問題は，構造の改良や学習方法の工夫により解決され，大量のデータを用いて大規模のニューラルネットワークを学習することで高い処理能力を発揮するようになった．

これまでにさまざまなディープラーニング手法が開発されており，その代表的なものを**表 3.1** に示す．画像を対象とした畳み込みニューラルネットワーク（convolutional neural network）は従来の画像認識手法を遥かに凌ぐ性能をもっていることが確認されており，医用画像処理によく利用される．

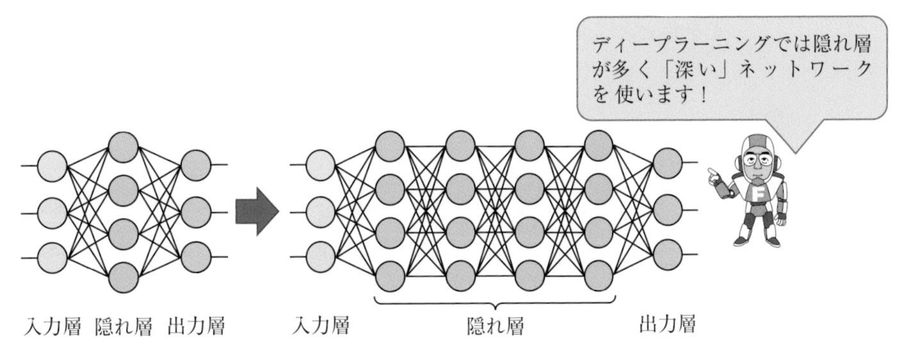

図 3.1　従来の人工ニューラルネットワークとディープラーニングで利用する深層ニューラルネットワーク

表 3.1　代表的なディープラーニング手法

名　称	概　要
深層ニューラルネットワーク (Deep Neural Network：DNN)	隠れ層を2層以上有するニューラルネットワーク．ディープラーニングで利用するネットワーク全般を指すことも多い．
オートエンコーダ (Auto Encoder：AE)	入力と出力に同じデータを与え，隠れ層で情報を圧縮させることでデータに含まれる特徴を抽出する方法．
畳み込みニューラルネットワーク (Convolutional Neural Network：CNN)	畳み込み演算によって物体の特徴を捉え，画像分類・領域分割・回帰問題などに利用する方法．画像を直接入力できる．
リカレントニューラルネットワーク (Recurrent Neural Network：RNN)	ユニットの出力値を再び入力させる構造をもつネットワーク．ある時点の入力が，それ以降の出力に影響を与える構造になっており，音声などの時系列データを処理する場合に利用される．
長短期記憶 (Long Short-Term Memory：LSTM)	RNNを改良したもの．RNNでは苦手な長い時系列データを入力した場合でも，「忘却」する仕組みを入れたためうまく処理できるようになっている．
敵対的生成ネットワーク (Generative Adversarial Networks：GAN)	実際には存在しない画像を自動的に生成する手法．生成器（Generator）で生成した画像を識別器（Discriminator）が本物の画像かどうか見分けるという処理を繰り返すことで，本物らしい画像が生成できるようになる．

3.2　畳み込みニューラルネットワーク

3.2.1　視覚の働き

畳み込みニューラルネットワークは動物の視覚の働きをヒントに開発されたものであり，画像処理に対して非常に高い性能をもっていることが知られている．そこで，まず視覚の働きを簡単に説明し，続いて畳み込みニューラルネットワークの仕組みを説明していく．

図 3.2 は人間が視覚により物体を認識するプロセスを表したものである．物体を眼で捉える際，眼の網膜にある視細胞に光の分布が届く．網膜には桿体（かんたい）細胞と錐体（すいたい）細胞が存在しており，暗所と明所で使用する細胞をスイッチしている．桿体は暗所で光の明暗だけを認識でき，錐体は明所にておよそ380 nmから780 nmの波長の光を色として認識することができる．これらの視細胞に到達した光は電気信号に置

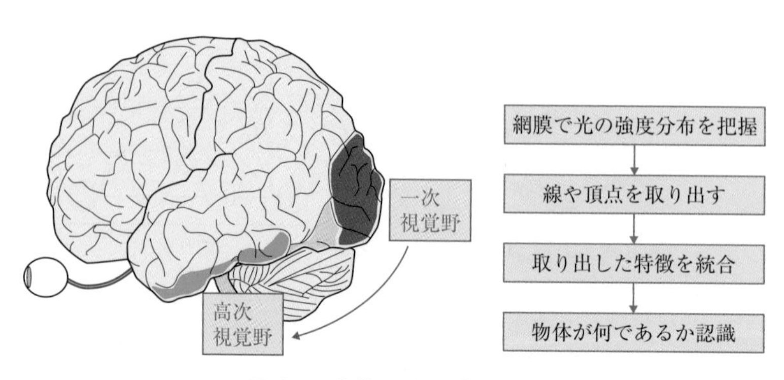

図 3.2　物体認識のプロセス

き換えられ，脳の下部にある視床に集められる．その後，信号は外側膝状体（がいそくしつじょうたい）を通じて脳の後方にある第一視覚野に伝えられる．そこでは，物体の形状をいきなり認識するのではなく，物体の輪郭や頂点など，物体を構成する特徴をバラバラに取り出す．それらの情報が図 3.2 の矢印の方向（高次視覚野）に向かって伝達される過程で，最初はバラバラだった特徴が統合され，意味のある形として認識できるようになっていく．最後に，その物体が何であるか，過去の記憶などに基づき認識する．

3.2.2　畳み込みニューラルネットワークの構造

先に述べた通り，我々は視覚野にて物体の輪郭などの特徴を捉え，それらを結びつけて物体の形状などを把握している．畳み込みニューラルネットワークはその仕組みと非常に似た構造を再現したものである．画像に写った対象物（例えば犬と猫）の種類（カテゴリ）を分類する場合に利用される畳み込みニューラルネットワークの構造例を**図 3.3** に示す．

従来のニューラルネットワークでは入力層のユニット数は数十～数百程度しかとれず，画像処理を行う場合も画像を小さく切り出すか画像から何らかの特徴量を取り出して入力情報としていた．しかし，畳み込みニューラルネットワークは 256×256 画素の画像などを直接入力情報として与えることができるようになっている．入力層の後ろには畳み込み層（convolution layer），プーリング層（pooling layer）のペアが複数続き，それらに続いてフル結合層（fully connected layer）が配置される．同図の例は，画像がどのカテゴリに属するかを決定するためのネットワークであるが，出力部分を目的に応じて変更することで，後述の物体検出，領域分割，回帰などを行うことができる．

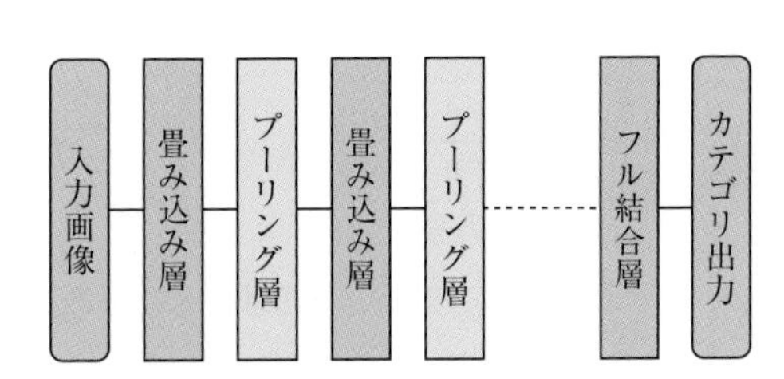

図 3.3　畳み込みニューラルネットワークの構造（例）

3.2.3　畳み込み層の仕組み

畳み込みニューラルネットワークの畳み込み層では，画像から輪郭などの特徴を捉えるために，畳み込み演算とよばれる処理を行う．画像に対して行う畳み込み演算は，入力された画像に対して，画像と同じ次元で表されたフィルタ関数（重み係数，フィルタカーネル等ともよぶ）を積和演算する．その演算の手順について**図 3.4** を用いて説明する．この例では，フィルタ関数には縦・横 3×3 個の数値が与えられているが，さらに大きいサイズ（5×5 や 7×7 など）も適用できる．

畳み込み演算は，フィルタ関数を入力画像の各所に当てはめて積和演算を行う．もう少し具体的に説明すると，フィルタ関数を当てはめた画像の画素値とその画素に対応するフィルタ関数の重みを乗算し，それらの総和（図では 9 つの乗算結果の

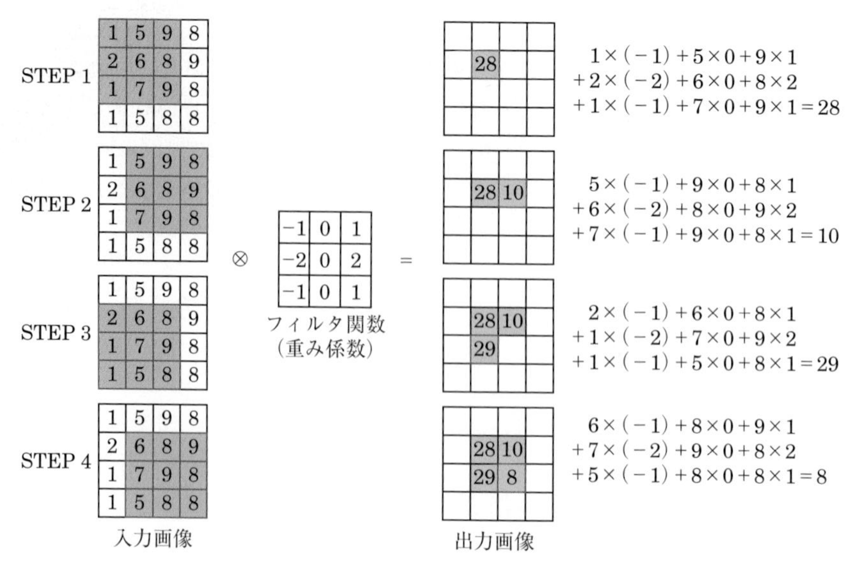

図 3.4　畳み込み演算例（⊗は畳み込み積分することを表す）

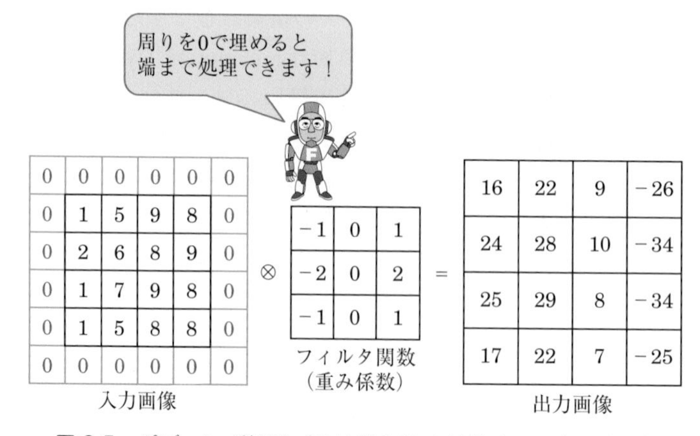

図 3.5　パディング処理（⊗は畳み込み積分することを表す）

和）を求める．そして得られた積和値を，出力画像の対応する場所に代入する．フィルタ関数を当てはめる場所を少しずつずらしながら積和演算した値を出力していくことによって，画像全体で畳み込み演算した結果が得られる．

図 3.4 において，畳み込み演算で得られた出力画像の外周の 1 画素分は空白となっている．これは，3×3 のフィルタ関数の中心を入力画像の外周画素に配置できない（数値データがないところに置けない）ためである．そのため，フィルタ処理は入力画像よりも狭い範囲しか行えない．この影響を緩和するための方法はいくつかあるが，畳込みニューラルネットワークでよく用いられる方法としてパディング（padding）がある．パディングは，**図 3.5** に示すように入力画像の周りに 0 を代入した画素を増設し，フィルタ関数が入力画像内のすべての画素で処理できるようにする（これをゼロパディングとよぶ）．画像データがない外部の画素は 0 になっているため，画像の端の領域は正しく処理が行われない（少し低めになる）が，画

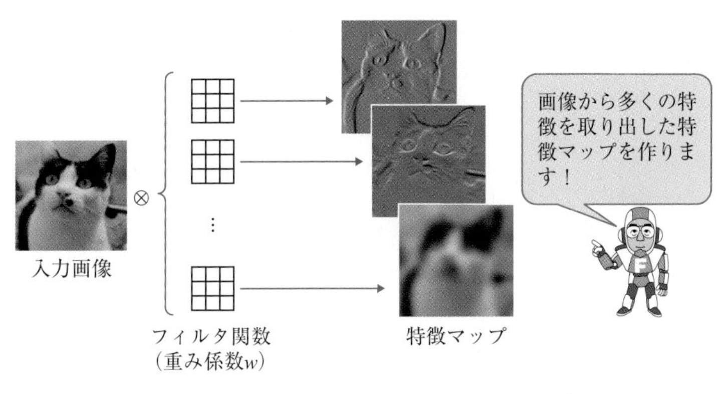

図 3.6 畳み込み層で得られる特徴マップ

像サイズが小さくなることを避けることができる．

この演算を画像全体に対して適用することで画像から輪郭を取り出したり，画像を平均化して大まかな明るさを取り出したりすることができる．畳み込み演算自体は画像の平滑化やエッジ検出などのフィルタ処理に従来から広く用いられてきたが，そこで用いる重み係数はすべて我々が目的に合わせて設定する必要があった．一方，畳み込みニューラルネットワークで使用する重み係数は我々が指定するのではなく，後述の「学習」処理により自動的に決定される．その種類は1つではなく，多数の重み係数を用いて異なる特徴を取り出した画像を多数求める．すなわち，この層にて**図 3.6** のように多くのフィルタ処理画像が得られる．これらの画像のことを特徴マップとよんでいる．なお，特徴マップは3次元のデータになるため，特徴マップに対して行われる演算は次元が一つ増えて，3次元の畳み込み演算が行われる．

3.2.4 プーリング層の仕組み

畳み込みニューラルネットワークにおいて，多くの場合は畳み込み層の後にプーリング層が設けられる．プーリング層では，特徴マップのデータを間引く処理を行う．具体的には，特徴マップ内の注目画素近傍数(多くは 2 × 2 画素)の最大値(max pooling とよぶ)や平均値(average pooling とよぶ)などを定められた間隔で算出し，元の特徴マップよりも小さい画像を出力する．それによって処理後のデータを圧縮することができる．このとき，計算する画素間隔のことをストライド(stride)とよぶ．

図 3.7 に示した処理例をもとにプーリング処理の働きを説明する．図の左側に並んだ2つの画像は入力される画像であり，中にL字型の図形が上下の異なる位置に配置されている．この2枚の画像を2画素おき（ストライド=2画素）に 2 × 2 画素内の最大値を求めるプーリング処理を行った結果が右の 2 × 2 の画像である．2つの入力画像は最大値プーリング処理で同じ図形になっている．この働きにより，画像内の図形の位置がシフトしていても同じ画像パターンだと認識させることができる．なお，プーリング層は上記のような単純なデータ操作しか行わないため，学習により調整すべきパラメータはもたない．

畳み込みニューラルネットワークでは，入力された画像が畳込み層とプーリング

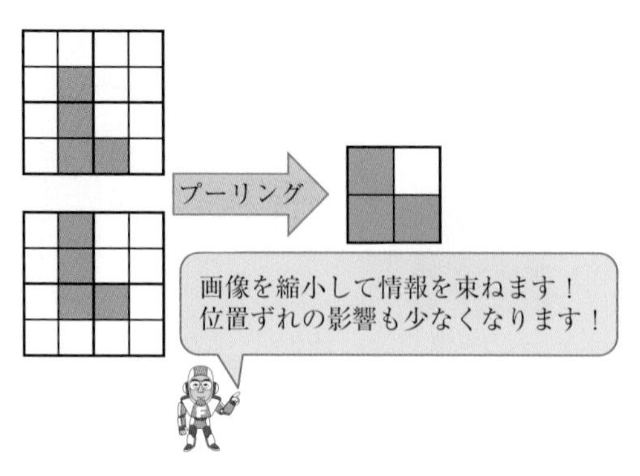

図 3.7　プーリング層の働き

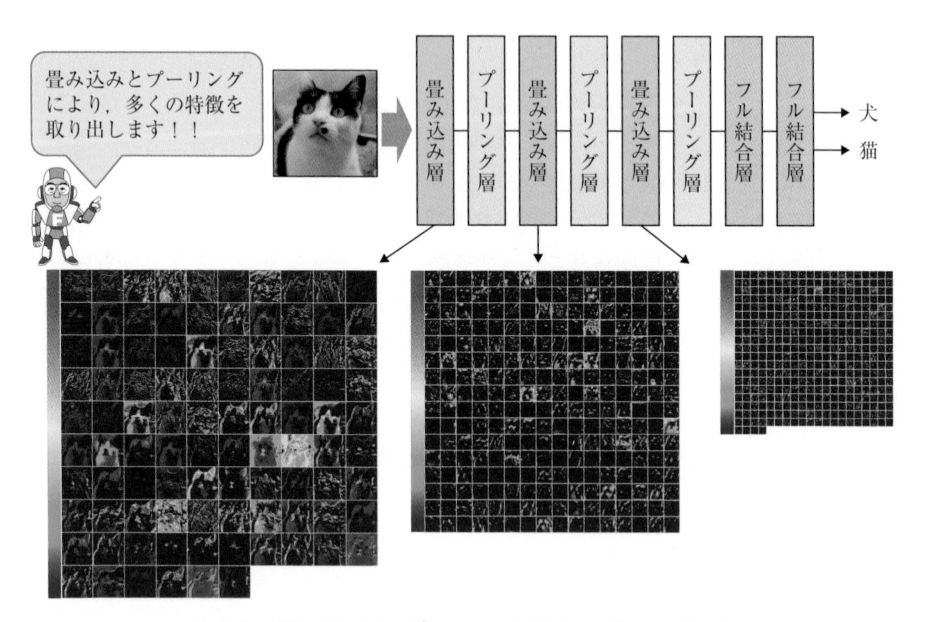

図 3.8　畳み込み層・プーリング層によるデータの変化

層のペアを複数通って，画像から多くの特徴が取り出されていく．その実際の様子を確かめるため，畳込み層から出力された特徴マップを可視化したものを**図 3.8** に示す．入力された画像から，輪郭や明るさなどの情報が取り出されたあとにプーリング層で縮小されるため，層が深くなるにつれて多数の小さい特徴マップに変化していく．

3.2.5　フル結合層の仕組み

フル結合層では，畳み込みとプーリングによって圧縮された特徴量を用いて画像分類などの識別処理を行う．一般的には前章にて述べた，層間のユニットが重み結合で密に接続された形式のニューラルネットワークが利用されるが，フル結合層を設けない場合や，サポートベクタマシンを利用するものなどもあり，構造には多様性がある．

また，フル結合層の出力は畳み込みニューラルネットワークの最終出力となるため，処理目的により形態が異なる．画像を複数のカテゴリに分類する処理を行う場合は，**図 3.9** のように分類するクラス数だけユニットを設け，最も大きな出力を有するユニットのクラスを分類結果とする．画像分類処理においては，個々のユニットの出力をユニット出力の総和で割り算することで，出力ユニットの総和が 1 になるように正規化して利用されることが多い．正規化を行うための関数をソフトマックス（softmax）関数とよぶ．

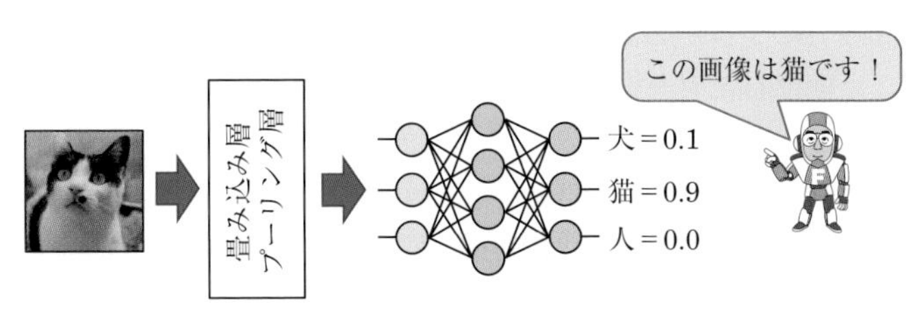

図 3.9　フル結合層

3.2.6　学習と予測

畳み込み層，プーリング層，フル結合層からなる畳み込みニューラルネットワークにおいて，学習時に調整が必要なパラメータは畳み込み層のフィルタ係数とフル結合層の結合重み・オフセットである（プーリング層は学習によって調整するパラメータがない）．学習時には，大量の画像データとそれに対応する理想出力のペアを用いて，2.4 節で説明した方法と同様の手順でこれらのパラメータを調整する（**図 3.10**）．

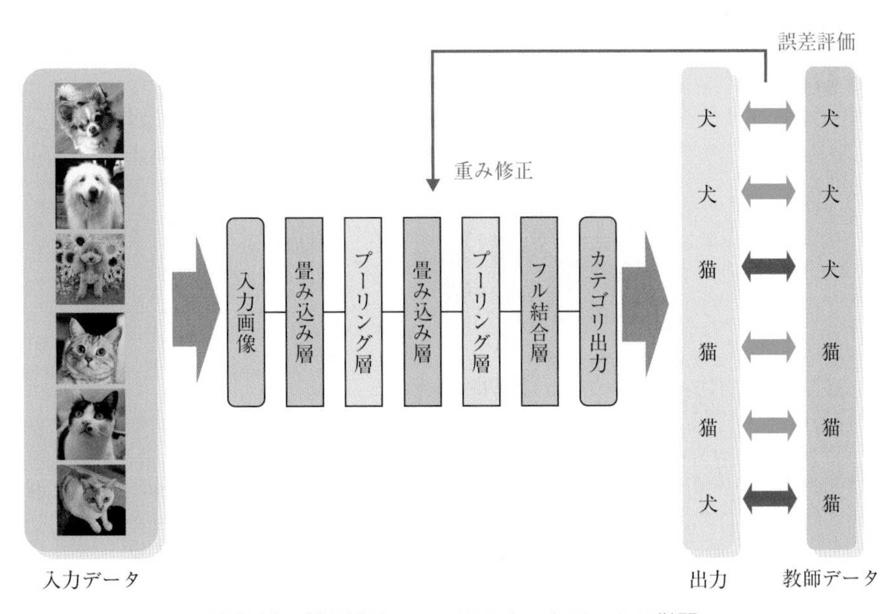

図 3.10　畳み込みニューラルネットワークの学習

学習が終了してネットワーク内部の重みなどのパラメータを調整できたあとは，学習に利用していない画像データを入力から与えることで，未知データに対する処理（予測）も行うことができる．

3.3　性能向上のための工夫

3.3.1　転移学習・ファインチューニング

畳み込みニューラルネットワークの処理能力を高めるためには大量のデータを用いた学習が必要である．少数のデータで複雑なネットワークの学習を行った場合，学習したデータに対してのみ正しい結果を返し，未知データに対しては正しく処理されないことがある．このことを過学習（overfitting）という（詳しくはChapter 5を参照）．医用画像を対象とする場合，多くのケースでこの問題に直面する．この問題を緩和してくれる技術が転移学習（transfer learning）とファインチューニング（fine tuning）である．

畳み込みニューラルネットワークは人間の視覚の仕組みを模倣したモデルであり，入力に近い層では，視覚に関する汎用的な能力を獲得しているといわれている．転移学習はその特徴を活かして，すでに他の画像を用いて学習させた畳み込みニューラルネットワークの大部分を流用する技術の総称であり，少ないデータから効率よく学習を行うことができるようになる．

その方法を，**図3.11**を用いて説明する．図中上段の畳み込みニューラルネットワークは，大量の2種類の画像（この例では猫と犬）を用いて学習が行われている．学習が終わった畳み込みニューラルネットワークの内部では，これらの画像の特徴（耳や眼，顔の輪郭，色合いなど）を抽出し，総合的に判別した結果が出力されるようになっているはずである．しかし，このネットワークは学習させた犬と猫しか

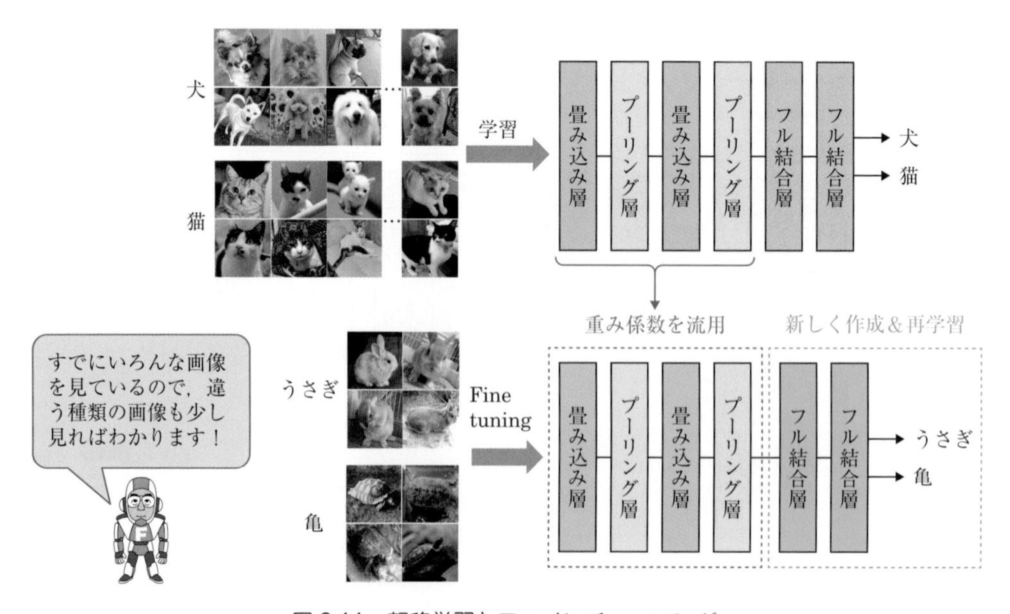

図3.11　転移学習とファインチューニング

分類することができず，例えばうさぎと亀を分類できるようにはなっていない．そこで，同図下段のように，畳み込みニューラルネットワークの出力層付近（多くはフル結合層全部）を削除し，別の新しいフル結合層に置き換える．そして，分類対象である画像を用いて，置き換えたフル結合層のみ，あるいはネットワーク全体の重み係数を学習により微調整する．このように，学習済みのネットワークの重みを別のデータの学習により更新することをファインチューニングとよぶ．転移学習とファインチューニングを用いることによって，画像から一般的な画像特徴を取り出す部分は新しい分類処理にも流用でき，少数の対象画像しか収集できなかった場合でも精度の高い分類性能を得られることが多い．

3.3.2　データ拡張

学習時のデータ不足による悪影響を緩和する方法として，転移学習，またはファインチューニングの他に，データ拡張あるいはデータオーギュメンテーション（data augmentation）がある．これは，集めたデータに何らかの加工を施し，データ量を水増しさせる技術である．例えば，**図 3.12** に示すように画像に対して回転，反転，水平移動，拡大縮小，歪み，明るさ・コントラスト調整，ノイズ付加等の加工を行うことでさまざまなバリエーションの画像を新たに作り出す．

前項で述べた転移学習・ファインチューニングは既存のネットワークを流用するため，独自のネットワークを作りたい場合や入力する画像のサイズを変更したいときには適用が難しい．しかしデータ拡張処理はそのような場合にも利用できるテクニックであり，医用画像の研究にも広く利用されている．

ただし，オリジナルの画像が少数の場合，闇雲にデータ量を水増ししても性能は頭打ちになる．さらに医用画像で気を付けないといけないこととして，実際にはあり得ないような変化を加えないことである．例えば胸部 X 線画像を処理対象とする場合に，画像を上下反転したり，回転させて水増しをさせたりしても，実際にはそのような画像が撮影されることはないため実際の処理能力向上には寄与しないことが多く，かえって悪影響を及ぼすこともあるため注意する必要がある．

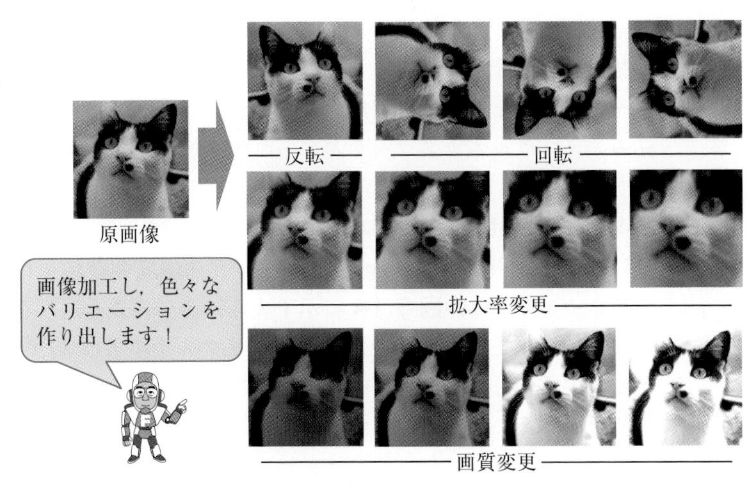

図 3.12　画像の加工によるデータ拡張

3.3.3　ドロップアウト

畳み込みニューラルネットワークなどの多層ネットワークでは，特定のユニットに対する重みが大きくなり，ネットワーク全体を利用した処理が行えないことがある．特定のユニットに処理が集中しないようにするために，ドロップアウト（drop out）とよばれる技術が利用される．これは，**図 3.13** に示すように，学習時にいくつかのユニットをランダムに選択して無効化し，残りのユニットを用いて学習を行う方法である．学習時に無効化するユニットの割合を決めておき，無効化するユニットは学習処理を1回行うたびに変更することが多い．ドロップアウトは主にフル結合層で利用されるが，畳み込み層で利用しても効果があることが報告されている．

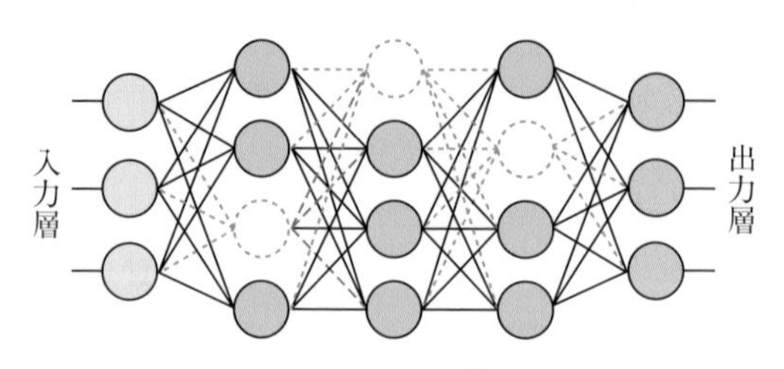

図 3.13　ドロップアウト

3.4　代表的な畳み込みニューラルネットアーキテクチャ

畳み込みニューラルネットワークの構造を設計する際，畳み込み層，プーリング層，フル結合層の数など，決めなければならないがパラメータが多数ある．ネットワークの良し悪しは実際に学習や性能評価を行わないとわからないことが多く，完全に何もない状態から最適な構造を探し出すのは非常に労力がかかり医用画像処理等の応用研究においては現実的ではない．

ここで，これまでに多数のネットワークアーキテクチャが研究者達によって開発され，大量の自然画像等を用いて高い能力を有することが確かめられている．これらの構造をベースに構造設計を行っていけば，面倒な試行錯誤を行う必要がなく，設計に要する労力を軽減することができる．

後の章で紹介されるさまざまなディープラーニング用ソフトウェアでは，有名なアーキテクチャを簡単に利用できるようになっているため，ここでは，有名な畳み込みニューラルネットワークのアーキテクチャを紹介する．

3.4.1　LeNet

LeNet[2)] は 1989 年に Yann LeCun らが手書き文字認識を行うために開発したアーキテクチャであり，**図 3.14** に示すように 2 つの畳み込み層・プーリング層と 3 つのフル結合層をもつ．入力画像のマトリクスサイズは 32×32 画素であり，その入力画像に書かれた 0〜9 の 1 桁の数字を分類する．他の文字認識手法に比べて高い性能をもっていることが確かめられている．

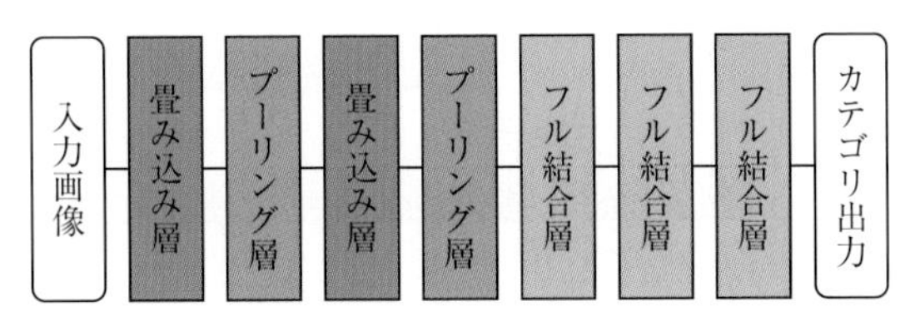

図 3.14　LeNet

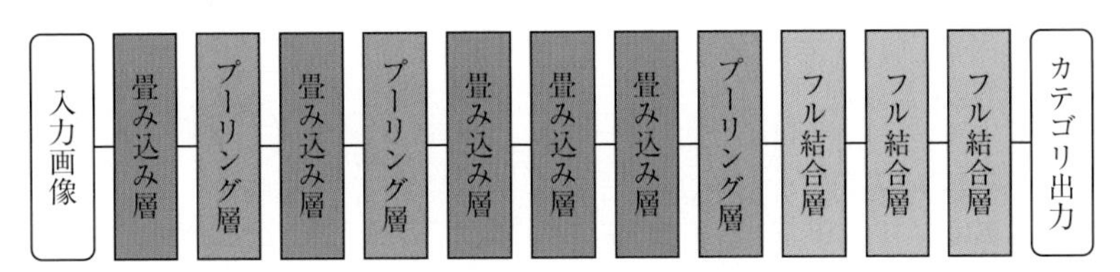

図 3.15　AlexNet

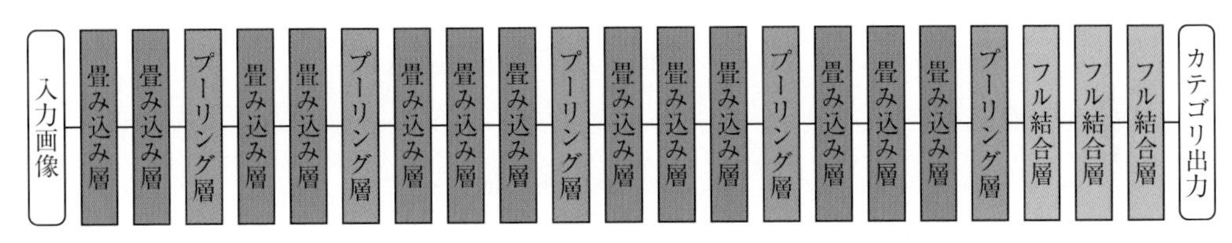

図 3.16　VGGNet（VGG-16）

3.4.2　AlexNet

AlexNet[3] は，2012 年の ILSVRC（画像認識コンテスト）で優勝したディープラーニングモデルであり，第 3 次人工知能ブームの火付け役となったものである．Alex Krizhevsky 氏が開発し，その名にちなんで AlexNet とよばれている．その構造は**図 3.15** に示すように，5 層の畳み込み層と 3 つの全結合層をもっている．また，現在の畳み込みニューラルネットワークで性能を高めるために広く利用されている，データ拡張やドロップアウトといった技術も多く盛り込まれていた．

3.4.3　VGGNet

VGGNet[4] は，オックスフォード大学の Visual Geometry Group（VGG）が開発し，2014 年の ILSVRC で準優勝したネットワークである．VGGNet には VGG-16 と VGG-19 の 2 種類があり，VGG-16 は畳み込み層・プーリング層を合計 13 層，フル結合層を 3 層設けた 16 層構造となっている（**図 3.16**）．VGG-19 はこれらの層数を 19 層に増やしたものである．どちらのネットワークも非常にシンプルな構造であり自然画像で学習したモデルも公開されていることから，広く利用されている．

3.4.4　GoogLeNet

GoogLeNet[5] は，Google の研究者が開発し，2014 年の ILSVRC で優勝したネットワークである．このネットワークの最大の特徴は，Inception モジュールとよばれる，小さいネットワークを用意し，それを多数繋げていくことで大きなネット

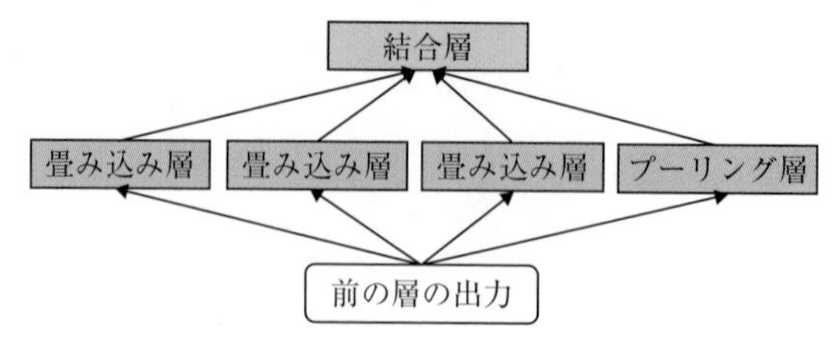

(a) Inception モジュールの構造

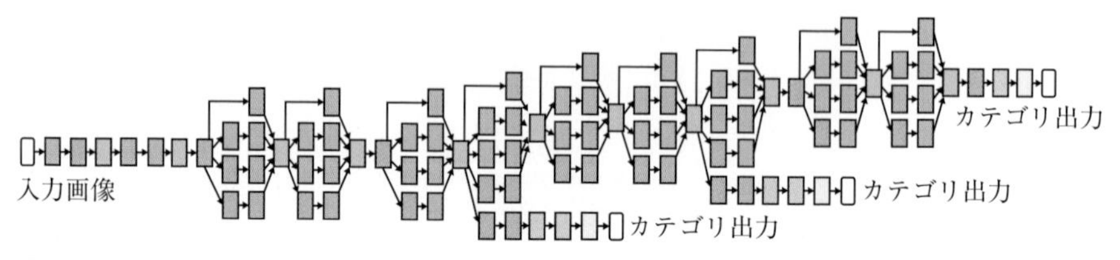

(b) GoogLeNet の構造

図 3.17　GoogLeNet

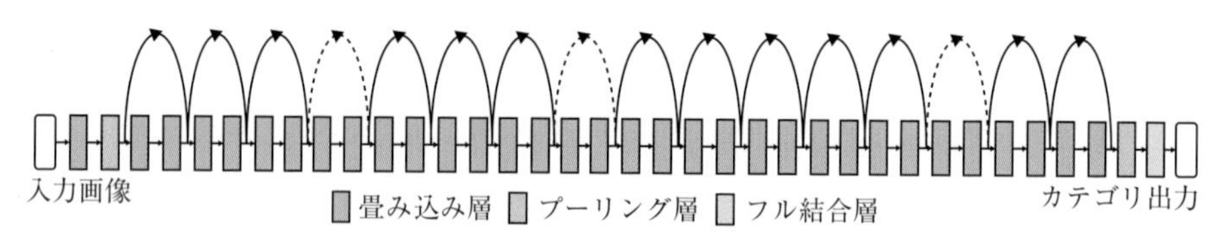

図 3.18　ResNet (ResNet-34)

ワークを作っていることである．Inception モジュールは，**図 3.17**（a）のように，複数の畳み込み層・プーリング層を並列動作せるような構造になっており，GoogLeNet は複数の Inception モジュールを接続した構造（図 3.17（b））がとられる．

3.4.5　ResNet

ResNet[6] は，2015 年の ILSVRC で優勝した多層ネットワークである．それまでのネットワークでは層を深くしすぎると性能が落ちるという問題があったが，それをスキップ構造によって解決した．スキップ構造とは，ある層への入力をバイパスし層をまたいで奥の層へ直接入力するというもので，これにより入力層に近い層の重みも修正しやすくなり，超多層ネットワークで生じやすい勾配の消失や発散を防いでいる．ResNet を発表した論文では，層数の異なる ResNet（ResNet-34（**図 3.18**），50, 101, 152：数値が層数を表す）が提案されており，最大で 152 層という超多層のネットワークを実現している．

3.5　物体検出への応用

これまでに説明してきた畳み込みニューラルネットワークは，与えられた画像がどのカテゴリに属するか分類するものであった．しかし画像に複数の物体が存在する場合や，画像中のどこにその物体があるか知りたい場合，分類処理だけでは不十分であり，ここで述べる物体検出処理が必要である．物体検出処理を行う場合，デジタルカメラで行われている顔認識と同様に，画像中の物体に外接する矩形（bounding box）で物体の位置が表される（**図 3.19**）.

これまでに畳み込みニューラルネットワークを利用した多くの手法が提案されているが，基本的な処理手順は次に述べる 2 つのステップで行われている．

①画像全体から物体がありそうな領域の候補を，矩形としてたくさん取り出す．

②見つけた領域に物体があるか，ある場合は何が写っているか（カテゴリ）を分類する．

自然画像を処理対象として開発され，高い性能を有することが確かめられている手法として，R-CNN[7)]，Fast R-CNN[8)]，SSD[9)] などが挙げられる．これらの手法は処理速度にも留意して設計されており，動画像を対象とした物体検出処理にも応用可能である．

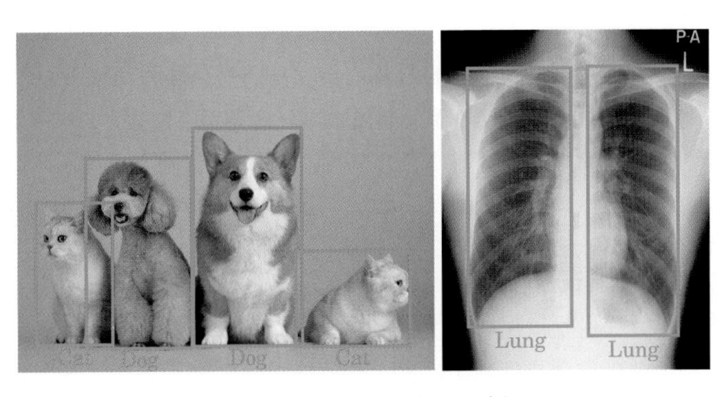

図 3.19　物体検出処理の例

3.6　領域分割（セグメンテーション）への応用

前節で説明した物体検出は，物体の大まかな位置（外接矩形）しか得られなかったが，物体の輪郭を含めた領域が知りたい場合がある．そのようなときには，領域分割（セグメンテーション，segmentation）が行われる．領域分割を行うと，画像内の個々の画素がどのカテゴリに属しているか知ることができる．セグメンテーションを行う方法として，これまでに FCN[10)]，SegNet[11)]，U-Net[12)] などが提案されており，医用画像の臓器抽出等で利用されている．**図 3.20** に示したセグメンテーション例では，違う物体は別々の色（ラベル）で塗り分けられている．

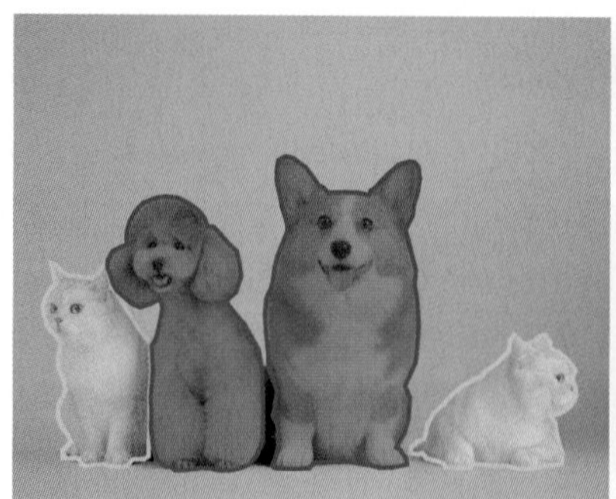

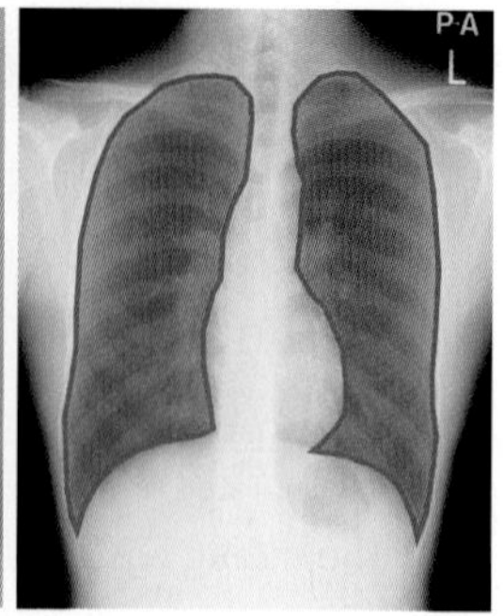

図 3.20　セグメンテーションの例

3.7　回帰処理

与えられた複数のパラメータを用いて，結果となるある変数の値を推定する処理を回帰とよぶ．例えば，過去数時間の気温・気圧・湿度を用いて降雨量を予想したり，複数の検査結果から特定の病気になる確率を求めたりすることなどを回帰処理で行うことができる．従来，回帰処理は統計的手法や従来のニューラルネットワークで広く行われてきたが，畳込みニューラルネットワークも回帰処理を行うことができる．

カテゴリ分類を行う場合は，出力層の特定のユニットが 0 または 1 になるように学習が行われるが，回帰の場合は入力層に与えるデータと，それに対応する連続値（教師データ）のペアを多数用意する．ネットワークの出力が教師データに近づくように学習を行うことで，未知のデータに対しても回帰（予測）ができるようになる．

回帰処理の応用として，画像のノイズ低減を行うためのフィルタ処理を多層ニューラルネットワークにて行う方法[13]や，**図 3.21** に示すような胸部 X 線画像の骨成分を抑制する方法[14]，医用画像どうしの位置合わせを行うためのパラメータを推定する方法[15]などが提案されている．

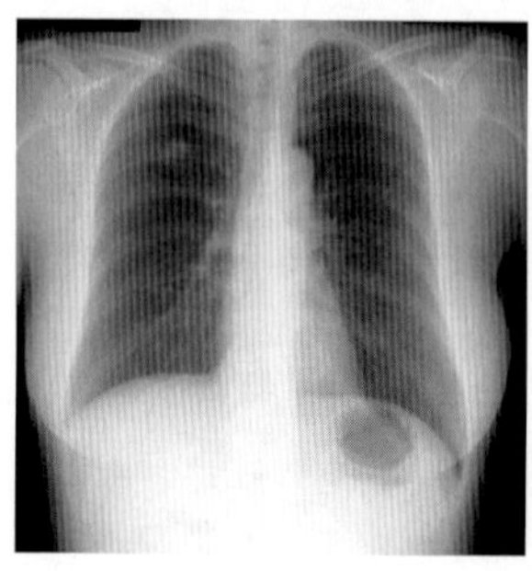

原画像

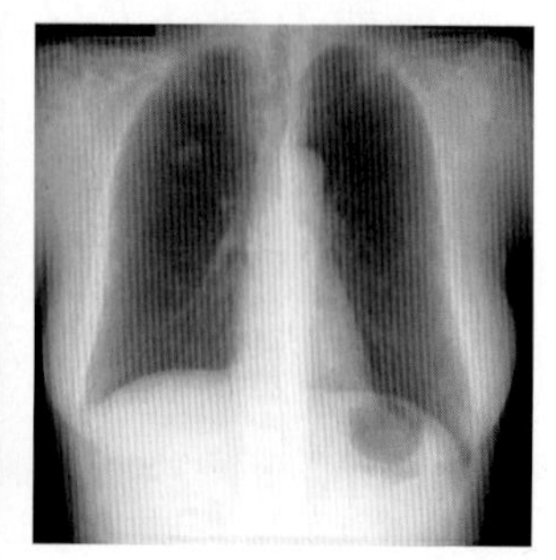

骨抑制画像

図 3.21　回帰処理の例（骨抑制処理）

3.8　画像生成・画像変換

最近注目されているディープラーニング技術として，敵対的生成ネットワーク（Generative Adversarial Networks：GAN）などによる画像生成・画像変換技術がある．この技術を用いることで，実在しない画像を生成したり，画像を別の種類の画像に変換（例えば，MR 画像から CT 画像へ変換）したりできる．原理などの詳細は Chapter 9 を参照いただきたい．この技術は医用画像処理への応用も進んでいる．例えば，3.3.2 項で述べたデータ拡張では，ディープラーニング処理の性能向上のために画像を回転・反転等の加工を施して画像枚数を増加させていたが，GAN によって生成した画像を学習に利用する研究も行われている．**図 3.22** は肺結節の CT 画像を GAN によって生成した結果であり，これらの画像を実際の画像とともにディープラーニングの学習に利用することで，結節の良悪性鑑別が良好に行われることが報告されている[16]．

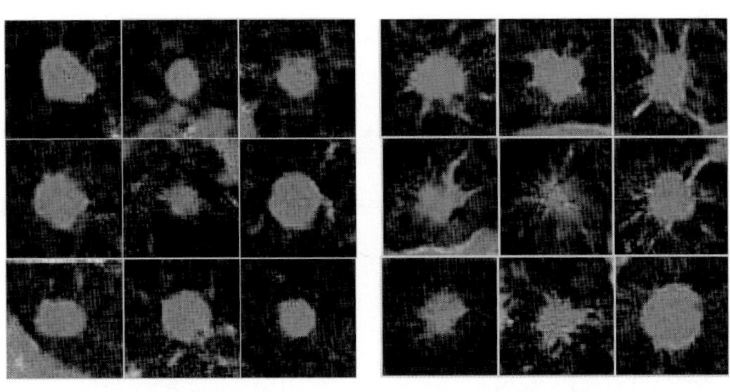

図 3.22　肺結節 CT 画像の生成例

Chapter 4 動かす

基礎編

畑中 裕司

本章では，ディープラーニングのアーキテクチャ（モデル）を動かすための環境構築の方法を紹介する．最初に，4.1 節でディープラーニングのモデルを動かすための概要を示します．つぎに，4.2 節でモデル開発を容易にするフレームワークを紹介し，4.3 節でモデルを動作させるための環境となるハードウェアやクラウドサービス[1]を紹介する．4.4 節で開発に使用できるソフトウェアを紹介し，そのインストール方法の例を 4.5 節で紹介する．また，クラウドサービスで開発する場合の準備方法についても 4.6 節で紹介する．最後に，4.7 節で開発方法を学ぶために役立ちそうな画像データベースを紹介する．

4.1　ディープラーニングのモデルを動かすための方法の概要

ディープラーニングのモデルを動かせる環境は，**図 4.1** に示すように PC 利用

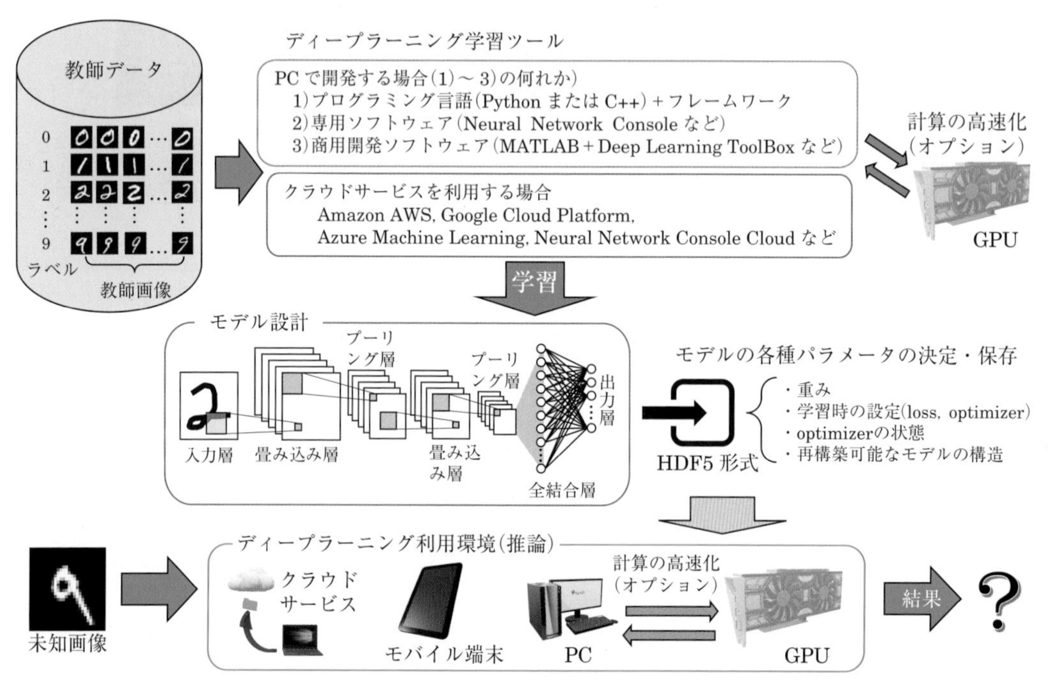

図 4.1　ディープラーニングモデルの実行環境の概要

[1] 各業者がインターネットに接続したコンピュータをユーザがネットワーク経由で利用する形態である．大半のクラウドサービスは有料か制限付きの無料サービスの提供のみである．

とクラウドサービス利用の二種類に大別できる．開発環境については4.3節以降で詳細に紹介するが，まずは全体的な構成を紹介する．

ディープラーニングを動かすためには，ディープラーニングのモデルを設計・開発して，そのモデルを学習[2]させておく必要がある．学習では，モデルに画像と病変の位置や領域などの情報（教師データ）を利用する．学習には大規模な画像データベースが必要であり，開発者が利用できる画像データベースを4.7節で紹介する．

つぎに，ディープラーニングのモデルを設計する．モデルの学習をPCで行う場合，プログラミング言語のPythonやC++とフレームワーク[3]を組み合わせて開発する方法が最も普及している．フレームワークについては4.2節で，Pythonとフレームワークによる開発環境の構築例を4.5節で紹介する．また，プログラム・コードの記述なしで容易にディープラーニングモデルの開発が行えるツールを4.4節で紹介する．さらに，クラウドサービスを利用した開発方法について4.6節で紹介する．

PCに開発環境を構築するためには，複数のツールの導入が必要である．また，基本的な開発環境が整えられたクラウドサービス[4]が各社から提供されており，4.3節で紹介する．クラウドサービスを利用すれば，ユーザは自身のPCにディープラーニングの開発環境を構築せずにディープラーニングの開発を行えることが利点である．

実際にディープラーニングを動かすときは，学習済みモデルに未知画像を入力し，モデルの出力を推論結果として使用する．このとき，モデルを学習した環境をそのまま利用することが最も容易な方法であるが，クラウドサービスやタブレットのようなモバイル端末で学習済みモデルを使用することもできる．

4.2 フレームワーク

ディープラーニングのモデル実装を支援する多くのライブラリ[1〜10]が開発され続けており，このようなライブラリはフレームワークとよばれている．**表4.1**に示すような大半のフレームワークはオープンソースで提供されており，非営利であれば自由に利用可能である．自身のプログラミングだけでもディープラーニングモ

表4.1　ディープラーニングのフレームワーク

フレームワーク	対応言語	対応OS
TensorFlow	C++, Python, Java	Linux, Windows, MacOS
PyTorch	C++, Python	Linux, Windows, MacOS
Chainer	Python	Linux, Windows, MacOS
CNTK	C++, Python	Linux, Windows
DL4J	Java	Linux, Windows, MacOS
MatConvNet	MATLAB	Linux, Windows, MacOS
NiftyNet	Python	Linux, Windows, MacOS

[2] モデルの畳み込み層のフィルタ係数や全結合層の重みを決定したり，それらのバイアス調整する重み係数を決定したりする処理を学習という．

[3] ディープラーニングなどのニューラルネットワークモデルの定義，入力データの取扱，学習・推論，プログラミング言語との橋渡しなどの各種ソフトウェアを集めたものをフレームワークという．

[4] 各業者がインターネットに接続したコンピュータをユーザがネットワーク経由で利用する形態である．大半のクラウドサービスは有料か制限付きの無料サービスの提供のみである

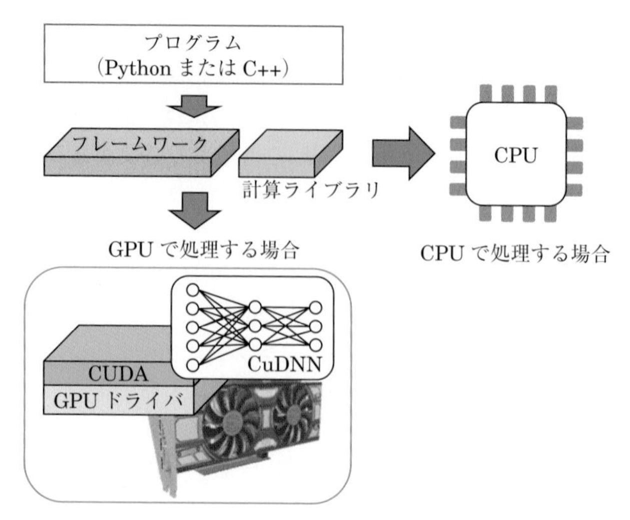

図 4.2　ディープラーニングの開発とフレームワークおよび計算機の関係

デルを実装できるが，フレームワークを用いると数十行程度で実装できる．

2018～2019 年にかけて，フレームワーク開発に大きな動きがあった．Google Trends で 2018 年 1 月の状況を検索すると，Tensorflow[1]，Keras[2]，Chainer[3]，Caffe[4]，PyTorch[5] の人気順であった．詳細は後述するが，2019 年 12 月には，Tensorflow と PyTorch の 2 大勢力に置き換わっている．

各フレームワークが対応する OS が限定されているため，自身の PC の OS に合わせてフレームワークを選ぶことになる．また，計算に GPU[5] を用いて処理の高速化を図る場合は，**図 4.2** に示すように汎用並列計算プラットフォーム CUDA Toolkit[6] [6] と CUDA 用ディープニューラルネットワークライブラリ CuDNN[7] のインストールが必要になる．なお，GPU を使用する場合，まずは OS が GPU を認識して利用するために GPU ドライバ（ビデオドライバ）をインストールしておく必要がある．

さらに，近年はコンテナ型の仮想環境 Docker[8] を用いて既存の PC 環境を変更せずにディープラーニング環境を構築したり，プログラミング言語 Python[9] とライブラリをまとめた Anaconda[10] を用いたりした開発が活発に行われている．

[5] ビデオカードとよばれるコンピュータの画面表示用ハードウェアの計算処理部を指し，Graphics Processing Unit の略称である

[6] GPU を用いたプログラミング環境を容易にするソフトウェア

[1] TensorFlow, https://www.tensorflow.org
[2] Keras, https://keras.io/ja/
[3] Chainer, http://chainer.org
[4] Caffe, http://caffe.berkeleyvision.org
[5] PyTorch, https://pytorch.org
[6] CUDA Toolkit, https://developer.nvidia.com/cuda-toolkit
[7] CuDNN, https://developer.nvidia.com/cudnn
[8] Docker, https://docs.docker.com
[9] Python, https://www.python.org
[10] Anaconda, https://www.anaconda.com

4.2.1 TensorFlow[1] / Keras[2]

Tensorflow は Google が公開したフレームワークで，CNN や RNN 等に利用できる．また，Keras は TensorFlow や CNTK 上で動作するライブラリであり，TensorFlow よりも少ない行数で記述できる．2019 年 10 月に Tensorflow 2.0 が発表され，Tensorflow に Keras が統合された．また，科学計算ライブラリである NumPy[11] や Scipy を併用できる．

Python 版と Docker 版の GPU 用と CPU 用のパッケージが用意されており，インストールが容易である．GPU 版のインストールには CUDA Toolkit と CuDnn が必要であり，複数の GPU を利用可能である．また，TensorlFlow は数学計算ライブラリである Intel Math Kernel Library[12] を用いて，対応する Intel 製 CPU（Intel Xeon，Intel Core など）で計算の高速化を図ることも可能である．

4.2.2 PyTorch[5] / Caffe[4] / Caffe2[13]

Caffe はカリフォルニア大学が発表した老舗のフレームワークであり，CNN，RCNN，LSTM などがサポートされている．その後に Facebook が PyTorch[5] と Caffe ベースの Caffe2 を発表して運営していたが，両者の相互変換を行う Open Neural Network Exchange（ONNX）プロジェクトを経て，2018 年 3 月に PyTorch に Caffe2 が統合された．GPU を利用する場合は，CUDA Toolkit が必要となる．また，科学計算ライブラリである NumPy[11] や Scipy を併用できる．

4.2.3 Chainer[3]

日本企業の Preferred Networks が開発するフレームワークである．2019 年 12 月に Chainer v7 が最終バージョンとして発表され，今後のメジャーアップデートが行われない．同時に，Chainer ユーザ向けに PyTorch への移行を支援するドキュメントおよびライブラリが提供されることが発表された．Chainer を利用するためには，Python3.5 以降と計算用ライブラリ NumPy[11] が必要である．また，GPU を用いる場合は，CUDA 用 NumPy の CuPy と CUDA Toolkit が必要となる．

4.2.4 Cognitive Toolkit (CNTK)[14]

Microsoft が公開したフレームワークで，他のフレームワークと同様に CNN，RNN や LSTM を利用できる．TensorFlow と同様に CNTK 上で Keras を使用できる．速度重視の設計であり，複数の GPU を効率的に利用できる．

4.2.5 DL4J[15]

多くのフレームワークが Python で利用することを前提としているのに対して，DL4J はプログラミング言語の Java と Scala 言語に対応していることが特徴である．

[11] NumPy, http://www.numpy.org
[12] Intel Math Kernel Library, https://software.intel.com/mkl
[13] Caffe2, https://caffe2.ai
[14] CNTK, https://www.microsoft.com/en-us/cognitive-toolkit/
[15] DL4J, https://deeplearning4j.org

GPUや分散フレームワークであるHadoopやSparkに対応していることも，他のフレームワークと異なる．商用利用も無料で使用可能である他，米国Skymind社による商用サポートもされている．

4.2.6　MatConvNet[16]

商用の技術計算言語であるMATLAB用のCNNツールボックスである．既に画像処理システムの開発等をMATLABで行っている場合に有用であろう．

4.2.7　NiftyNet[17]

4.2.1～4.2.6項で紹介したフレームワークが汎用的に画像に適用できるのに対して，NiftyNetは医用画像解析および画像誘導治療に特化したTensorFlow上で動作するライブラリである．NiftyNetにはセグメンテーション，回帰，画像生成，およびデータオーギュメンテーションなどの医用画像向けの機能が含まれている．なお，NiftyNetは2D，2.5D，3D，4D画像の入力に対応している．

4.3　ディープラーニングの開発環境

4.3.1　PC上に構築する場合

ディープラーニングを用いた開発にAnacondaを用いると，Pythonによるプログラミングに必要なソフトウェア・ライブラリをまとめてインストールでき，利用上はLinux, Windows, MacOS間の差はほとんどない．さらに，Dockerで仮想環境を構築すれば，OS間の差はほとんどなくなる．具体的には，4.5節でAnacondaとKerasを用いたディープラーニング環境の構築手順を紹介する．

4.3.2　モデル学習に対応したGPU

ディープラーニングのモデルの学習処理では膨大な計算を行うため，高速にモデルの学習処理を行えるGPUはディープラーニングに欠かせない．ただし，GPUを用いる場合は，使用するCUDA Toolkitのバージョンに対応したGPUが必要となる[18]．多層構造のモデルを構築したり，大量の画像を学習に用いたりする場合，多くのメモリが要求されるため，GPUのメモリ容量に注意されたい．

4.3.3　クラウドサービスを利用する場合

前述のように，自身のPCでディープラーニング開発を行うためには複数のライブラリのインストールが必要である．煩雑な開発環境の構築作業を行いたくないとき，複数の場所で開発したいときは，**表4.2**のようなクラウドサービス[19]~[23]

[16] MatConvNet, http://www.vlfeat.org/matconvnet/
[17] NiftyNet, https://niftynet.readthedocs.io
[18] CUDA GPUs, https://developer.nvidia.com/cuda-gpus
[19] Amazon AWS, https://aws.amazon.com/jp/
[20] Google Colaboratory, https://colab.research.google.com/notebooks/
[21] Google Cloud, https://cloud.google.com
[22] Microsoft Azure, https://azure.microsoft.com

表 4.2　クラウドサービスによるディープラーニング

クラウドサービス	フレームワーク
Amazon AWS	MXNet, TensorFlow, Chainer, PyTorch 等
Google Colaboratory	TensorFlow, Chainer, PyTorch 等
Google Cloud Platform	TensorFlow 等
Microsoft Azure Machine Learning	CNTK, TensorFlow, PyTorch, Chainer 等
SONY Neural Network Console Cloud	Neural Network Console

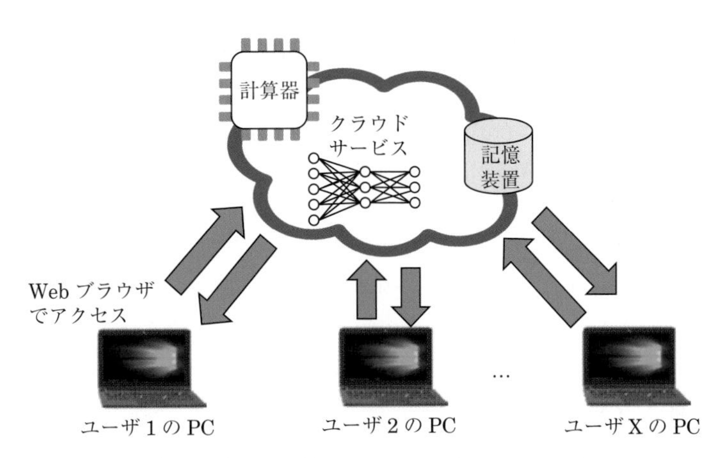

図 4.3　ディープラーニングのクラウドサービス

を利用することができる．クラウドサービスの概要を**図 4.3** に示すが，一般的には Web ブラウザでクラウドサービスを利用する．各ユーザが扱うデータ，計算処理は独立に扱われるため，ユーザは自身の PC で計算処理しているように操作できる．ただし，インターネットの通信速度や，同時にクラウドサービスを利用するユーザ数に応じて計算時間が変化してしまう．ディープラーニング開発の初心者が Web や書籍などに掲載の Python のサンプルコードを動かす場合，無料で使用できる Google Colaboratory を利用するとよいだろう．なお，大規模な開発を無償で開発したい場合は PC 上に開発環境を構築することになる．

4.4　専用ソフトウェアおよび商用ソフトウェア

一般的には Python とフレームワークを用いてディープラーニング開発を行うが，モデルの記述を含めたディープラーニングのための Python のコードは数十行以上になり，初心者にとっては敷居が高いかもしれない．一方で，医用画像処理の開発を MATLAB[23] で行ってきた開発者が多いが，MATLAB を用いてディープラーニング開発を行うこともできる．また，ソースコードの記述なしでディープラーニング開発が行える Neural Network Console[24] も登場している．本節では，Neural Network Console と MATLAB を紹介する．この他，Linux で動作する NVIDIA

[23] MATLAB, http://www.mathworks.co.jp
[24] Neural Network Console, https://dl.sony.com/ja/

DIGITS[25] とよばれるインタラクティブなディープラーニングのトレーニングシステムもある.

4.4.1 Neural Network Console[24]

ソニーネットワークコミュニケーションズから発表されたニューラルネットワークのツールで，大半の操作を GUI で操作できる．クラウド版と Windows 用の App 版があり，前者は有償であるが，制約付きで無料利用できる．また，App 版は無料であり，計算に GPU を利用できる．以下でインストール方法とサンプルの動作事例を紹介するが，利用する場合は公式サイトを参照されたい.

App 版は公式サイトで neural_network_console_xxx.zip（xxx はバージョン名）で入手できるので，解凍して適当なフォルダにおく．フォルダ名に 2 バイト文字を含めてはならないため，解凍したファイル（フォルダ名 neural_network_console_xxx）を C ドライブの直下におくことが無難であろう．フォルダ内の neural_network_console.exe を実行すると App 版を起動できる.

App版にはいくつかのサンプルプロジェクトと手書き数字文字認識のデータセット MNIST が入っている．LeNet のサンプルプロジェクトを開くと，**図 4.4**（左）のようにアーキテクチャの編集タブが開き，例えば Convolution 層（畳み込み層）をクリックすると，左下でパラメタの編集を行える.

ツールの Config タブでエポック数などの設定を行い，Training タブの学習実行ボタンをクリックすると学習が始まり，図 4.4（右）のように学習段階のエラー率などが表示される．筆者の PC（CPU Intel i7-3770，メモリ 16GB）で MNIST のサンプルプロジェクトを学習したとき，処理時間は約 7 分であった．一方，GPU（NVIDIA GeForce GTX1080Ti）を用いて同様に学習処理を行うと，処理時間が約 1 分になった.

評価実行ボタンをクリックすると MNIST の評価用データ 1 万枚を用いた評価実験が行われる．評価結果がツールのウィンドウ内に表示されるとともに LeNet の出力値が CSV 形式ファイルに書き出される.

なお，開発者が用意した画像を用いる場合，画像をカテゴリ毎にフォルダ分けしておくだけで，本ツールが画像形式を自動変換する．まずはサンプルプロジェクト

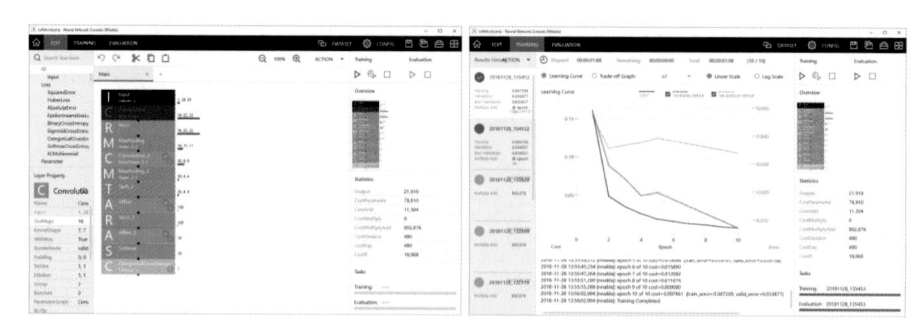

図 4.4　Neural Network Console（App 版）における LeNet の編集画面（左）と学習結果の表示画面（右）

[25] DIGITS, https://developer.nvidia.com/digits

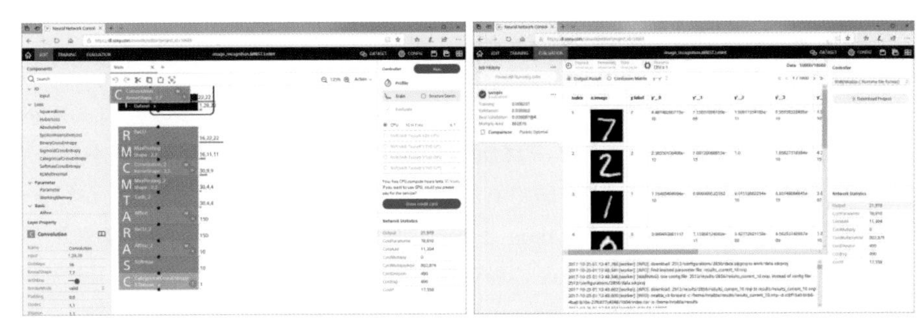

図 4.5　Neural Network Console Cloud における LeNet の編集画面（左）と評価結果の表示画面（右）

を利用して，対象となる画像の変更から始めるとよいだろう．なお，クラウド版にも同様にサンプルプロジェクトとサンプルデータが用意されており，ツールの構成は**図 4.5** のように App 版と同様である．

（詳しくは，本シリーズ「標準　医用画像のためのディープラーニング－入門編－」を参照されたい．）

4.4.2　MATLAB [24]

画像処理・解析目的でよく用いられている MATLAB では，Deep Learning Toolbox（R2018a までは Neural Network ToolBox）を使用することによってディープラーニングに対応できる．この ToolBox には CNN，DAG，LSTM などが実装されており，かつ事前学習済みのモデル[8]や可視化ツールなどが含まれている．また，TensorFlow + Keras や Caffe で学習したモデルの読み込みや転移学習を行うことも可能である．さらに，Parallel Computing Toolbox をインストールすると，GPU で処理できる．

4.4.1 項で用いた MNIST を対象として，LeNet で 学習と分類を行った事例を紹介する．**図 4.6**（左）のように MATLAB の統合開発環境（IDE）で LeNet を含むスクリプトを作成し，Deep Learning Toolbox の関数で学習操作を行うと，図 4.6（右）のように学習される様子を確認でき，さらに評価用画像の分類精度も得られる．

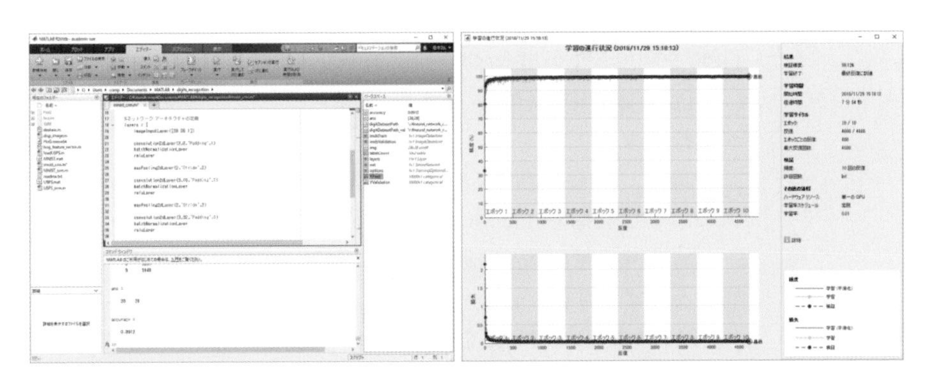

図 4.6　MATLAB を用いた LeNet の編集画面（左）と学習結果の表示画面（右）

[8] Inception-v3，ResNet-50，ResNet-101，GoogLeNet，AlexNet，VGG-16，VGG-19 など

4.5 Anacondaを用いたTensorFlowのインストール

4.4節で紹介したソフトウェアでディープラーニングを行えるが，本格的に開発する場合は，ディープラーニングの処理の前後に画像処理を行う場合があるため，プログラミング言語であるPythonやC++と連携させることが好ましい．本節では，Windows 10でPythonとTensorFlowを用いた開発環境の構築方法を紹介する．OSがMacOSやLinuxの場合も概ね同じである．

4.5.1 CUDA対応GPUを利用する場合(GPUを使用しない場合は4.5.2項へ)

NVIDIAドライバ（バージョン410以上）とCuda Toolkit 10.0を公式サイトから入手し，インストールする．つぎに，CuDnn 7.4.1以上を公式サイトからZip形式ファイルで入手し，CUDA Toolkitをインストールしたフォルダ（例えばC:\Program Files\NVIDIA GPU Computing Toolkit\CUDA\v10.0）以下にZipファイル中のbin，includeおよびlibフォルダをコピーする．

4.5.2 Anacondaのインストール

Anacondaの公式サイトからインストーラを入手してインストールする．2018年11月現在，Python 3.7版とPython 2.7版が公開されているが，本節では3.7を想定して説明する．

4.5.3 AnacondaへのTensorFlowのインストール

Anaconda Promptを起動し，次のコマンドを実行して，Python環境を構築する．

```
conda create -n tf pip python=3.7
```

コマンドの“tf”は構築する環境の任意の名称である．また，構築した環境を有効にするときは，以下のコマンドを入力する．

```
conda activate tf
```

“tf”は作成した環境の名称である．環境を終了するときは，以下のコマンドを使う．

```
conda deactivate
```

次に，環境が有効の状態で，TensorFlowをインストールする．GPU利用の場合は，

```
pip install tensorflow-gpu
```

GPUを利用しない場合は，

```
pip install tensorflow
```

を実行する．

最後に，Anaconda Promptで`python`と入力してPythonの対話モードにして，次の命令でTensorFlowをインポートすることでインストール確認をする．

```
>>> import tensorflow as tfk
```

正常ならば，何もメッセージは表示されない．

GPU用のTensorFlowをインストールした場合は，続けて

```
>>> tfk.test.gpu_device_name()
```

を実行し，GPUの情報が表示されることを確認しておく．メッセージの最後の行に'/device:GPU:0'と表示されるならば，正常にインストールできている．

さまざまなスクリプト例が GitHub 等で公開されているが，スクリプトが機械学習ライブラリ scikit-lean や画像処理ライブラリ pillow を使用している場合があり，必要に応じてインストールする．

```
pip install scikit-learn
pip install pillow
```

ディープラーニング開発を行うためには，テキストエディタを用いて Python のコードを記述する必要がある．コードについては，GitHub や Web サイト等で紹介されており，必要に応じて参照されたい．参考までに，**図 4.7** に MNIST を LeNet で分類させたときの様子を示す．本節で GPU 版の TensorFlow をインストールした場合，GPU を考慮した Python のコードを記述する必要はない．なお，Python のコードを実行する場合は，Anaconda の環境を有効にした上で，下記のように Anaconda Prompt で実行する．

```
python ファイル名
```

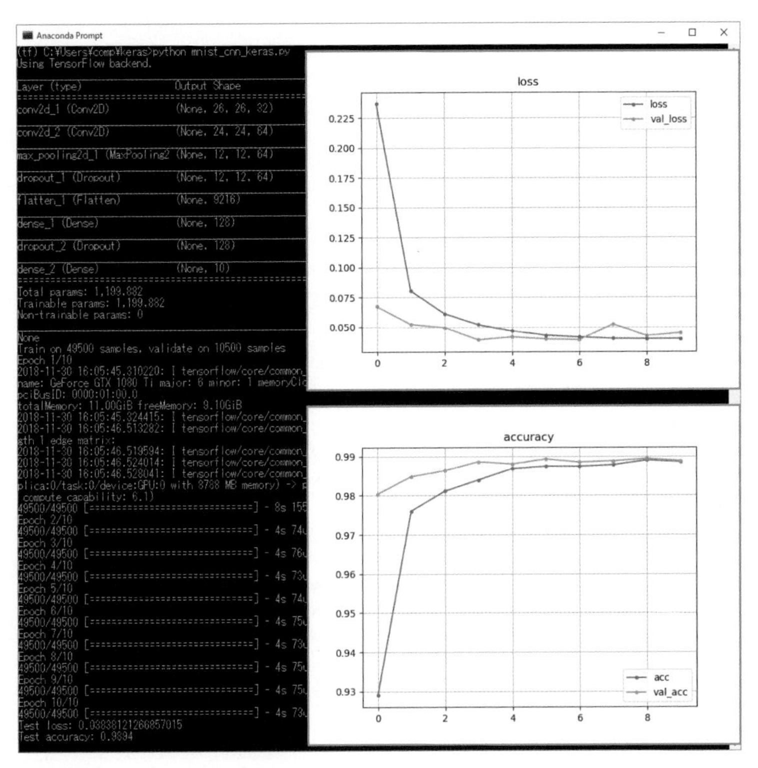

図 4.7　Anaconda と TensorFlow を用いた LeNet の学習・評価例

4.6　クラウドシステム Google Colaboratory を使用する場合

4.5 節のように Python でディープラーニング開発を始めたいが，PC に Anaconda や Python のインストールまでは行えない場合，行いたくない場合は，Google Colaboratory を用いるとよいだろう．

使用する場合は，Web ブラウザで https://colab.research.google.com にアクセスし，

右上のログインボタンをクリックしてGoogleアカウントでログインする．Googleアカウントを所有していない場合は，作成する．

ログインすると，「ノートブックを絞り込む」のウィンドウが表示されるため，下部の「PYTHON3の新しいノートブック」をクリックする．自動で名前が付けられるため，左上の「ファイル」から「名前を変更」を選び，自身が理解しやすい名前に変更しておくとよいだろう．つぎに，環境を構築してみよう．「ランタイム」「ランタイムのタイプの変更」「ハードウェア アクセラレータ」が初期設定では「None」になっているので，「GPU」に変更しておく．

Colaboratoryの▶の右の枠にコマンドを入力し，▶をクリックすると実行される．TensorFlowをインストールするときは，4.5節と同様に次のコマンドを用いる．

```
pip install tensorflow-gpu
```

また，▶の右の枠にPythonのスクリプトを入力し，▶をクリックすると，**図4.8**のように実行できる．

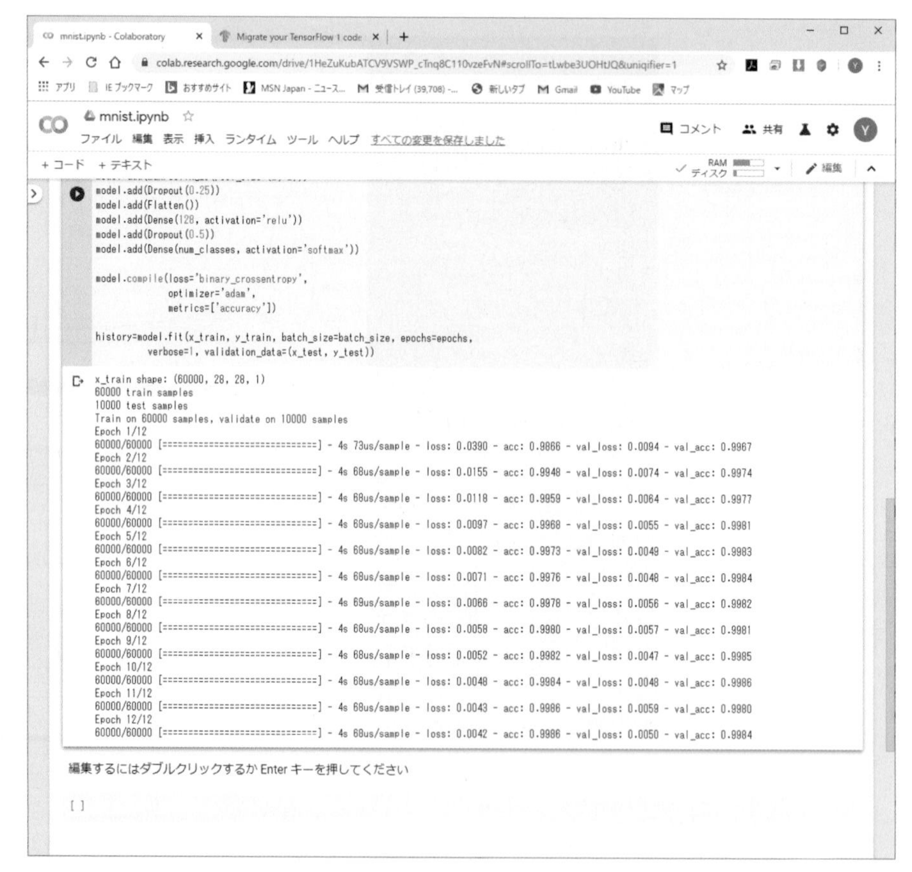

図4.8　Google Colaboratoryで手書き数字データベースMNISTを分類させた例

4.7　データベース

ディープラーニングをはじめ，機械学習を用いた研究を行うためには多くのデータを必要とするが，幸いにも多くの画像データベースが公開されている．本節では医用画像に限定せずに代表的なデータベースを 4.7.1〜4.7.9 項で紹介するとともに，データベースをまとめているサイトを 4.7.10〜4.7.12 項で紹介する．

4.7.1 MNIST

http://yann.lecun.com/exdb/mnist/

4.4 節で紹介したが，ディープラーニングの環境構築の際の動作確認に用いる機会が最も多いであろう手書き数字画像データベースである．28×28 画素，合計 7 万文字であるため，データサイズが小さくて，気軽に扱える．

4.7.2 CIFAR-10

http://www.cs.toronto.edu/~kriz/cifar.html

トロント大学が公開した MNIST に並んで有名なデータベースである．32×32 画素，6 万枚の画像で構成され，飛行機，自動車，鳥，猫，鹿，犬，カエル，船，トラックの 10 種に分類されている．

4.7.3 VGGFace2 Dataset

https://www.robots.ox.ac.uk/~vgg/data/vgg_face2/

被験者 9,131 人の 331 万枚の顔画像から構成されるデータベースである．顔画像は Google 画像検索からダウンロードされ，年齢，人種，職業（俳優，運動選手，政治家など）の情報が含まれている．

4.7.4 ILSVRC2012（ImageNet）

http://image-net.org/challenges/LSVRC/2012/

ImageNet を題材とした 2012 年の画像認識コンペティション ILSVRC（ImageNet Large Scale Visual Recognition Challenge）で使用されたデータセットである．ImageNet の事前学習済モデルの多くは，このデータセットを用いた者である．クラス名 1,000，学習用 120 万枚，検証用 5 万枚，評価用 10 万枚で構成されている．

4.7.5 NIH issues huge database of CT scans for AI testing

https://www.auntminnie.com/index.aspx?sec=sup&sub=cto&pag=dis&ItemID=121354

NIH が AI 開発用に公開しているデータベースで，約 4,400 人の被験者から約 10,600 の CT スキャンで構成されている．データベースには 10〜数百種類の病変が含まれており，肺結節，拡大リンパ節，肝腫瘍などの放射線所見を広く網羅している．

4.7.6 LIDC-IDRI

https://wiki.cancerimagingarchive.net/display/Public/LIDC-IDRI

米国 NCI, FNIH, FDA 等で構成される肺画像データベースコンソーシアムによって収集された被験者 1,010 名分の胸部 CT 画像データベースである．

4.7.7 NIH Chest X-ray Dataset

https://www.kaggle.com/nih-chest-xrays/data/
または
https://nihcc.app.box.com/v/ChestXray-NIHCC

被験者 30,805 人の胸部 X 線写真 112,120 枚のデータセットで，14 種類の胸部疾患が分類されているデータセットである．

4.7.8 DDSM

http://www.eng.usf.edu/cvprg/Mammography/Database.html
または
https://wiki.cancerimagingarchive.net/display/Public/CBIS-DDSM

検診用のデジタルマンモグラフィデータベースで，フィルムを 42.5 μm，43 μm または 50 μm でデジタイズした画像 2,620 症例が公開されている．公開されてから月日が経つが，現在も多くの研究で利用されている．

4.7.9 Kaggle diabetic retinopathy

https://www.kaggle.com/c/diabetic-retinopathy-detection

Kaggle が実施したコンペティション用のデータベースである．眼底画像を糖尿病網膜症の重症度を 5 段階に分類するコンペで，被験者の両目の眼底画像が用意されており，学習用 17,563 症例 35,126 枚，26,788 症例 53,576 枚の画像から構成される．

4.7.10 Kaggle

https://www.kaggle.com

Kaggle は，世界中の約 40 万人規模の機械学習・データサイエンスのコミュニティである．Kaggle は，企業や政府などとデータサイエンティスト・機械学習エンジニアを結びつけることを土台にしている．その一例が 4.7.9 項のようなコンペであり，Kaggle 参加者（無料のユーザ登録者）は，さまざまなコンペのデータをダウンロードできる．また，各データセットに対する他のユーザによる予測モデルのコードや説明が公開されているため，初心者がディープラーニングを学ぶために役立つサイトであろう．

4.7.11 Medical Data for Machine Learning

https://github.com/beamandrew/medical-data

GitHub にアップされた README であるが，前述の各データベースを含め，機械学習に用いられる多くのデータベースが紹介されている．

4.7.12 日本放射線技術学会 画像部会

http://imgcom.jsrt.or.jp

研究情報サイトに，日本放射線技術学会　標準デジタル画像データベース［胸部腫瘤陰影像］の情報を含め，さまざまなデータベースが紹介されている．

Chapter 5 評価する

基礎編

村松 千左子

5.1 データベースの準備

5.1.1 学習サンプルとテストサンプルの選択

機械学習を行うにあたってデータベースは非常に重要な要素の一つである．人工知能はデータから学習するのであり，データにないことは学ぶことができない．また，間違ったデータを教えれば，間違ったことを学んでしまう．そのため，目的に合ったデータベースを用意する必要がある．

通常，ディープニューラルネットの学習には非常に多くの学習データが必要とされる．しかし，医用画像を対象とした場合には，データ収集は簡単ではない．個人情報保護の問題や，正解データ作成の煩雑さもあるが，病気には頻度に偏りがあり，入手できる症例数に限りがあるためである．十分な大きさのデータベースが得られない場合に，特に気を付ける点として以下の 2 点が挙げられる．対象とする母集団の範囲が広く，なるべく均等にカバーされていることと，データ数に偏りが少ないことである．

アンバランスな症例群で学習させた場合，ネットワークはテストケースに対して学習症例が少ないクラスの出力を出しにくくなってしまう可能性がある．このようなクラス間の症例数のアンバランスさは，データの水増し（data augmentation）（Chapter 3 参照）[1] で補うことが可能である．一方で，データのバリエーションは水増しではカバーすることが難しい．そのため，数だけではなく質の面で，目的とする母集団を網羅していることが望ましい．

これは学習症例だけでなく，評価用症例に対してもいえることである．もしも，テストデータセットに含まれた画像が簡単なサンプルばかりだとしたら，その結果をもってこのシステム，または手法が一般的に役立つと結論付けてしまうと，次に独立した一般症例で検証を行った場合と大きな差が出てしまう．そのため，研究の目的に合った（証明したい仮説に沿った）テストデータを用意する必要がある（**図 5.1**）．

[1] Chapter 3 では，データ拡張，あるいはデータオーギュメンテーションとよんでいる．

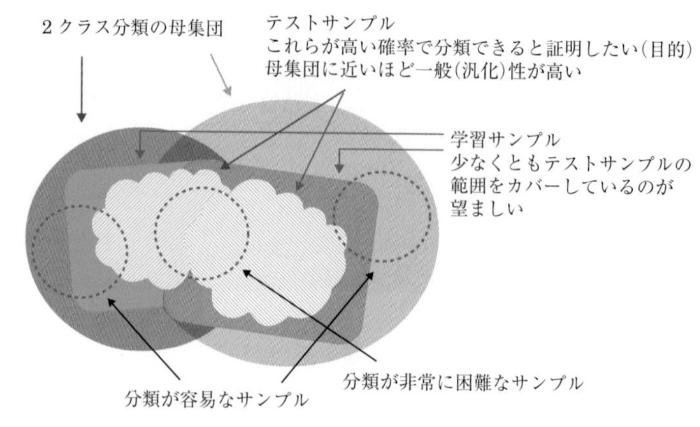

図 5.1 学習サンプルとテストサンプルの選択

5.1.2 正解教師データの質

機械学習には教師なし学習（unsupervised learning）と教師あり学習（supervised learning）があるが，一般的には教師あり学習の方が高い精度が得られる可能性がある．しかし，医用画像の分野では教師ありデータを多数用意することは時間と労力と，多くの場合専門知識を必要とし容易ではない．問題によっては「正解」が存在しない，または得ることが非常に難しい場合がある．そうした場合に大抵は「ゴールドスタンダード（GS）」で代用する．

例えば病変の良悪性鑑別などでは，悪性の場合は手術により確定診断がされることが多いが，生検結果により確定診断とする場合もある．良性の場合は 2 年間変化が見られなかったため，または明らかに良性の所見を有することなどから医師の判断によるものがある．血圧などの測定値では，測定値自体に間違いはなくても変動を伴うものがある．その場合は何回かの測定値の平均を取ることにより，より正解に近い値が得られるが，被検者（患者）の状態や検査時間などにより繰り返しの測定が困難な場合も多い．

臓器のセグメンテーションを行う場合，また病変や組織の長さ，面積，体積などの計測を行う場合等は，解剖でもしない限り真の値は得られない．そこで専門家（医師や技師，知識のある研究者など）が画像上で特定した領域や計測値を GS とするが，これには読影者（操作者）内変動と読影者間変動が伴う．読影回数や読影者を増やすことによりデータの信頼性は高くなるが，非常に時間と手間のかかる作業である．脊椎骨の骨折などのグレード分類や病気のステージ分類などでは，グレード間の評価基準が曖昧で分類が非常に難しいケースがある．このような場合は専門家の合議制のもと判定することもある．

GS は学習の際に教師として用いられるもので，非常に重要である．いくらネットワークが優秀であって，優れた教材（データ）が用意されても，教師の質が悪ければ学習はうまく進まない．教師が細かく教えればネットワークは細かいところまで出力するように学習し，大雑把に教えればそのように学習する．データ（入力）がまったく同じなのに，あるときは答えが A だと教え，またあるときは B と教えれば，ネットワークは混乱してしまう可能性がある（**図 5.2**）．GS は評価の際に

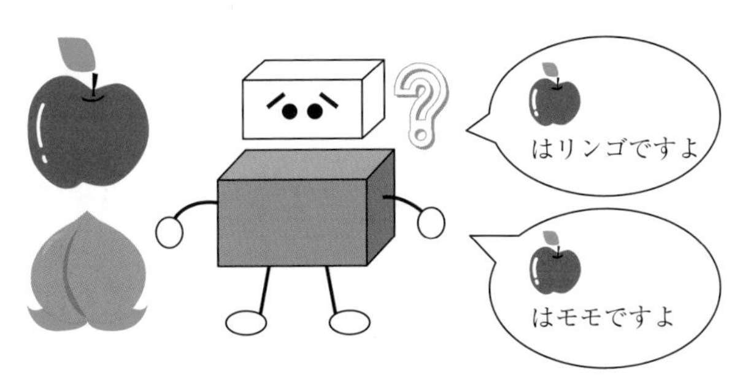

図 5.2　教師データの質の重要性

も用いられる．テストケースに対する出力結果と GS が一致しているかによって，システムの精度が評価されるため，正解データのクオリティは極めて重要である．

5.1.3　正解（教師）データの作成

GS を作成する作業をラベリング（アノテーション作業）とよぶ．一般的には画像などに対し分類等のシンプルなクラスを付すことをラベリング，もう少し複雑なマーキング等により情報を付すことをアノテーションとよぶことが多いようである．**図 5.3** にそれぞれの目的に対するアノテーションの例を示す．

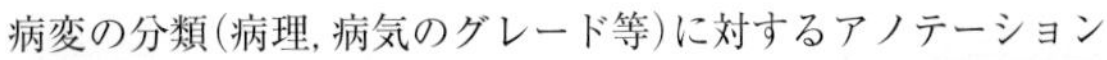

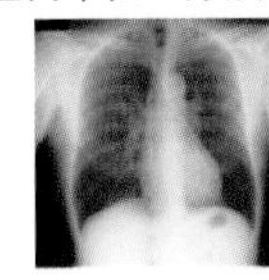

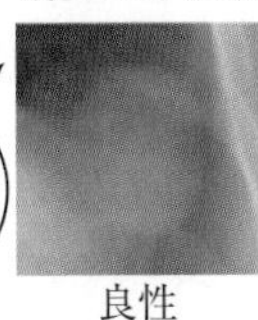

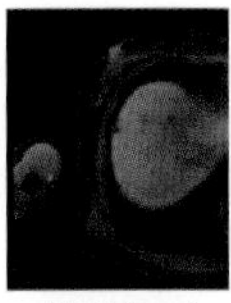

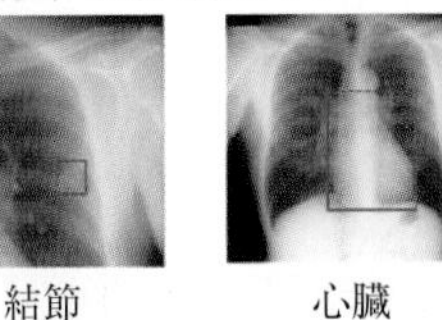

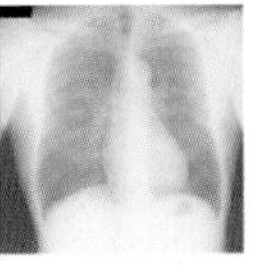

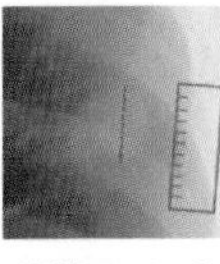

図 5.3　ラベリング（アノテーション）作業の例

GS を準備する際には，その正確さはもちろんであるが，学習データとテストデータに対して同じ基準で決定されたかに注意する必要がある．医用画像を対象とした場合に，データベース収集の困難さゆえに収集時期が異なるデータを学習とテストに用いることがある．例えば収集時期により異なる測定器を用いて計測を行った場合などは，双方でまったく同じまたは同等とされる計測値が出るか確認する必要がある．また，手間のかかる作業では複数の専門家が分担して作業を行うことがある．異なる評価者が GS を決定する場合は，はっきりとした基準を設けるべきである．

GS が目的と合致している，目標とする精度を反映していることも大事である．例えばはっきりとした病変のみを検出対象とした場合，システムの学習は比較的容易となり高い検出精度が得られると想定される．しかし，誰でも見つけられる病変ではなく，多少偽陽性が増加してしまっても見逃してしまいがちな病変を検出できるシステムを構築したい場合もある．その場合は難しい症例も学習に含める必要がある．また，検査の目的によって偽陽性を増やさず確実に陽性のケースを判定したい場合と，なるべく早期のうちに少しでもリスクのあるケースを拾いたい場合もあるかもしれない．そこで症例の難易度や，GS の確信度を目的に合わせる必要がある（**図 5.4**）．

セグメンテーション問題の GS は特に作成に注意が必要である．画像におけるセグメンテーションの GS は，一般的にピクセル単位でそのピクセルが対象物に属するのか背景に属するのか，また対象物が複数存在する場合はどのグループに属するのかを決定する必要がある．例えば X 線画像における骨と空気のように境界がはっきりしているものであれば，GS のラベリングを行う読影者がどれだけ時間をかけるか，画像の拡大率はどの程度で行うか等によって多少異なるものの，大きな違いにはならない（**図 5.5** 左）．一方，眼底画像において緑内障の診断に用いる乳頭陥凹の領域などは，辺縁の特定が非常に難しく読影医による"正解"領域の差が大きく（図 5.5 右），学習にも評価にも影響を及ぼす．例えば図 5.5 の検出結果に対して，

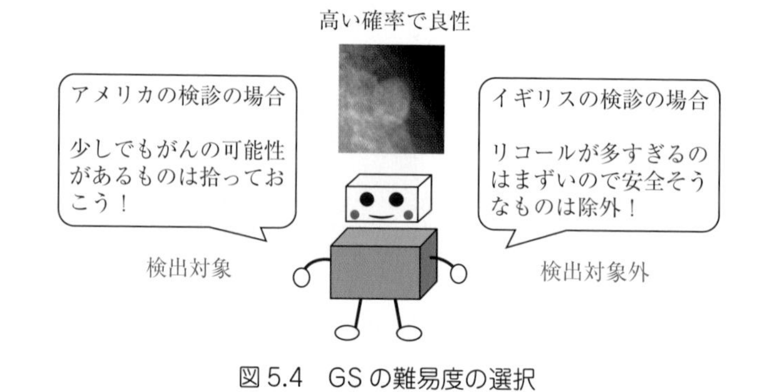

図 5.4 GS の難易度の選択

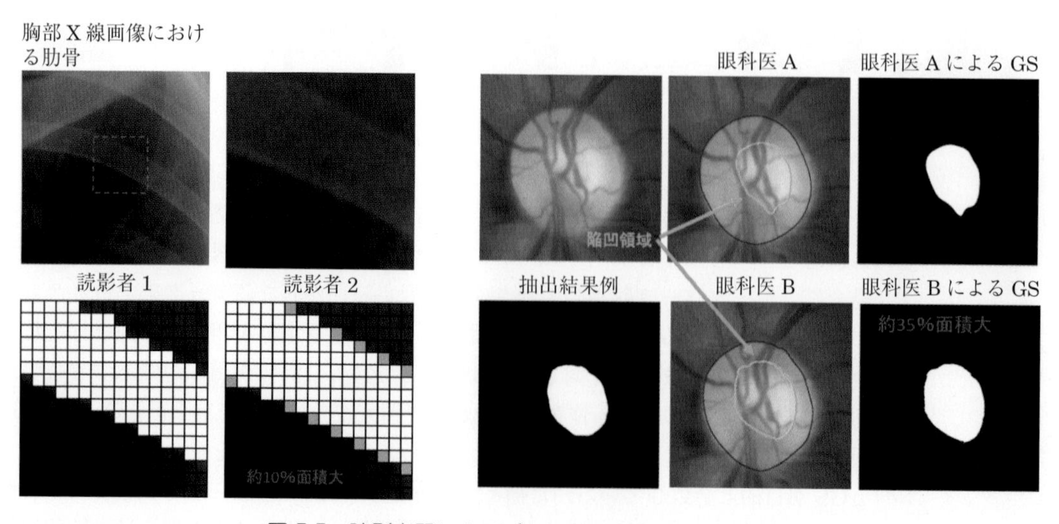

図 5.5 読影者間によるゴールドスタンダードの比較

各医師による GS との一致度（IoU：後述）を計算すると，眼科医 A による GS では 80%，眼科医 B による GS では 82% となる．診断にはどの程度の精度が必要で，医師の精度と医師内・医師間変動がどの程度あり，システムの目指す精度はどの程度なのか把握しておくことが大事である．

5.2　過学習と汎化性能

5.2.1　バリデーションとテスト

ニューラルネットのように非線形な分類器は，一般的に十分学習すれば非常に高い精度で学習症例を分類することが可能である．特にディープラーニングのようにパラメータ数が多くなるほど，また学習サンプル数が少ないほどそれが容易となり，学習症例にチューニングされてしまう．これを過学習（overfitting）とよぶ．過学習が起きると，学習症例に対してはほぼ 100% に近い精度で正しく分類や検出などが行われるが，テストケースに対しては精度が低くなる，つまり汎化性能（generalization performance）が低下する．

過学習を抑制する手法については後述するが，学習をモニタリングし，パラメータを調整するためにバリデーションセットを用いる．深層学習を行う際には，必ずテストセットとは別にバリデーションセットを用意すべきである．ニューラルネットワークでは，非常にたくさんのパラメータを最適化する必要があるが，評価の際にしばしばテストケースでそれぞれ試した結果の最大精度が示される場合がある．これは，あるテストサンプルセットに対して最適なパラメータを選択している，つまりこのときのテストサンプルにチューニングしていることになり，真の汎化性能の評価にならない．汎化性能を評価するためには，バリデーションサンプルを用いてパラメータを最適化し，最後に一度だけテストサンプルを用いて評価を行うべきである．バリデーションセットはトレーニングセットの一部ということもできる（**図 5.6**）．

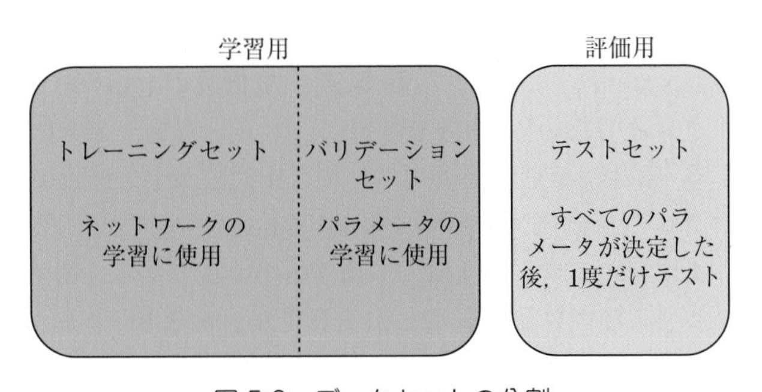

図 5.6　データセットの分割

5.2.2　データセットの分割法

一般的にデータベースを用意したら，まずそれらをランダムにトレーニング，バリデーション，テストセットに分割する．しかし前述のように，学習用データと評価用のデータはそれぞれ偏りの少ないことが望まれる．そのため，特に症例数が少ない場合は層化抽出法といって，いくつかの特徴によりグループ分けした後，各グループ内でランダムに分割する方法もある．深層学習のフレームワークによっては，トレーニングセットをネットワークの学習用とバリデーション用に分けてくれるものもある．例えばKerasでは学習の際にvalidation_splitという引数に0から1の間の割合を入力すると，学習セットの後ろから指定割合分のサンプルをバリデーション用に当て，ロスと精度を計算してくれる．

このとき気を付けなければならないのは，トレーニングサンプルとバリデーションサンプルの独立性である．データセットを分割する際には，バイアスを防ぐために同一症例（同一患者）から得られたサンプルは，同一セット内に割り振られるようにしなければならない．例えば，同一患者の異なるスライスのCT画像や，撮影方向の異なるマンモグラフィなどである．また，データ水増しを行った際にも，同一画像から作成したサンプルは同一セットに含むべきである．それらが学習セットとバリデーションセットの両方に含まれた場合，精度が誤って高く評価されてしまう場合があるため，特に自動で分割する関数などを使用する場合は注意が必要である．

データ分割はどの程度の割合が妥当であろうか．特に決まりはなく，データベースの大きさによって，それぞれ研究者が決定しているようである．例えば，2007年のPascal VOC Challenge[1]で用意されたデータベースの内訳はトレーニング約2,500枚，バリデーション約2,500枚，テスト約5,000枚となっている．一方2012年にAlexNet1)を発表した研究者らはImageNet[2]からそれぞれ約1.2M枚，50,000枚，150,000枚（約86，4，11%）を学習，バリデーション，テストに用いている．2014年の勝者であるVGGネット2)を発表した研究者らは，同様に1.3M枚，50,000枚，100,000枚（約90，3，7%）使用している．2014年と2015年にリリースされたCOCOデータベース[3]では，約50，25，25%の割合でトレーニング，バリデーション，テストセットに分けられている．

5.2.3 交差検定法

汎化性能の評価に用いられることはまずないが，学習に使ったデータをテストして本当に学習が進んでいるか確認することがある．このような評価法を再投入（re-subtitution）法とよぶ（**図5.7**）．症例数が十分多いときは全体を2つに分け（半分とは限らない），片方を学習に，もう一方をテストに用いる．これをホールドアウト（hold out）法とよぶ．しかし症例数が十分確保できない場合は交差検定法（クロスバリデーション：cross validation法）が用いられる．これはホールドアウト法を学習とテストを逆にして繰り返す方法である．結果を平均するためテスト数はすべての症例数となる．2つに分けた場合は2ホールドクロスバリデーション，nグループに分けて1つをテスト，残り$n-1$グループを学習に用いることをn回繰り返す方法をnホールドクロスバリデーション法とよぶ．Nを大きくしていき，症例数と同じにした場合はリーブワンアウト（leave-one-out）法とよばれる（図5.7）．

[1] The PASCAL Visual Object Classes Homepage, http://host.robots.ox.ac.uk/pascal/VOC/index.html
[2] IMAGENET, http://image-net.org/
[3] COCO Common Objects in Context, http://cocodataset.org/#home

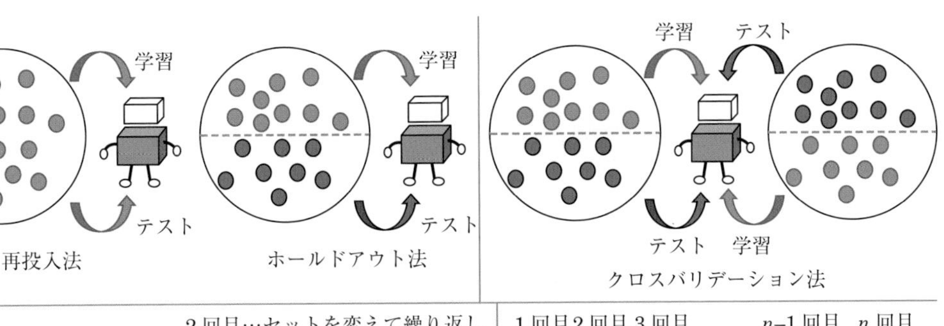

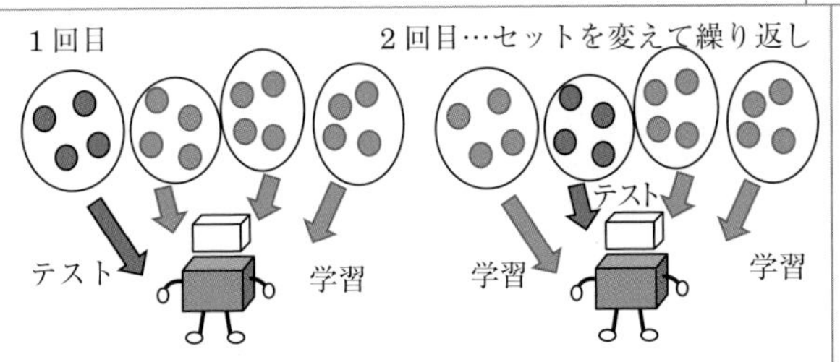

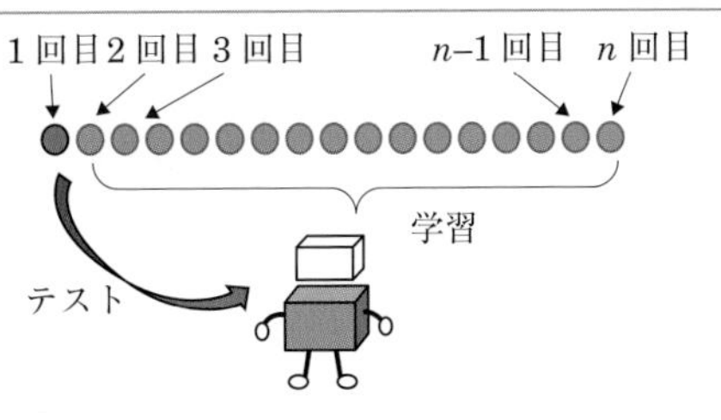

図 5.7　テスト法

5.2.4　ロス関数

誤差逆伝播法では，推定値と理想値の誤差が少なくなるように学習している．この誤差が前述のロス（loss）である．学習の際に計算するロスは，一般的な平均誤差（mean absolute error）や平均二乗誤差（mean squared error や Euclidean loss）でもよいし，研究者が自由に定義したものでも構わない．一般的に分類問題ではクロスエントロピー（categorical crossentropy または multinominal logistic loss）が用いられることが多い．2 クラス分類の場合，

$$E = -y \cdot \log \hat{y} + (1-y) \cdot \log(1-\hat{y}) \tag{5.1}$$

で計算される．このとき y は理想値，$\hat{y}$ は推定値である．つまり，正解がクラス 0 の場合は第 2 項が計算され，クラス 1 の場合は第 1 項が計算される．正解との差が大きいほど指数的にペナルティが大きくなることになる．同様に，多クラス分類の場合，

$$E = -\sum_c t_c \cdot \log p_c \quad \begin{cases} t_c = 1 \mid \mathit{if\ true\ class} \\ t_c = 0 \mid \mathit{if\ wrong\ class} \end{cases} \tag{5.2}$$

で計算され，正解クラスのソフトマックス値 p_c が低いほどロスが大きくなる．他にも各フレームワークで，数種類のロス関数が用意されている．

回帰問題では正解が連続値なので，平均二乗誤差や平均絶対誤差（mean absolute error）などが用いられる．検出問題では，これら二つを組み合わせたものが多く用いられている．例えば，Yolo[3] や SSD[4] 等のネットワークでは，提案領域（ボックス）と検出対象のボックスの位置を回帰問題として取り扱い，提案ボックスに何が含まれるか（対象物体なのか，背景なのか）を分類問題として取り扱う．そこで，ボックスの座標値や縦横サイズ（一般的に正規化したもの）の誤差（L1 loss など）を位置ロス，正解クラスに対するソフトマックス値を確信度ロスとして両者の加重和ロスにより学習する（**図 5.8**）．

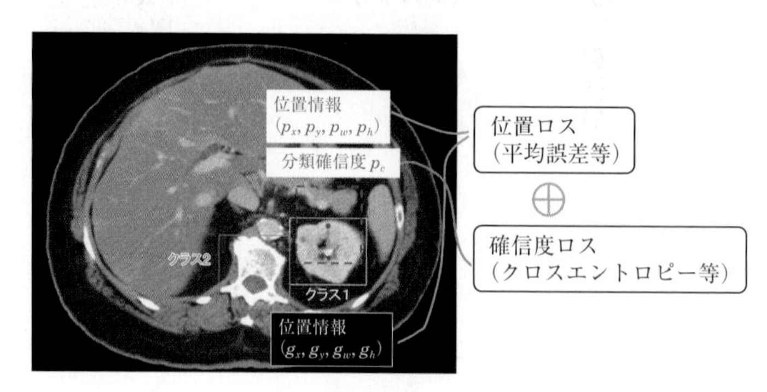

図 5.8　検出問題におけるロス

5.2.5　過学習の抑制法

過学習の一番の解決策は，学習症例を増やすことである．しかし，ラベル付きの医用画像データを多数用意することは簡単ではない．データ水増し法は症例数を増加させるので，一つの方法とされる．一番シンプルなのは，アーリーストッピング（early stopping）といって，学習を早めに止める（過学習が進む前の学習回数を選択する）ことである．そのために，バリデーションセットを用いて学習曲線をモニタリングする．**図 5.9** に学習曲線の例を示す．左図は過学習が起きていないときの例である．トレーニングケースに対する精度が十分高く，ロスが安定して低下していることを確認することも大事である．トレーニングケースに対する精度が十分でない場合，問題が非常に難しく現在のサンプルとネットワークでは学習が困難であるか，学習が上手に進んでいない，または学習回数が十分でない可能性がある．左図では，バリデーションセットに対するロスが低く保たれており，上昇が見られないため過学習は起きていないと判断できる．トレーニングセットとテストセットに対する精度の差が小さい，またはロスの差が小さいほど，汎化誤差が小さいといえる．

図 5.9 右では，学習が進むにつれてバリデーションロスが上昇しているため，過学習が起きているといえる．バリデーションセットに対する精度も途中から低下している．アーリーストッピングではロスの上昇が起こる前に学習をストップする．

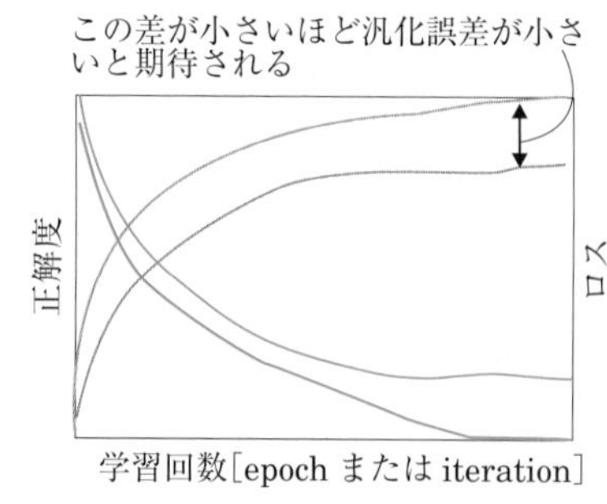

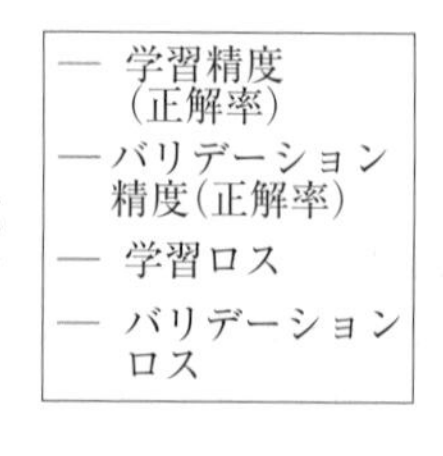

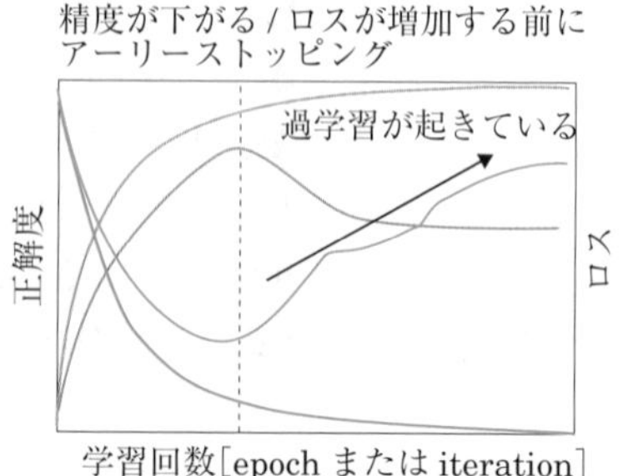

図 5.9　学習曲線の例

実際にはすでに学習は決められた回数まで行われているので，保存しておいたモデルがあれば過学習が起こる前のモデルをテストに利用する．

他にも過学習を抑制する手法は，いくつか提案されている．モデルが複雑になるほど過学習が起きやすいため，モデルを単純化するという方法である．ドロップアウトがその一つである．ドロップアウトとは，中間層ユニットのうち指定した割合のユニットをランダムに 0 に（無効化）することにより，重みの更新ごとに仮想的なネットワークを作ることである（Chapter 3 参照）．毎回ネットワークが少しずつ変化するので，アンサンブル学習のような効果が得られる．データの正則化も一つの手法で，特にバッチ正規化は効果が高いとされている．これはある出力層の各ユニットの出力値を，ミニバッチごとに正規化する方法である．

5.3 システムの評価

5.3.1 混同行列

ディープラーニングの火付け役となった自然画像分野におけるチャレンジ（Challenge）では，最終的な評価をエラー値（top-1 error や top-5 error）で示すものがある．しかし，医用画像分野では，従来通り正解度（accuracy）が一般的である．分類問題では平均分類率と混同行列（confusion matrix）（**表 5.1**）を示すのがよい．多クラス分類の場合，クラス間の正解率の違いや，難易度の違いなどを読み取ることができる．また，システムそのものの精度評価（学習が成功しているか）においては，どのクラスも平等であるが，目的とする病気の分類などによっては重要度が異なる場合があるからである．例えば，がんの診断における感度（sensitivity）と特異度（specificity）がよい例で，がんをがんと正しく判断することと，正常を正常と判断することでは重要度が異なる可能性がある．また，問題によっては適合率（precision）を評価値に用いる場合がある．例えば病変が見つかり要生検となったもののうち，実際に悪性であった症例の割合がそれにあたる．将来的に AI による自動診断，または 1 次診断が行われるようになった場合は，感度は 100%に保ったままいかに特異度を高くできるか，または AI が陰性と判断した症例のうちいかに偽陰性を減らせるかが重要となり，検査の目的により判断される．再現率は感度と同じであり，適合率とセットで用いられる（5.3.3 項参照）．また，正解率が感度と特異度の総合的評価値であるのと同様に，F 尺度は適合率と再現率の総合的評価値で両者の調和平均によって求められる．

表 5.1　混合行列と評価基準の定義

	陽性	陰性
陽性	真陽性（true positive：TP）	偽陽性（false positive：FP）
陰性	偽陰性（false negative：FN）	真陰性（true negative：TN）

感度（sensitivity）= 真陽性率（TPF）= TP/(TP + FN)
特異度（specificity）= 真陰性率（TNF）= TN/(TN + FP)
正解率（accuracy）= (TP + TN)/(TP + FP + TN + FN)
適合率（precision）= 陽性的中率（PPV）= TP/(TP + FP)
再現率（recall）= 感度 = TP/(TP + FN)
F 尺度（F-measure）= (2・precision・recall)/(precision + recall)

5.3.2 分割・回帰・画質の評価法

セグメンテーションの評価には一致度として Intersection over Union（IoU）または Jaccard index や，dice coefficient が頻繁に用いられる．**図 5.10** に両者の概念図を示す．両者の概念はほぼ同じで，計算の仕方のみが異なるため，どちらを用いても結論に大きな違いはない．Dice の方が必ず大きい（または等しい）値を取るので，どちらを用いたかは明記する必要がある．

回帰問題では平均誤差や平均二乗誤差などが用いられる．また，Bland-Altman 解析により，誤差の傾向を分析することもある．分類問題ではあるしきい値（通常 2 クラス分類では 0.5，多クラス分類ではソフトマックスの最大値）により正解，不正解がはっきりと決まる．一方で回帰などの連続値を推定する問題では，正解はあっても不正解というものは必ずしもはっきりしない．そこで，誤差の許容範囲を決めておくと評価がしやすい．例えばシステムの出力値の最小単位（ピクセルサイズなど）や，GS の精度（測定器による標準偏差，医師による変動），診断医が認める許容範囲などが参考となる．

超解像処理やノイズ除去処理等による生成画像の画質評価にはピーク信号対雑音比（PSNR：Peak Signal to Noise Ratio）や構造的類似性（SSIM：Structured SIMilarity）が頻繁に用いられる．PSNR は

$$PSNR = 10\log_{10}\frac{max^2}{MSE}\ [\mathrm{dB}] \tag{5.3}$$

$$MSE = \frac{1}{N}\sum_{i=1}^{N}(x_i - \hat{x}_i)^2 \tag{5.4}$$

で示され，参照画像 x（元画像）と劣化画像 $\hat{x}$（復元画像）の差をもとにした指標である．このとき max は画像の最大ピクセル値（8 ビット画像であれば 255）である．超解像やノイズ除去では正解がないため，高解像度や高画質の画像を劣化させ入力画像に用いる．そして元画像と復元した画像の平均二乗誤差を求め，最大階調数（8 ビット画像の場合 255）の二乗との比をとる．一方 SSIM は

$$SSIM = \frac{(2\mu_x\mu_{\hat{x}}+c_1)(2\sigma_{x\hat{x}}+c_2)}{(\mu_x^2+\mu_{\hat{x}}^2+c_1)(\sigma_x^2+\sigma_{\hat{x}}^2+c_2)} \tag{5.5}$$

で計算される．画像をブロックに分け，各ブロックでのガウス関数による重みづき

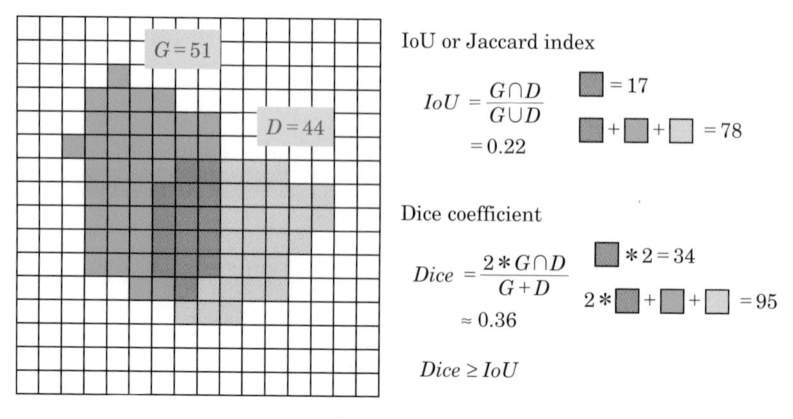

図 5.10 セグメンテーションの評価

画素値の平均 μ と標準偏差 σ，定数 c_1，c_2（それぞれ 0.01，0.03 などが用いられる）により求められる．最終的に各ブロックでの SSIM 値を平均する．PSNR に比べ，SSIM 値の方が主観的評価に近いといわれている．

5.3.3 受信者動作特性（ROC）曲線と PR 曲線

コンピュータ支援診断（CAD）の評価には，ディープラーニングが登場する以前より ROC（receiver operating characteristic）解析が広く用いられてきた[5)6)]．例えば，乳がん検診においてアメリカではがんの見逃しが大きな問題となるため，recall rate（要再検査率）が非常に高く，一方イギリスなどでは拾いすぎが問題となるため recall rate を低く抑えていることが知られている．たくさん拾えば，感度は高くなるが特異度は低くなる．逆により確実なもののみ拾うようにすれば，感度は下がるが特異度を高く保つことができる．ディープラーニングも含め，機械学習の出力は基本的には連続値である．そのため最近の CAD ソフトはユーザの好みに合わせて高感度モードや高特異度モード等を選択することにより，システムの出力を調節することができる．このようにしきい値を変化させることにより複数の感度・特異度の組み合わせを計算し，プロットしたものが ROC 曲線である（**図 5.11**）．

ROC 曲線を総合的に判断する場合は曲線化面積（area under the curve：AUC）を指標とすることができ，曲線が左上端に近づくほど性能が高く最大面積 1.0 をとる．ROC 曲線を用いることで，同じシステム，または同じ評価者でもしきい値を変化させた場合にどのような性能をとるかが表現でき，複数のシステム間，モダリティ間，読影者間，あるいは CAD ありとなしでの読影精度の比較が可能となる．

一方，画像検索などの評価には従来 PR（Precision and Recall）曲線が用いられてきた．PR 曲線は横軸に再現率（感度），縦軸に適合率をプロットしたものであり（図 5.11），曲線が（右）上に近づくほど性能が高いといえる．近年 CAD の評価にも，特に陽性と陰性の症例数の偏りが大きい場合に用いられることがある．

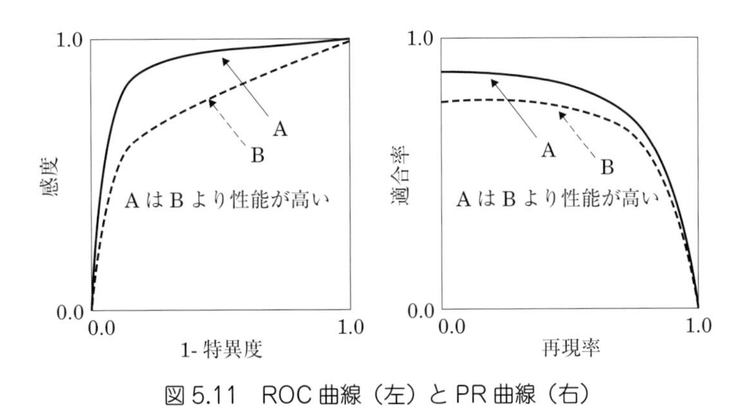

図 5.11 ROC 曲線（左）と PR 曲線（右）

5.3.4 臨床評価

ディープラーニングによる画像診断システムの精度向上により，自動診断の可能性について言及され始めた．実際に一次診断に用いるシステムが提案されているが，多くのアプリケーションではまだ自動診断に達するレベルではない．そのため，基本的には医師がシステムを利用して最終的な診断を行う．画像解析ソフトは，前節で紹介した方法等で評価が可能であるが，医用画像解析ソフトが本当に臨床で役に立つかどうかは，観察者実験等で医師がソフトを使用した際の対応も含めた評価が必要となる．

実際に，1998年に初の乳がんのCADシステムがFDA（アメリカ食品医薬品局）の承認を受け商品化され，2000年前半に盛んに臨床評価が行われた際に，CADは役に立つという結果と役に立たないという結果が発表された．システムを上手に使うのに，ある程度のトレーニングが必要ともいわれており，システムの性能が十分高くても使い方によっては役に立たなかったり，結果の解釈によって役に立たないと判断されたりすることがある．医用画像を対象としたシステムの評価は，ユーザを含めた評価を慎重に行うことが重要である．

Column 1
大規模学習ニューラルネット（MTANN）

鈴木 賢治

MTANNの歴史

ディープラーニング（深層学習）とよばれる革新的な機械学習が，第3次AIブームを引き起こし，学会，産業界，そして世間を騒がしている．深層学習によるAIブームは，2012年暮れのコンピュータビジョンコンテストをきっかけに始まったが，医用画像処理・コンピュータ支援診断の分野には，それより遥か前に発明された大規模学習ニューラルネット（Massive-Training Artificial Neural Network：MTANN）[1]とよばれる深層学習モデルがある．その発明時期は，その前身のニューラルフィルタの開発の1994年にまで遡る．MTANNは，医用画像工学分野で研究，開発，発展，応用，実用化されてきたが，医用に限定されない広い分野に応用可能な一般性の高いモデルである．

MTANNの基本原理と特徴

MTANNは，入力画像とそれに対する理想的な「教師画像」の関係を学習し，医用画像中の特定の陰影（パターン）を強調し，それ以外の陰影を減弱することができる．他の多くの深層学習モデルの出力がカテゴリ（例えば，正常と異常）であるのに対し，MTANNの出力は画像である．カテゴリを学ばせるのではなく，「教師画像」を学ばせることが，MTANNのユニークな特徴の1つである．MTANNに，ある特定の（物理的な，あるいは，セマンティックな）パターンの強調を学ばせた場合，その出力は尤度分布（画像）を形成する．その後段のスコア層で，画素ごとの尤度は画像ごとのスコアに変換され，画像単位の識別を可能にしている．MTANNの特徴には，①少症例学習（他の深層学習モデルが学習に5千～10万例のデータが必要なのに対し，MTANNは数十～百例で十分に学習できる），②高性能，③高汎化性能（未学習の症例に対して高い性能をもつ），④高汎用性（1つのモデルで分類，識別，検出，強調，減弱，セグメンテーション，変換など，さまざまな用途に使える），⑤構造設計が容易，⑥学習の高安定性，が挙げられる．

胸部単純X線像の骨と軟組織の分離[2]

胸部単純X線像において，結節検出の妨げとなる肋骨や鎖骨を分離することができれば，放射線科医あるいはコンピュータの結節検出の感度を上げることができる．MTANNに，肋骨と鎖骨陰影の分離を学ばせるため，デュアルエネルギー差

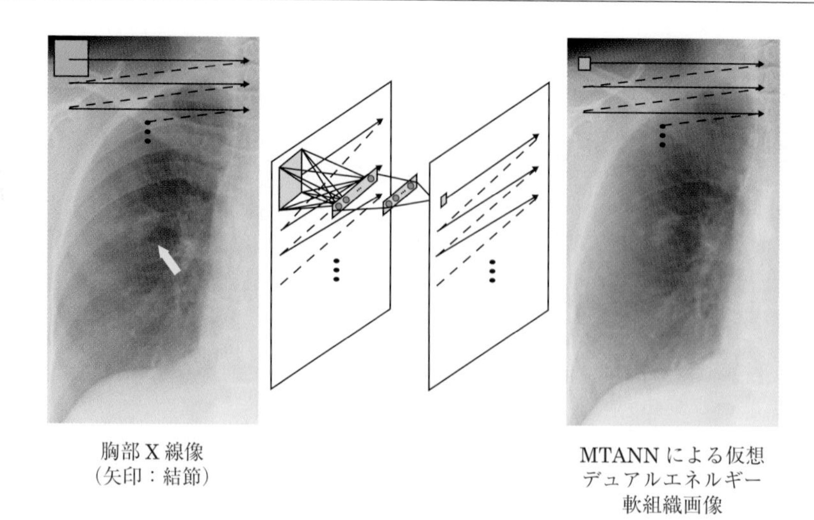

図1　MTANNによる仮想デュアルエネルギー画像化法

分技術により得られた軟組織画像と骨画像を利用する．すなわち，MTANNの入力画像に骨の重なった通常の胸部X線像を，教師画像に骨画像あるいは軟組織画像を使用してMTANNを学習する．大きさの異なる陰影（例えば，肺血管と肋骨）を分離するため，多重解像度技術をMTANNに適用する．**図1**は，胸部X線像に，学習後の多重解像度MTANNを適用した例を示している．多重解像度MTANNによる仮想デュアルエネルギー軟組織画像では，肋骨や鎖骨の陰影が消え，軟組織の様子が詳細にわかり，肋骨に重なった結節の視認性が格段に向上している．エネルギー差分技術に対してMTANN法が優位な点は，通常の1枚の胸部X線像から，特別な装置を用いること無く，線量を増やすことなく，軟部組織画像と骨画像を作成できるところにある．本研究は，仮想デュアルエネルギー画像化法の世界最初の開発である．なお，多重解像度MTANNは，セグメンテーションを行う深層学習モデルとして広がりつつあるU-Netと近い関係にある．

MTANN深層学習による病変の検出

医師の診断能の向上を目的とし，コンピュータ支援診断（Computer-Aided Diagnosis：CAD）システムが活発に研究開発されている．CADシステムは病変を自動的に検出し，医師の見落しを防ぐなどして，医師の診断を支援する．現在のCADシステムの主な問題点は，正常陰影を病変と間違える偽陽性陰影（False Positive：FP）が多いことである．FPが多いと，読影の効率を下げるだけでなく，放射線科医がCADを信用しなくなる．CTにおける肺結節検出のためのCADにおいて，MTANNを用いてFPの削減を行う．結節とFPを区別するため，結節に対する教師画像として結節位置に白いガウス分布を，FPに対する教師画像として真っ黒の画像を与え，MTANNの学習を行う．**図2**に示すように，MTANNは，さまざまな結節を強調し，さまざまなFPを減弱できる．このように結節をうまく強調できれば，出力画像とガウス状の重み分布を掛け算して得られるスコアにより，両者を

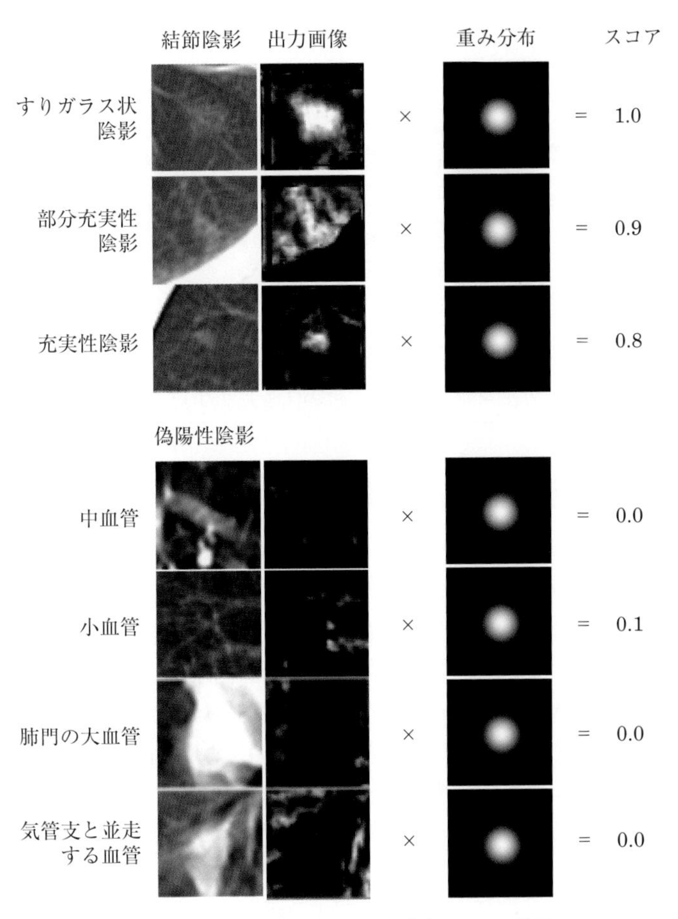

図２　MTANNによる肺結節とFPの識別

区別できる．MTANNと畳み込みニューラルネット（CNN）の性能を比較したところ，MTANNの偽陽性率は，100%の検出感度時に2.7個／患者であるのに対し，CNNは22.7個／患者であるという，大きな性能差が観測された．

まとめ

MTANNは，初期の深層学習モデルの1つである．画像処理への応用が可能なモデル（教師が画像）であるが，識別器（出力がカテゴリ）としても高い性能をもつ．他の深層学習に比べ，非常に少ない症例数で学習が可能であるという特徴がある．他の深層学習モデルの中には，MTANNと非常に近い関係をもつものがある．MTANNは，従来の技術では検出が不可能であった病変の検出や，従来不可能であった画像処理を実現できる．

Column 2

ディープラーニング研究の3つのツールのトピックス

鈴木 博文

ディープラーニング研究の加速要因として，データ，アルゴリズム，そしてコンピューティングパワーの3つの進展が挙げられる．これらのトピックスを紹介する．

連合学習（federated learning）

米国NIHや日本のナショナル画像データベースをはじめとした医用画像データベースの整備が進み，事前学習済みモデルを用いたAI-Assistedのアノテーションツールが無償で公開されるなど，十分な品質と量のデータ，という課題への対応が進みつつある．一方で，データの移動やシェアする際のセキュリティへの懸念や管理の困難さなどから，データの集約には依然として細心の注意が必要である．

この課題への取り組みの一つとして連合学習（federated learning）が提案されている．これは，画像データ自体は各施設内に置いたままで，モデルを分散させ学習させるものである．データを物理的に移動する負荷・負担の低減も可能で，すでに米国，英国の複数施設での研究が始まっている．施設毎のデータの品質管理などの議論もあるが，データに関する課題への選択肢の一つと思われる（**図1**参照）．

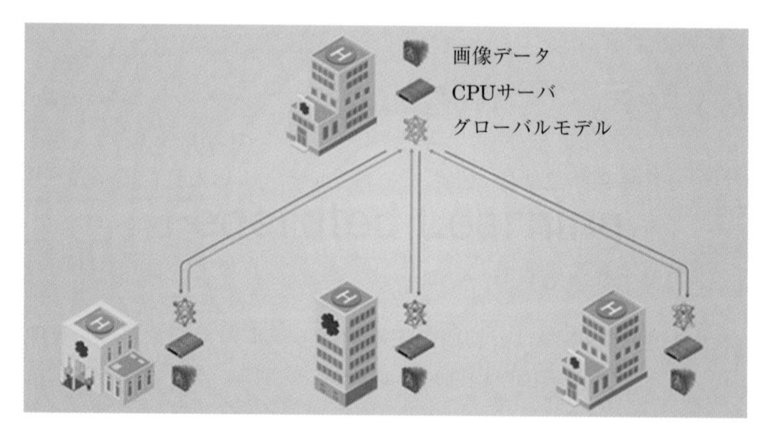

図1　Federated learning
モデルとデータの分散と統合

学習済みモデルの公開

ディープラーニングでは「データはソースコード」ともいわれるが，データにより学習されたモデルも研究開発に重要な財産であり，学習済みモデルもオープンにシェアするという流れが始まっている．

例えばNVIDIAのNGC（https://ngc.nvidia.com）では，科学技術計算やAIなどの研究開発に使われる主要なソフトウエアがGPUの性能を最大限に利用できるようにチューニングされた状態で公開されており，無償でダウンロードして利用可能である（**図2**参照）．

2019年からは，このNGCで画像処理や自然言語処理（NLP：Natural Language Processing）のための学習済みモデルの公開も開始された．オープンデータの医用画像で学習した3Dセグメンテーション等の事前学習済みモデル自体に加え，そのモデルの学習データや条件などの技術情報も無償で入手可能である．

これら事前学習済みモデルを転移学習することで学習時間の大幅な短縮等が期待される．

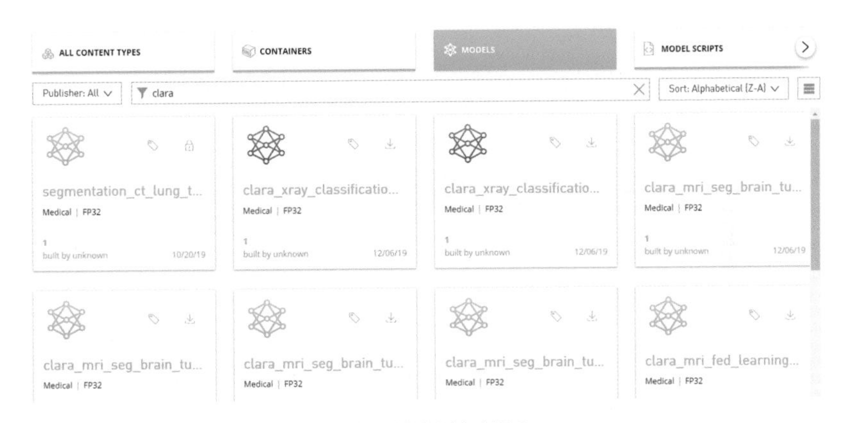

図2　NVIDIA NGC
事前学習済みモデルやソフトウエア

コンピューティングパワー

ハードウエアについては，現在ではノートPC，ワークステーションから，エッジ，サーバ，クラウドまで，さまざまな選択肢があるが，できるだけGPUを利用できる環境を用意したい．

このGPUにもいくつかの種類があるが，特にポイントとなるのはGPUのアーキテクチャー（世代）とメモリ量である．

例えばNVIDIAのGPUでは，積和演算を加速するTENSOR COREを搭載したVolta世代，このVoltaにレイトレーシング用のRT COREを追加したTuring世代のGPUは，半精度演算を活用することで，その前のPascal世代よりも数倍早い学習が可能である．GPUメモリ量では，例えば医療画像の3Dセグメンテーションの学習には16GB以上のGPUメモリが必要なことが多い．

一方で最新のGPUでは単精度と半精度の混合演算が可能で，ほんの数行のコードを加えるだけで，TensorFlow，PyTorch，およびMXNetといったディープラーニング フレームワークで自動混合精度機能（Automatic Mixed Precision：AMP）を有効にすることができる．このAMPを使うことで，学習時の演算精度をほぼ維持したままでGPUメモリの使用量を低減し，より大きなバッチサイズの使用も可能となる（**図3**参照）．

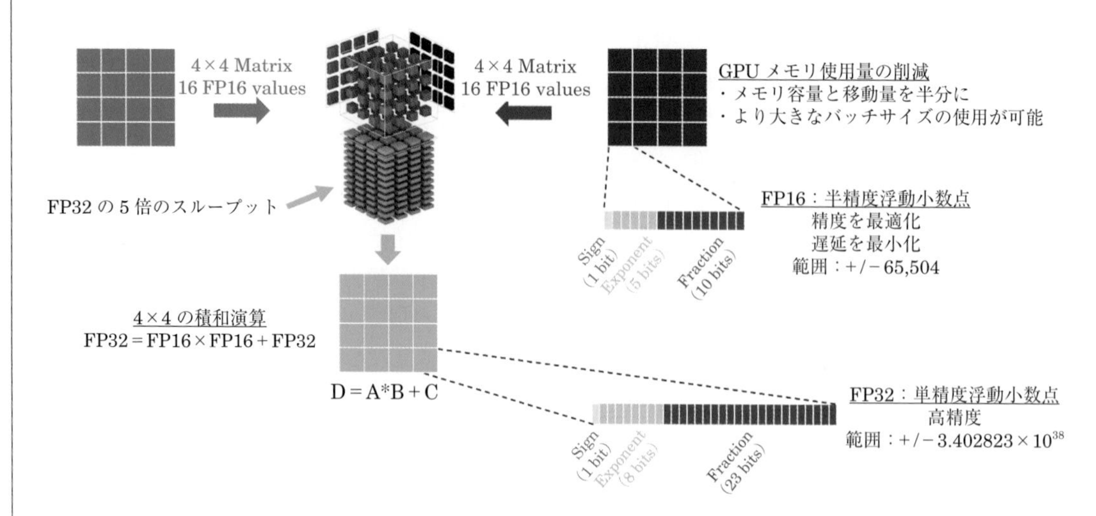

図 3　GPU による自動混合精度機能

ワークフローへの組み込み

現場のワークフロー内での実運用を想定した研究も活発化している．

米国 The Ohio State University では NVIDIA が開発し無償で公開している Clara AI SDK（ソフトウエア開発キット，Software Development Kit）を使い，臨床現場のワークフローへの組込みの研究を始めている（**図 4** 参照）．英国 King's College London では同 SDK を使い，Federated Learning の研究が進んでいる．

今後，オープンな研究開発がさらに進み，現場のワークフローに組み込まれ，広く活用されることを期待する．

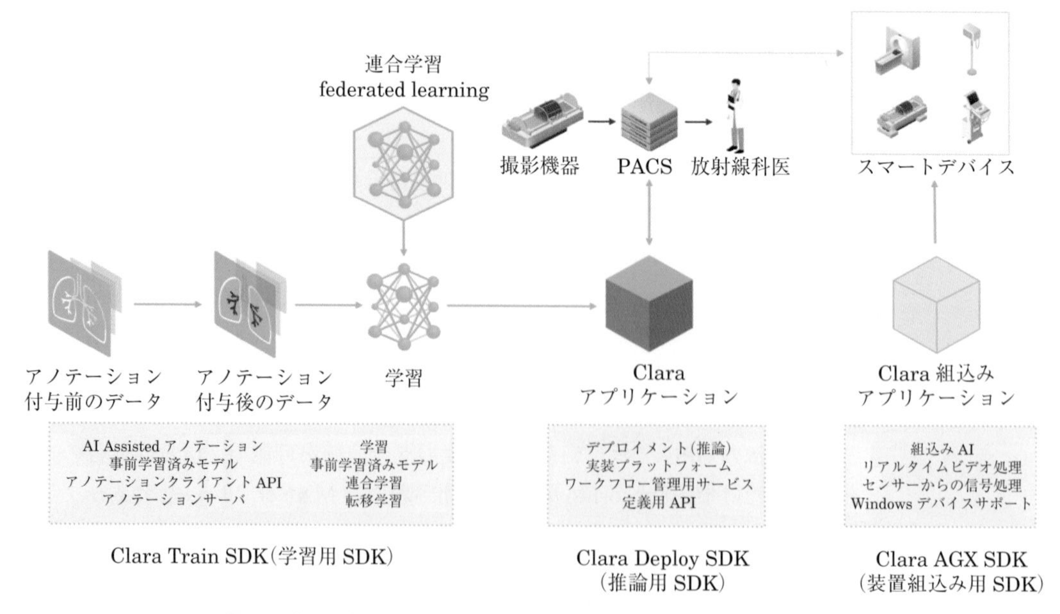

図 4　NVIDIA Clara AI SDK による学習と推論のワークフロー

Column 3

ACR AI-LAB で 医用画像 AI を体験

平原 大助

ACR AI-LAB の紹介

このたび紹介する「ACR AI-LAB」はフリー，かつオンラインでアクセス可能という画期的なソフトウェア プラットフォームである．今回は，ACR AI-LAB を実際に使って，医用画像を解析するメディカル AI を作る方法を案内する．

(1) ACR とは

ACR（American College of Radiology：米国放射線専門医会）は，1923 年に設立された団体である．現在約 4 万人の放射線専門医や放射線物理学者が所属し，放射線医学界を牽引している．そして，近年の深層学習を中心とした第 3 次人工知能ブームを背景に，ACR DSI（The American College of Radiology Data Science Institute：ACR データサイエンス研究所）が設立された．その目的は，放射線医学の専門家による医療人工知能（AI）アプリケーションの開発と実装である．

(2) ACR AI-LAB とは

そして 2019 年，ACR DSI は ACR AI-LAB をリリースした．これは，ACR 会員や放射線医学専門家が利用可能なソフトウェア プラットフォームである．独自に，AI アルゴリズムの構築，共有，施設内での適用，そして検証を行い，かつ患者データを施設内で確実に保護することができる．

執筆時点（2019/10）でのホームページの表示を**図 1** と**図 2** に示す．図 1 の中央の ENTER をクリックすれば，ウェルカムページに入ることができる．

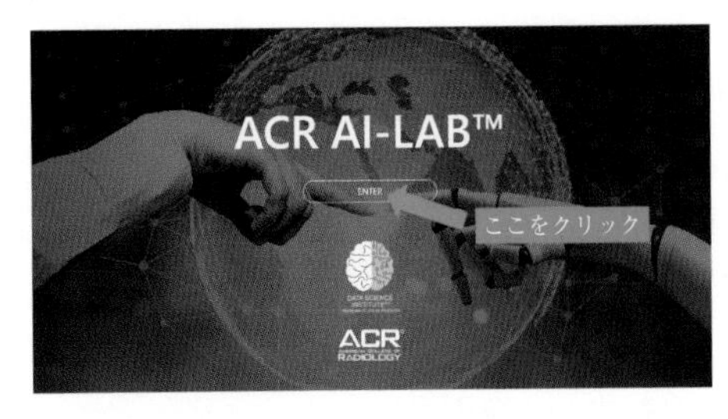

図 1　ACR AI-LAB　ホームページ
https://ailab.acr.org/

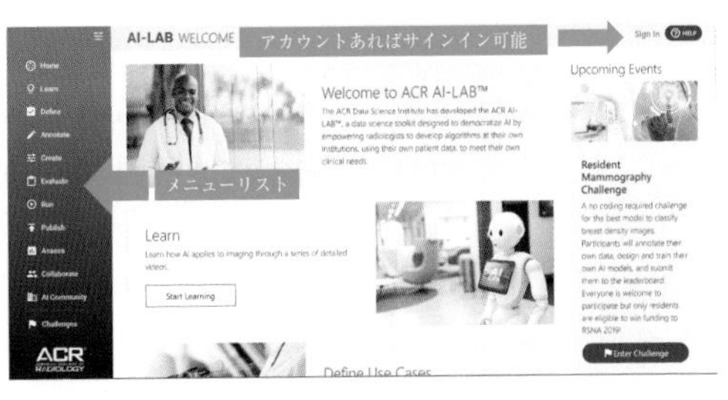

図 2　ACR AI-LAB　ウェルカムページ
https://ailab.acr.org/Account/Login

ACR AI-LAB の利用方法

ACR AI-LAB を利用するには，まず図 2 のページを実際に開いていただきたい．

図 2 の左のメニューリストを見ると，上から Home・Learn・Define・Annotate・Create・Evaluate・Run・Publish・Assess・Collaborate・AI Community・Challenges と合計 12 項目が準備されている（2019/10 現在）．特に，Learn のページにある動画による ACR AI-LAB の解説は必見といえる．英語のみだが，使用方法を短時間で習熟できる．12 項目の中には，まだ試用や閲覧のみ，というページもあるが，まずは Learn をクリックすれば十分に学習が進められる．

学習順序の提案

(1) Learn で基礎を習得

最初に Learn で「Learn about AI」や ACR AI-LAB の各コンテンツの使い方を学んでほしい．英語のみとはいえ，動画解説も多く，初学者でも取り組みやすいように作られている．

(2) Create でリストを作成

次に Create を試してほしい．**図 3** のように，問題を定義するというページが表示される．そのページ右側に出てくる Use Case については，執筆時点で利用できるのは Breast Density のみである（**図 4** 左）．そこで Case を選択すると，Prepare Data の選択リストが表示される（図 4 右）．

Prepare Data のところで表示されるのが，訓練データ（Training Data）である．これは 1000･5000･19000･62000 の乳腺 X 線画像（Mammo images）から選択でき，データの水増し（Augmentation）はアリとナシを選択可能となっている．すべての選択を終えたら，事前処理開始（Start Preprocessing）をクリックする．そうして事前処理が終わると，**図 5** のようにモデルの構成（Configure Model）の選択リストが新しく表示される．

選択リストについては以下の通り，条件を選ぶことができる．

- 構造（Architecture）：2 択（ResNet・Inception）
- サンプリング方法（Sampling Method）：2 択（Equal Class Ratios・Random Sampling）
- 損失関数（Loss Function）：ResNet では 3 択（Mean Absolute Error・Categorical Cross-Entropy・Mean-Squared Error）
- 事前学習（Pre-training）：2 択（Pretrained Weights・Random Initialization）
- 早期終了（Early Stopping）：2 択（TRUE・FALSE）

これらはすべての組合せが可能なわけではなく，使えない組合せは選択できなくなる．そのため，迷うことなく利用するモデルの構成を決めることができて非常に助かる．最後に，すべてを選択すれば Train and Test が実行可能となる．このボタンを押せば，**図 6** のように計算が始まる．

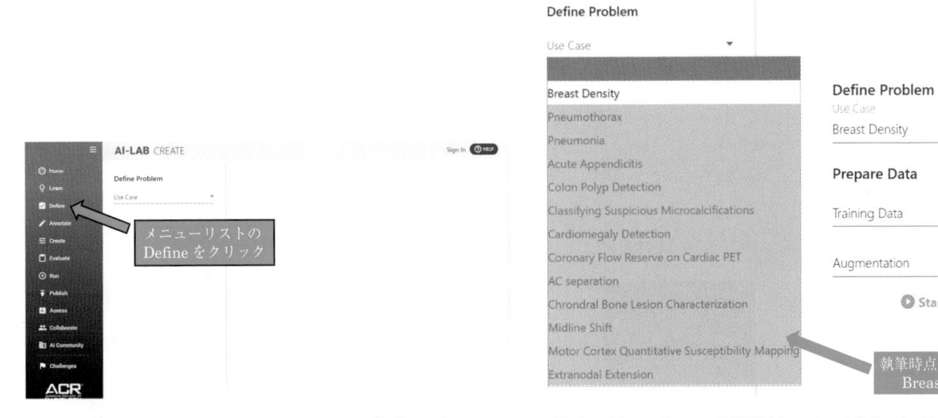

図 3　AI-LAB Create トップページ
https://ailab.acr.org/Create/TrainAndTest

図 4　Use Case 選択リスト（左）と Prepare Data 選択リスト（右）

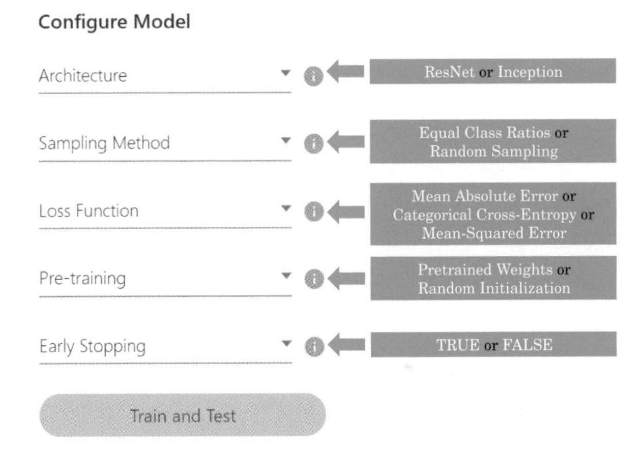

図 5　モデルの構成（Configure Model）選択リスト

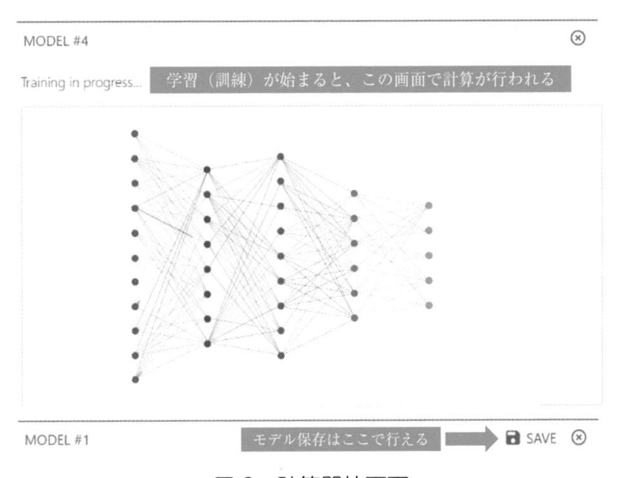

図 6　計算開始画面

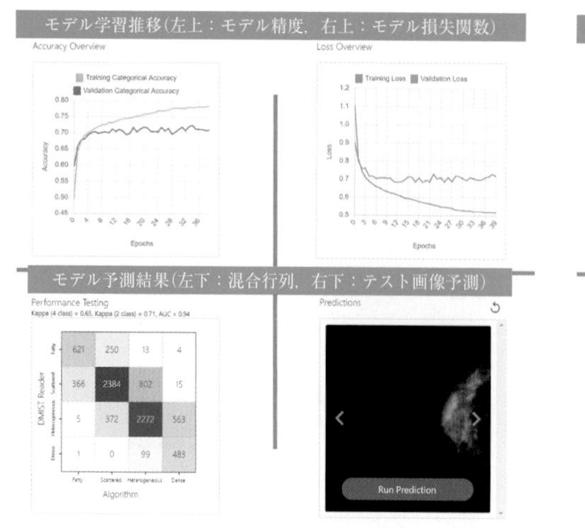

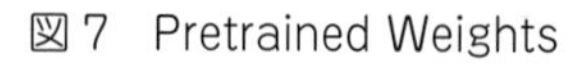
図7　Pretrained Weights

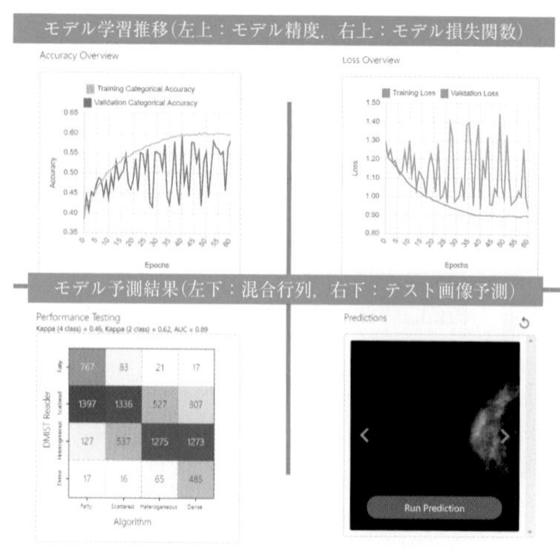

図8　Random Initialization

(3) テスト作成結果

例としてResNetを使い，ImageNetの重みを使った転移学習と，重みをランダムにリセットしたもの2つを作成した（**図7**，**図8**参照）．この結果から，転移学習において「ImageNetの重みを初期値として利用した場合」と「初期値の重みをランダムリセットした場合」を比較する．すると，前者の方が，早い学習回数でAccuracyの上昇とLossの低下が得られていることが判明する．

このようにACR AI-LABを使えば，GPUパワーを利用しながら，医用画像を用いたときのパラメータの検討を行うことが可能になるのである．ACR AI-LABでも深層学習で最もよく用いられているNVIDIA社のGPUを利用していることから，オンプレミスでの開発時のイメージがしやすいメリットがある．

メディカルAIの効率的な学習のススメ

第3次AIブームが到来し，医療分野にもAI活用の波が訪れている現在，個人情報や研究倫理の観点から，データの活用に時間がかかるケースが目立つ．また他分野と違って，医療分野はインターネット上に情報が少ないという問題も存在する．効率的に開発や研究を行いたい方は，Kaggleや，本稿で紹介したACR AI-LABを活用することを勧める．利用したい医療データを深層学習モデルへ学習させる際の補助となり，またオープンデータとオリジナルデータの比較検討にも利用できるのである．

ACR AI-LABは，ブラウザ環境のみで簡単に試せるので，肩肘を張らずにトライしていただきたい．

Column 4

コンピュータビジョンの動向

本谷 秀堅

ディープラーニングの活用により，コンピュータビジョンのさまざまなタスクの性能が劇的に向上した．学習データの質と量（画像の枚数・多様性とアノテーションの品質）と計算機資源を十分に用意することができれば，さまざまなタスクについて，高い性能を実現することが可能になった．ディープラーニングの適用範囲は，低次処理から高次処理，すなわち撮像から認識・回帰に至る多種多様な局面に跨がっている．例えば画像信号の雑音除去は，以前はフィルタの最適設計など信号処理に則った手法が主流であったが，今ではディープラーニングを適用する手法が主流である[1]．画像セグメンテーションも以前は統計モデルをexplicitに構築する手法が主流であったが，今ではディープラーニングを利用する手法[2]が標準であり，認識・回帰などの高次処理についても同様の状況である．タスクごとに処理対象の数理・統計モデルを構築する演繹的な色彩の濃いアプローチは影を潜め，データ駆動の帰納的なアプローチが主流となった．このことにより，研究開発のボトルネックが，数理・統計の知見の質と量から，データの質と量や計算機資源の質と量に移行しつつある．

学習データ数の増加と汎化性能

学習に利用される画像枚数は増加しつつある．例えば，参考文献3で実験に用いられている学習データ集合の一つはInstagramから構築した大規模なものであり，画像の枚数は3.5 B（3億5千枚）でラベル数が17 k（1万7千種）である．同文献では，これら大規模データを半教師あり学習に利用することにより高精度な画像認識機械を実現し，さらにラベルに誤りを混在させたときの識別性能の低下の仕方などについても報告している．

学習に多量のデータを要することは，今日のディープラーニングの弱点でもある[4]．ディープラーニングは，学習データ群が独立同一分布（i.i.d. Independent and Identical Distribution）に従っていることを仮定する．このため，ディープラーニングで構築するシステムは，学習データ群と同一分布に従う入力に対しては高精度にタスクを実行できるが，分布から外れた入力に対する挙動は保証されない．また，入力データが従う確率分布が変化する状況には対処できない[5]．入力データの従う確率分布が変化しない状況は，実応用上はむしろ想定しにくい．このことから，実環境で安定かつ高精度で動作する機械を構築するためには，現状では，入力として想定される多種多様なデータをできるだけ数多く学習時に用意する方針にならざるを得ない．多量の学習データが必要になる理由の一つである．

学習データの分布からの外れに対して安定した応答を返す能力や，分布の変化に対する能力は，汎化性能とよばれる．機械学習を含む人工知能に関わる研究開発にとって，汎化性能を改善することは常に重要な課題であった．汎化性能の改善はコンピュータビジョン分野においても今後の重要な研究課題であり続ける．汎化性能には，システム中心の汎化性能と開発者中心の汎化性能がある．前者は学習データに含まれていないデータを扱う能力のことであり，交差検定などで評価する能力である．多くの場合前者の汎化性能は，システム開発者が導入した事前知識により実現される．後者はシステム開発者も想定していなかった入力に対して適切に応答する能力である．これら汎化性能の強度は弱い順に4段階に分類することができる[5]．

① 汎化性能なし

例えば三目並べゲームをする人工知能は，考えられうるすべての盤面を検討して最善手を選択できる．またソートアルゴリズムなど最良解を得るまでの手続きが真であることが証明されている場合には，そのアルゴリズムを採用する人工知能が汎化性能を有するとはいわない．原則として，自らの処理内容や処理結果に不確実性をもたないシステムには，汎化性能は無い．

② 頑健性（robustness）

これは，特定のタスクについて，データが従う既知の分布から外れたデータを扱う能力である．データが従う分布は多数の学習データより推定する．機械学習の分野で論じられている汎化性能は，ここで述べた頑健性の度合いを論ずることが多い．

③ 柔軟性（flexibility）

これは，ユーザ（人）が介入することなく，特定の分野における（例えば医用画像処理分野における）ある程度新しいタスクやデータ分布に対処する能力である．システム設計者が予期しなかった出来事に対処する能力もこの柔軟性に含む．レベル5の自動車自動走行（場所の限定なしの自動走行）に求められる能力にも，この柔軟性が求められる．

④ 究極の汎化性能

人工知能が目指す，分野を問わず全く新しいタスクに適応する能力である．

ディープラーニングの次の枠組みの模索

ディープラーニングはあらかじめ定めた特定のタスクを，学習データ群が示す確率分布に基づいて高性能に処理するための手法であり，上記分類では②の頑健性（と①）の実現は視野に入っている．しかし③の柔軟性については，ディープラーニングより新しい枠組みを必要としているように思われる[4]．ディープラーニングの適用により高精度に実施可能なタスクの種類が増えつつあり，頑健性についても改善されつつある一方で，柔軟性を含む汎化性能に関する議論が今日行われている[4,5]．

実データから成る質と量の高い学習データ集合を使い，特定のタスクにおいて高性能な機械が多数実現されつつある一方で，例えばKaggleなどでも広く報告されている通り，それら機械が，その特定のタスクについてすら実環境では期待通り機能しないことも少なくない[5]．実応用に耐える汎化性能の実現は，コンピュータビジョンの研究動向のうち，先の将来まで見据えた大きなテーマの一つである．

Deep Learning

応　用　編

Chapter 6 検出する

応用編

周 向栄

6.1 検出するとは

本書で用いる画像における「検出」とは，画像の中から目的とする対象物を見つけ出す処理のことである．

例えば，**図 6.1** の写真を例に取る．まず，この写真に写っている対象物（ここでは猫とする）を事前に決めた動物のカテゴリ（猫，犬,...）に自動的に振り分ける．これにより，これは，猫が写っている写真，とわかる．この処理を画像のカテゴリ分類，あるいは単に「分類（classification）」とよぶ．次に，ここでの対象物である猫を囲むようなバウンディングボックス（bounding box）とよぶ四角の枠で，猫の位置を特定する．これにより，この写真の中のどこに猫がいるのかわかる．この処理が「検出（detection）」である．さらに対象領域（猫）を，デジタル画像の最小単位である画素（ピクセル）で精密に切り出すことを，「セグメンテーション（segmentation）」という．これにより，写真の中の猫をもっと詳しく分析できるようになる．例えば，猫の体を，顔，胴体，手足などのパーツに分け，猫の種類分け

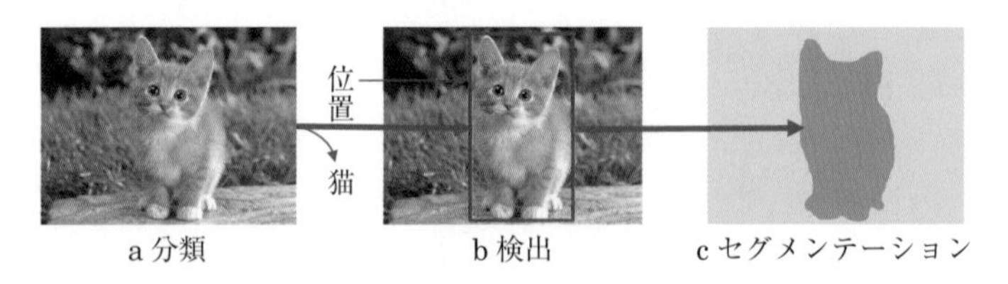

図 6.1　画像の分類，検出，セグメンテーションの区別

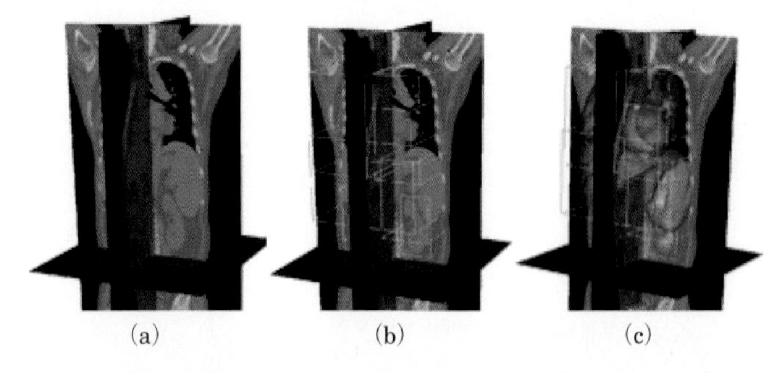

図 6.2　胸部と腹部領域を含む 3 次元 CT 画像における（a：3 断面で表示），多臓器の検出結果（b：直方体形状の緑色のボックス），およびセグメンテーションの結果（c：各臓器部分を異なる色で表現）

に応用することなどである．

医用画像への一例として，人体の胸部と腹部が撮影されたCT画像において，複数の臓器を同時に検出する例と各臓器をセグメンテーションする例[1)2)]を，**図6.2**に示す．

6.2　人体臓器における検出

6.2.1　関心領域の検出

医師の関心領域（病変部）を画像から検出する処理は，コンピュータ支援診断システムの柱といっても過言ではない．コンピュータが，さまざまな病変を医用画像から漏れなく検出することができれば，医師による病変の見落としを抑えることが可能となり，効率のよい画像診断が進められると期待できる．

しかし，医用画像からの関心領域の自動検出処理の設計作業は，それほど容易ではない．その原因は，さまざまな関心領域を検出するには高度な医学知識が必要とされるからである．これらの医学知識は構造化されたデータではなく，抽象的な部分（熟練の医師が長期間の診療活動から得た「暗黙知」）も多く含まれており，コンピュータの中に蓄積することはなかなか困難である．そのため，医師の検出スキルをコンピュータで実行できるアルゴリズムに書き込むことは容易ではない．

そこで，医師の“研修（学習）”と同じように，たくさんの事例から関心領域を検出するアルゴリズムを，コンピュータが直接学習するようなアプローチ（機械学習，**図6.3**を参照）の利用に期待が高まり，いま特に機械学習の一種である深層学習（ディープラーニング）が検出処理の設計に使われることが多い．

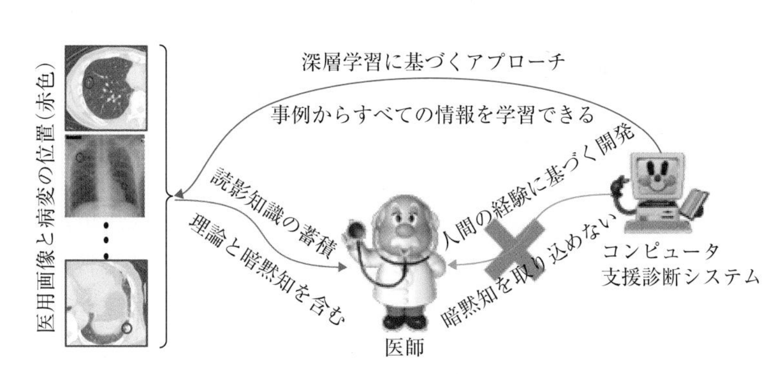

図6.3　医用画像からの関心領域の自動検出手順の設計アプローチ

6.2.2　検出処理の入出力

検出処理の入力は医用画像（2次元あるいは3次元のデータ配列）であり，出力は画像内に存在する対象物（病変や臓器など）の位置と範囲（複数も可能）である．一般的には，入力画像は1枚であるが，複数の画像（例えば，CTとPET画像）を併用する場合もある．出力される「位置」が対象物に属する画素の空間座標の平均値，「範囲」が対象物に属する画素を囲んでいる最小の長方形（直方体）と定義される．病変検出では，対象領域が例えば円形（球）状であるため，範囲を長方形（直方体）の代わりに正方形（立方体）あるいは円形（球体）状と定義することも多い.「範囲」の定義は，対象物が占める面積（体積）の割合が大きいほどよいが，一方，コンピュータが推測するパラメータの数も多くなる．背景領域を完全に排除して対象物のみを含む究極な「範囲」(mask とよばれる）が望ましい場合には，検出処理がセグメンテーション処理へと“変身”する．説明の都合上，以下では入力が 2 次元の濃淡画像，出力が検出対象を囲む 2 次元の長方形と仮定して説明する．

6.2.3　検出処理の基本原理

一般的な検出処理では，画像処理の一種である「テンプレートマッチング」の方式が用いられる．この方式では，関心領域を検出するための画像（テンプレート画像という）を用意し，入力された医用画像と比較し（マッチング），目的の箇所を検出する．テンプレートの画像サイズは入力画像のサイズより小さいので，「小さい画像断片」(パッチとよばれる）を入力画像上で**図 6.4**(a）の緑色のラインのように走査しながら，類似性の高い位置を見つけることによって，対象領域を検出する．

このような処理方式は，医用画像の検出に原理的に有効であるが，実施する過程では，計算効率が悪く検出精度も十分ではないという欠点がある．そのため，新たに工夫されたさまざまな技術がこれまでに提案されている．

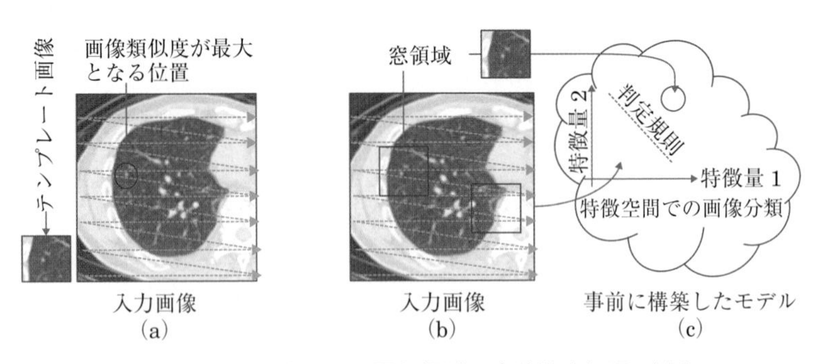

図 6.4　医用画像からの関心領域の自動検出処理の流れ

6.2.4　検出処理の流れ

実用的な検出の手順を開発するためには，事前の周到な準備が重要である．実際には，画像上でテンプレート画像を重ねながら走査することの代わりに，画像上の各画素の位置を中心にテンプレートより少し大きいサイズの画像領域（以下，窓領域という）を利用することが多い（図 6.4(b) を参照)．また，テンプレート画像と入力画像間の類似度を，直接，画素単位で計測する代わりに，検出対象とそれ以外の領域を窓領域の単位で区別するための特徴量と判定規則（図 6.4(c) に示すモデル）を作るような手法に置き換えることが一般的である．すなわち，検出対象の領域を表現する本質的な特徴をまとめて，瞬時に種類判別と範囲推測できるようなルール作りをあらかじめ行っておく．これにより，検出に必要とする計算量が少なくなり，処理時間も短くなるという利点が生じる[2)]．

6.2.5 深層学習による CT 画像の多臓器の自動検出

図 6.4(c) のモデルの構築の作業を，ディープラーニングの学習によって行うことができれば，システム設計が楽になる．深層学習を用いて CT 画像から複数の臓器領域の位置を同時に検出する例を**図 6.5** に示す．

入力は CT 画像の 2 次元スライス断面画像，出力は各臓器領域を囲む長方形の座標列である．検出処理は基本的に図 6.4 に示した方針に従っているが，複数の臓器を同時に検出するために，いくつかの工夫がある．

まず，画像からの検出対象とするさまざまな臓器の形状と大きさが異なるので，柔軟に対応する必要がある．検出手順は縦横比と大きさの異なる窓領域を複数用意して画像上を走査し，対象臓器のサイズのばらつきに対応する．そして，対象画像から測定される特徴量空間を複数用意して，同じ窓領域でも特徴空間によって注目する画像範囲と特徴は大きく変わる．これによって，さまざまなサイズと形状の臓器領域をもれなく，適切な窓領域と特徴量空間で当てはめることが可能となる．最後に，窓領域と臓器を囲む長方体の位置ずれも同時に推測して，微調整によって高精度で臓器位置と符合する範囲を出力することができる．

以上の画像検出の設計には，すべての臓器種類，窓領域の組み合わせに対して，複数の特徴空間と分類・推測ルールを作成しなければならない．膨大な設計作業は，深層学習の威力に頼るしかない．複数の CT 画像とその上の臓器領域の位置情報を準備すれば，1 つの畳み込みニューラルネットワーク（以下，CNN）の学習によって，複数の臓器を同時に検出ことが実現できる．詳細は文献 3 に譲る．

CT 画像は 3 次元のデータ配列であり，各臓器の位置も 3 次元の直方体で表現することが望ましい．上述の 2 次元の画像検出の考え方は，原理的に 3 次元にも通用できるが，深層学習に必要とされるコンピュータの計算能力が，まだ 3 次元 CT 画像に適用できる深層学習の要求を満たすようにはなっておらず，現状では実現することが容易ではない．

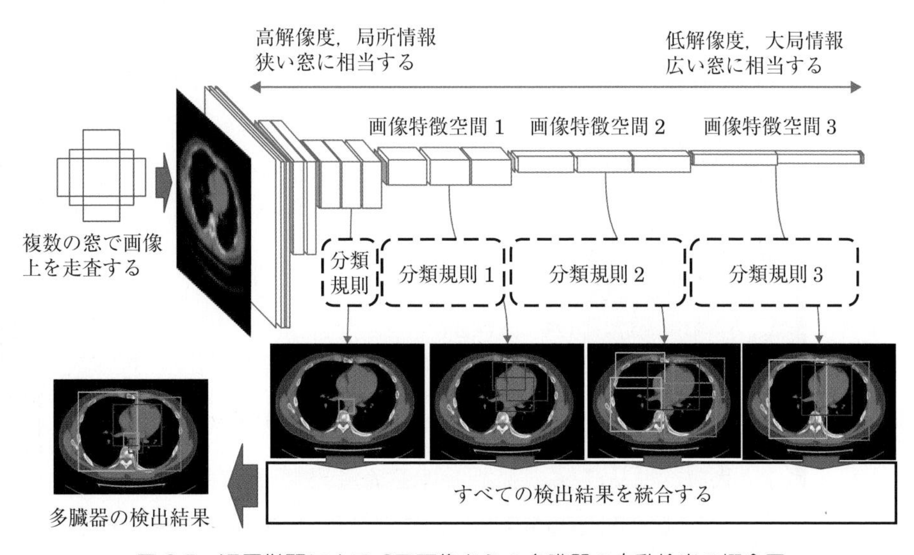

図 6.5 深層学習による CT 画像からの多臓器の自動検出の概念図

そこで，筆者らは，複数の方向からの2次元CT断層像から臓器を検出し，重複する2次元の検出結果の投票という処理によって，臓器を囲む直方体を構成する方法を提案した．230例のCT画像から17種類の臓器領域を一括で同時検出することに成功しており，3次元CT画像からの多臓器の自動検出に深層学習が有効であることが示された[3]．

6.3　CT画像からの臓器領域のセグメンテーション

医用画像の各画素を解剖学の定義に従って特定な臓器ラベルに付ける処理（解剖構造の自動認識とよぶ）は，計算機支援診断・手術・放射線治療システムの基盤であり，多くの医工学系研究者が多臓器のセグメンテーション問題に挑戦し続けてきた[4) 5]．しかし，未解決の難題が多く残され，いまだに完全に解決されたとはいいがたい．最近，自然画像分野において，深層学習が画像セグメンテーション問題の解決に大きな成功を納めたので[6]，医用画像からの多臓器のセグメンテーションにも深層学習が期待されている．

以下では，解剖構造の自動認識を例に取って，医用画像のセグメンテーション手法を説明する．

6.3.1　深層学習による画像セグメンテーションの概要

図6.6に，CT画像から多種類の臓器領域をセグメンテーションした事例を示す[1]．これまでに画像分類に使われたニューラルネットワークは基本的に2次元画像に対して提案されたものであるが，CT画像は3次元のデータ配列であるために，2次元画像用のネットワークの構造を3次元に拡張する必要がある．しかし，現実にはコンピュータのハードウェア（GPU：Graphics Processing Unit，メモリー，コア数）上の制約によって，3次元CT画像のデータ配列を丸ごと深層ニューラルネットワークに入れて膨大なパラメータを学習することは非現実である．よって，

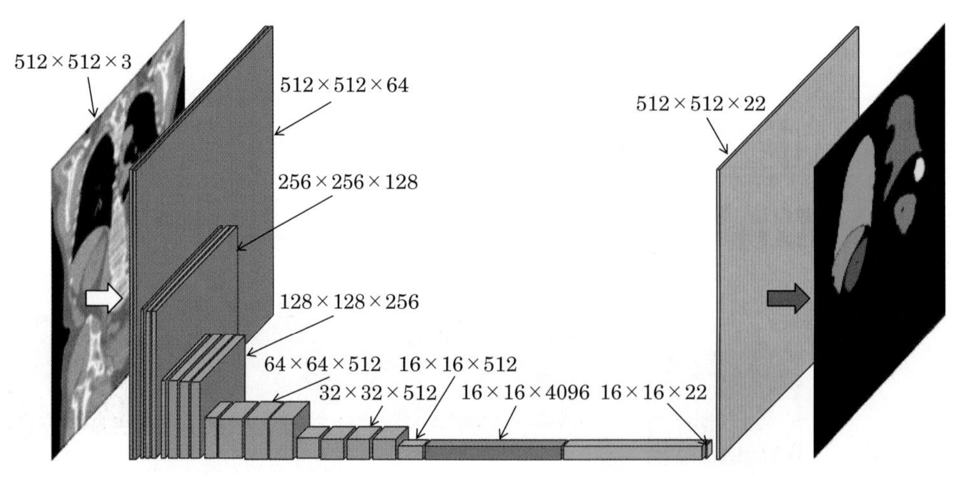

図6.6　深層学習によるCT画像からの臓器自動抽出の事例
図中の数値は画像のサイズと各層の特徴量の次元数を表している．

深層学習を用いて臨床で使われる CT 画像をセグメンテーションする際に，CT 画像データのサイズを減らすなどの工夫が必要である．そこで，CT 画像領域を分割してサイズの小さいパッチ画像にし，それを学習サンプルとしてニューラルネットワークに送り込んで，パラメータを訓練する方法が使われている．

6.3.2 2 次元畳み込みニューラルネットワークを用いる手法

深層学習は，2 次元画像を対象にして画像分類，検出，セグメンテーションの順で発展してきた．したがって，これまでの研究成果を利用して，3 次元 CT 画像を 2 次元の断面画像に分割して臓器のセグメンテーションを行うという考え方が自然である．

このような断面画像分割の方法には，以下に挙げるような利点がある．

①1 つの 3 次元 CT 画像を数多くの 2 次元断面画像に分割できるので，数少ない患者データを用いて深層学習を成功させるために必要とされる学習サンプルを大量に準備することができる．

②2 次元の CNN のパラメータは 3 次元の場合と比較して数が少ないので，過学習に落ちる可能性が少なく，学習結果の汎化性能が高い．過学習とは未知の画像に適用する際の正解率が学習のときに比較して大幅に劣化することである．

③自然画像分野での経験と学習結果を転用できるので（転移学習という），深層学習が成功する可能性が高い．また，コンピュータのハードウェアへの要求が低いので，実装することも容易である．

一方，この方法に欠点もある．3 次元の臓器表現を 2 次元に断片化することによって，同じ臓器領域であっても異なる 2 次元断面での画像表現が大きく異なる．1 つの CNN だけではすべての 2 次元断面画像における複数の臓器の部分的な表現を把握・再現することが難しい．

筆者らは，以上の考え方で，3 次元 CT 画像から体幹部にある 17 種類の主要な臓器と 2 種類の関心領域を自動的に抽出する方法を提案した[1]．FCN（Fully Convolutional Networks）[6] とよばれる 2 次元 CNN をベースした処理の枠組み（**図 6.7**）であり，以下のような点を工夫した．

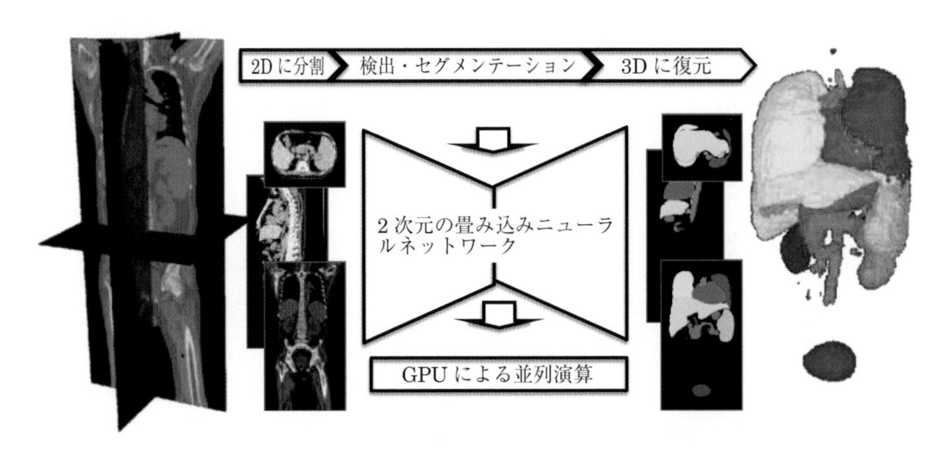

図 6.7　単一の 2 次元 CNN（FCN 利用）による CT 画像からの臓器自動抽出の事例

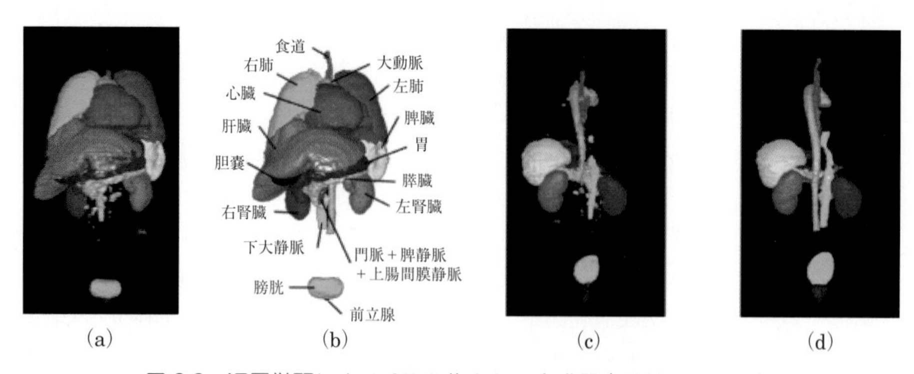

図 6.8　深層学習による CT 画像からの多臓器自動抽出の結果例

(a, b), (c, d)：人体の前方と後方から観察した複数臓器の 3 次元表示.
(a, c)：自動抽出した結果画像, (b, d)：手動で抽出した正解画像.

①3 次元 CT 画像上で直交している 3 つの方向に沿って，2 次元の断面画像を生成し，単一の CNN がすべての方向の断面から多臓器のセグメンテーションを行えるように訓練する.

②自然画像で学習された結果からの再学習（ファインチューニングという）によって，数の少ない患者データからも未知の CT 画像に汎化性をもつ画像セグメンテーション手順を構築する.

③3 方向の断面画像のセグメンテーションの結果を基づいて，多数決によって最終結果を決める. 冗長性をもつ投票によって，各画素に臓器ラベルを付けることで，画像セグメンテーションの頑健性を向上させる.

240 例の CT 画像を用いて，以上のアプローチを検証した結果，複数の臓器から構成された人体の解剖学的構造が，**図 6.8** に示すように自動セグメンテーションされている. 深層学習を使わない従来の手法[4)5)] と比較すると，比較的に体積が大きい臓器（肺野，心臓，肝臓など）についてはほぼ同等な抽出精度であった. また，従来法で抽出困難な臓器（図 6.8（c, d）に示す消化器官，血管，膀胱，前立腺など）に対しても，深層学習のアプローチでは自動セグメンテーションが可能であった. さらに，従来法では臓器毎に手順を設計して逐次的に処理する方式であったのに対して，深層学習によるセグメンテーションでは，一度の処理ですべての臓器領域を同時に抽出でき，画像手順の設計上の処理工数が大幅に削減でき，処理効率が飛躍的に向上した. なお，CNN の構造が簡単であるので，画像セグメンテーションの処理の複雑さが減り，処理手順の頑健性が強くなる.

6.3.3　3 次元 CNN を用いる手法

最近，3 次元 CT 画像を複数の 3 次元パッチ画像に分割して，3 次元 CNN による臓器のセグメンテーションに関する研究が報告されている. ネットワークの構造の代表として，U-Net と V-Net が知られている. U-Net は FCN の進化版であり，よく整理された Encoder-decoder 構造をもつ畳み込みニューラルネットワークである. V-Net は U-Net の発展版であり，基本的なネットワーク構造を残差ネットワーク（ResNet）に変更されている. これらのネットワークの特徴と応用については，

CNN (Convolutional Neural Network)

(AlexNet, Vgg, GoogleNet...)

Conv. Layers＋ Dense Layers

(特徴抽出)　入力層　中間層　出力層　(識別器)

分類：画像認識 ...
回帰：物体検出 ...
セグメンテーション：Semantic Seg.

FCN (Fully Convolutional Network)

(全層畳み込みネットワーク)
(Long et al. 2014)

特徴：2次元画像の空間位置情報を最後まで保持

Conv. Layers ＋ De-conv. Layers

Skip

情報の集約 Encoder

領域の復元 Decoder

Up-sampling

セグメンテーション

解剖構造の認識
画像の位置合わせ
臓器の BOX 検出

U-net (医用画像分野で流行)

V-net (3次元医用画像用)

(Unet:Ronnebergeret al. 2015)
(V-net: Milletariet al. 2016)

特徴：2/3 次元医用画像からの領域抽出用に専用設計

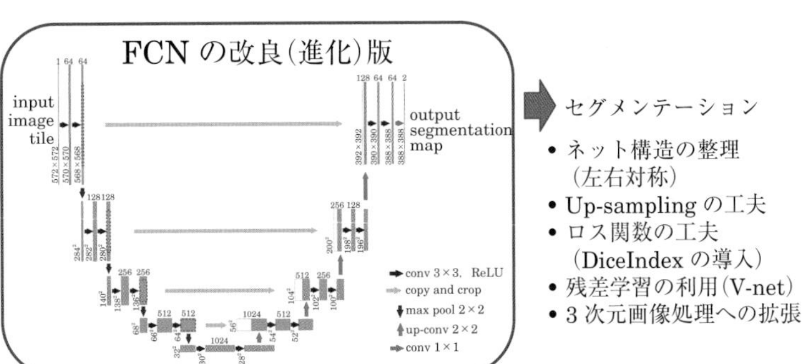

図 6.9　CNN，FCN，U-Net，および V-Net の特徴と応用

図 6.9 を参照されたい．

V-Net は 3 次元医用画像からのセグメンテーションのために提案されたので，コンピュータのハードウェア資源の有効利用と学習効果の評価基準が工夫されている．現時点で，処理範囲を CT 画像全体から特定の対象臓器の存在範囲まで絞り込めば，3 次元 CNN でセグメンテーションが可能である[7]．ただし，CT 画像をまるごと 3 次元 CNN で処理できる計算機の環境はまだ整っていない．複数の GPU の併用など，今後の技術の発展に期待したい．

以上の CT 画像の事例から，深層学習は 3 次元医用画像における臓器・組織のセグメンテーションという難題の解決に，十分寄与できることをわかる．

6.4　医用画像からの病変検出

医用画像からさまざまな病変候補を漏れなく検出して，医師に提示する機能が医療現場で期待されている．病変自動検出に有効な方法として深層学習が注目されている．医用画像からの病変自動検出には，前節に述べ臓器の自動検出の技術が適用するが，現実的にいくつかの難題を乗り越えないといけない．

深層学習による病変検出の難題として，病変データは数が少なく発生する頻度の違いによって種類や大きさなどの特徴が偏っていることが挙げられる．大量な学習データに依存する深層学習にとって苦手な処理タスクといえる．また，医師の目視で判断しにくい病変も少なくないため，深層学習に必要不可欠な正解データ（画像のラベリング）の作成も難航している．曖昧な教師信号に基づく学習からではよい結果を期待できず，臨床現場に要求される高精度の検出を達成できない場合が多い．さらに，撮影装置・撮影方法・個人・重症度による病変の画像表現に差が激しく，特定な医療施設のデータから学習したモデルを，他の施設のデータに適用できない可能性がある．複数の施設から画像データを統合し，病変検出の知識を集積することも原理的に可能であるが，国内の倫理面への配慮のため実現が困難である．よって，病変の自動検出には，これまで述べた深層学習の手法とモデルの構造の工夫以外には，大規模な病変画像データセットの構築が重要である．次に，上述の2点について対応策を簡単に紹介する．

6.4.1　病変検出するための深層学習の工夫

深層学習の性能を向上させるためには，学習の画像データの数を増やすことが一番簡単な対策である．病変の検出モデルを学習する前に，限られている病変画像を幾何学・濃淡的変換などで水増し，学習サンプルの数を増やすことがよく使われている．また，腫瘍などの病変部分を元の画像から切り取って，別の画像の適当な位置に貼り付けて，模擬的に病変サンプルを作ることも提案されている．最近では，CT画像をMRらしい画像に“生成”することも行われ，異なる画像モダリティから病変データを引き出すことも可能である．数が少ない病変データから大量に模擬病変を生成して，学習結果の汎用性の低下（overfitting）に防ぐことは可能であるが，未知な病変に対して，深層学習モデルの検出性能を大幅に向上させることが期待できないという問題点が残されている．

少ない学習データに基づく効果的学習方法（few-shot learning）が深層学習の分野でよく研究されている．本質的には，人間が長期間に蓄積した知識を利用して学習データを補足し，また，他問題に有効なモデルを微調整して代用するということである．深層学習による病変検出において，医師の感覚によって決めた特徴の追加と，自然画像データから学習した物体認識のモデルからの転移学習が典型的な例である．ただし，深層学習が処理対象のデータに大きく依存するため，学習に使われる病変データはモデルの検出精度に大きく影響することは変わらない．

異常検出は，正常な人体認識の問題に書き換えて解決するアプローチも提案されている．人体の正常画像の所見を事前に把握できれば，正常所見から外れた部分は病変候補と考えられる．このアプローチには，大量な正常人体の画像データから対象臓器の所見を把握することが鍵である．正常の臓器画像をある特徴空間での確率的分布とみなして，深層学習によって最適な特徴空間と確率分布を推測する．推測された確率分布からサンプリングすれば，正常らしい画像データを自由に生成できることから，この方法は生成モデル（generative model）の学習とよばれる．生成モデルに基づく異常検出のアプローチでは，医用画像から異常領域を明示する作業が不要であるために，学習データの準備が比較的簡単だといえる．その反面，生成モデルが正常臓器の再現に重点をおき，異常検出の精度が学習中に保証されない欠点がある．生成モデルの構築方法として，変分オートエンコーダ（Variational Auto Encoder：VAE）やGenerative Adversarial Networks（GAN）などが挙げられる．

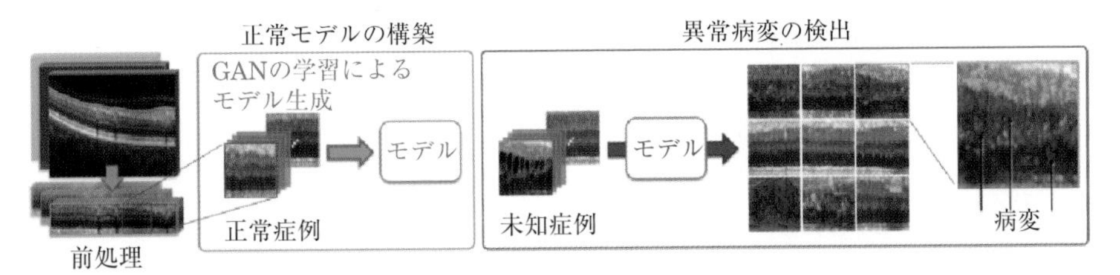

図 6.10　GAN による眼底の正常モデルの構築とそれに基づく異常領域の自動検出[8)]

一つの研究事例として，光干渉断層像（Optical Coherence Tomography：OCT）画像から眼底の正常モデルに基づく病変の自動検出[8)]を**図 6.10** に示す．

6.4.2　病変検出するためのデータセットの構築

深層モデルが専門医と同等か，それ以上の診断精度を達成するためには，大規模な病変画像のデータセットが必要である．海外では，アメリカ国立衛生研究所（NIH）が公開している DeepLesion が最も有名な CT 画像データセットである．NIH の研究者が病院のサーバ（PACS）から画像を収集して，医師の診断レポートに基づいて病変症例を効率的に整理・注釈する方法を提案した[9)]．その結果，計 4,427 名の患者から撮った 10,594 例の CT データを公開し，それらの CT データから 32,120 枚の画像スライス上にある 32,735 個の病変に注釈を付けた．さまざまな病変データを効率に利用するために，CT 画像を病変間の類似性（種類，発生位置，大きさ）によって次元数の低い特徴空間（manifold）に埋め込み（embedding），類似している病変を含む画像症例をまとめた（**図 6.11**）．画像を配置する特徴空間の生成は深層学習のアプローチを用いている．以上の CT 画像データの整理によって，患者間の類似病変検索と同患者における複数の病変分析を効率的に行えるようになってきた[9)]．

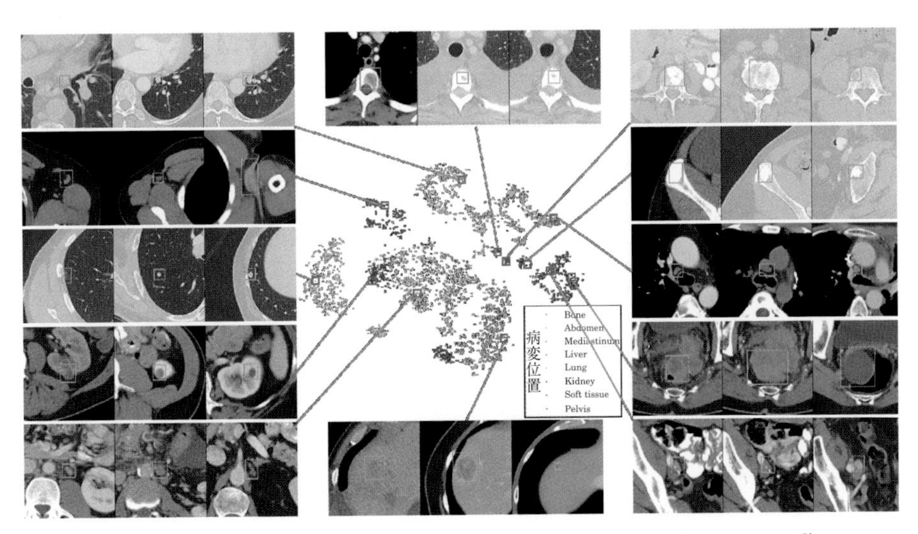

図 6.11　アメリカの NIH が公開している Deep Lesion データセット[9)]

CT 画像中の緑の□は病変の範囲を示す．中心部は病変の相対関係を表す特徴空間であり，類似病変が近づけるように配置している（色は病変の位置を表している）．

DeepLesionデータセットを利用して，CT画像から異なる病変を汎用的に検出するための深層モデルも構築された[10]．使用された深層モデルFaster R-CNN（Region Proposal Network）は6.2節に説明したCT画像からの臓器検出モデルと原理的に類似している．実験の結果から，CT画像（テスト症例）からの病変の検出率が81.1%，拾いすぎ（偽陽性）が5個/枚という性能が示された[10]．また，学習に用いられている症例数と病変検出の性能を表すFree Receiver Operating Characteristic（FROC）曲線を見ると，学習データの数は深層モデルの最終性能に大きく左右することがわかる（**図6.12**）．

以上の研究結果から，深層学習による医用画像における病変検出はまだまだ発展途中であるといえる．豊富な病変をもつ大規模な画像データセット整備が問題の解決の鍵であり，医学と工学の連携を一層強める必要がある．

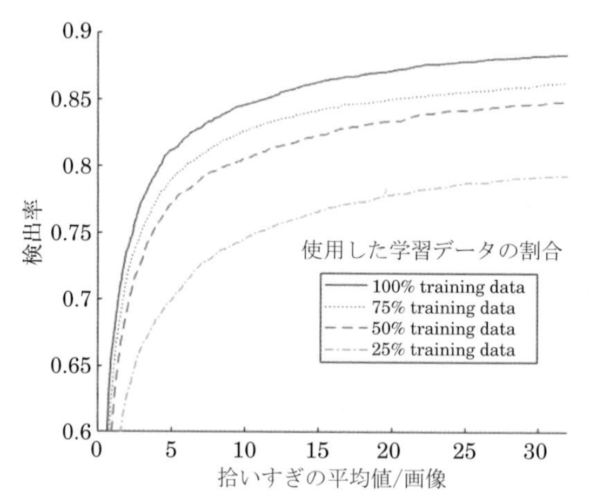

図6.12　深層学習によるCT画像からの病変検出の性能評価の結果[10]

使用した学習症例の割合に対する病変の検出率と拾いすぎの平均値/画像の関係を表すFROC曲線．

Chapter 7 分類する

応用編

木戸 尚治

画像の分類問題では，ニューラルネットワークが見直されるきっかけとなったImageNet Large Scale Visual Recognition Challenge（ILSVRC）のコンペティションが有名である．2012年のILSVRCにおいては1,000クラスのカテゴリ識別が題材とされていたが，そのデータセットは120万枚の学習用画像と15万枚のテスト用画像というきわめて大規模なものであり，トロント大学のHinton教授らのチームが8層の畳み込みニューラルネットワーク（Convolutional Neural Network：CNN）を用いて，2位以下のチームに10%以上の大差をつけて圧勝した．翌年からはほぼすべてのシステムがCNNとなり，その後の画像認識におけるデファクトスタンダードとなった．さらに2015年のILSVRCにおいては，Microsoft Research Asiaのチームが152層のCNNを用いて誤識別率3.57%を達成し，人間の誤識別率の5.1%を下回った．このようにCNNは自然画像の分類に関しては，すでに人間の認識能力を上回っているとされ，医用画像診断における病変鑑別などの分類問題においてもその高い識別能力が期待されている．医用画像における分類問題とは対象となる病変の鑑別診断が代表的であるが，これはコンピュータ支援診断（Computer-Aided Diagnosis：CAD）においては初期の頃からの重要なテーマで多くの研究開発が行われ，このような質的診断を対象とするCADはCADxと称されている．

7.1 画像特徴量を用いた医用画像の病変分類

これまでのCADxでは，対象となる画像症例に対して画像解析を行うための関心領域（Region of Interest：ROI）が設定され，それらのROIに対して病変の鑑別に必要な画像特徴量の抽出が行われる．画像特徴量はコンピュータに理解できるように特徴ベクトルとして表現され，その特徴ベクトルに基づいてコンピュータによる分類が行われるというプロセスからなっている．このプロセスにおいては画像からの特徴量の抽出が重要な処理であり，開発者により試行錯誤的に設計されてきた．このためにこれまでのCADxは特徴量に基づくCADx（feature-based CADx）とみなすことができる（**図7.1**）．

医用画像における病変の形態や分布様式は複雑で多様であり，胸部領域だけに限っても肺結節やびまん性肺疾患など種々の病変が存在している．例えば，胸部高分解能CT（HRCT）画像におけるびまん性肺疾患陰影のパターン分類に関しては，従来から特徴量ベースの手法による多くの研究が行われてきた．四方らは，びまん性肺疾患を正常と6種類の異常陰影パターンに分類することを目的とし，陰影パターンを分類するために濃淡情報に基づく特徴量を用いた．しかし，平均や標準偏

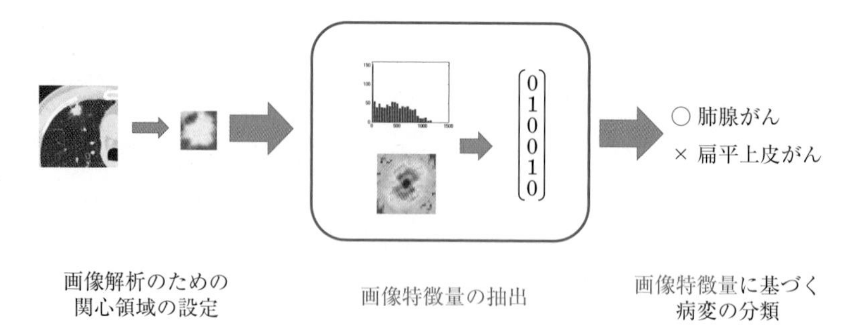

図 7.1　特徴量に基づく CADx（Feature-based CADx）の構成

これまでの CAD においては画像特徴量の抽出処理が重要であり特徴量に基づく CAD とみなすことができる.

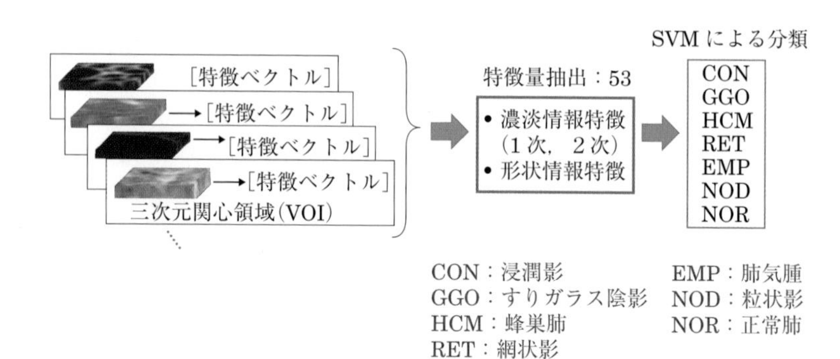

図 7.2　サポートベクタマシン（SVM）を用いたびまん性肺疾患陰影パターン分類

1 次と 2 次の濃淡情報特徴と形状情報特徴から得られた 53 個の特徴量を SVM により正常を含む 7 種類のびまん性肺疾患陰影パターンに分類した.

差などの 1 次統計量に基づく特徴量だけではこれらの陰影パターンを分類することができないために，同時生起行列やランレングス行列などの 2 次統計量に基づく特徴量も用いた．さらに，濃淡情報に基づく特徴量だけでは不十分と判断されたので，例えば小結節を直接 CT 画像から抽出してびまん性粒状影の形状情報を特徴量とした．このようにして得られた 53 個の特徴量を機械学習の手法の一つであるサポートベクタマシン（Support Vector Machine：SVM）を用いて分類を行った（**図 7.2**）．機械学習とは，迷惑メールフィルタなどでなじみが深いが，機械学習の父といわれる Samuel によれば，“明示的にプログラムをしなくても学習する能力をコンピュータに与える研究分野” とされている．機械学習において重要なのは識別器とよばれる，画像・音声などのデータに対して意味をもつクラスに分類するアルゴリズムであるが，SVM はその代表的な手法である．この結果としてびまん性粒状影を除いていずれも 90% 以上の高い識別率が得られた．びまん性粒状影に関しては濃淡情報に加えて形状情報も特徴量としたが，それでも正常肺との誤認識が他の陰影パターン場合と比べて目立ち 72.8% の識別率で特徴量の選択に改善の余地が示唆された [1]（**表 7.1**）．

画像認識分野においては今世紀に入り新しい手法が提案され CADx に適用されてきた．代表的な手法としては Bag-of-features 法がある [2]．この手法はもともと自

表 7.1 びまん性肺疾患陰影パターンの識別結果

サポートベクタマシーン（SVM）による識別結果

放射線科医によるアノテーション	CON	GGO	HCM	RET	EMP	NOD	NOR	精度（%）
CON	62	0	3	1	0	0	0	93.9
GGO	0	99	0	4	0	3	2	91.7
HCM	1	0	131	1	3	0	0	95.5
RET	0	4	1	74	0	3	0	90.2
EMP	0	0	2	0	208	3	8	94.1
NOD	0	2	0	2	3	59	15	72.8
NOR	0	4	0	0	7	0	740	98.5

CON：浸潤影　HCM：蜂巣肺　EMP：肺気腫　NOR：正常肺

GGO：すりガラス陰影　RET：網状影　NOD：粒状影

識別の結果はびまん性粒状影の識別率が 72.8% であったが，他はいずれも 90% 以上の高い識別率が得られている．

然言語処理で用いられた手法を画像処理に応用したものであるが，同じ種類の対象が存在している画像同士は似たような部分が多く存在しているという概念を基本としている[3]．また，生物の初期視覚の情報処理をモデル化したスパースコーディングに基づく画像認識手法もよく用いられている[4]．画像の特徴量に関しては，局所特徴量といわれる汎用的特徴量がコンピュータビジョンの研究分野で提案され医用画像処理の分野でも広く用いられている．これは特徴点検出法により画像中の濃淡変化が大きい特徴点を検出し，その特徴点周囲の領域を画素値や微分値により特徴ベクトル化したものである．代表的な画像局所特徴量としては SIFT（Scale-Invariant Feature Transform）[5] やその高速版の SURF（Speeded Up Robust Features）がある[6]．これらの局所特徴量は 3 次元に拡張することが可能であり，さまざまな医用画像解析に対して用いられている．ディープラーニング登場以前においては，このような手法を用いることが CADx の手法として一般的であった．

7.2 CNNを用いた医用画像の病変分類

従来の Feature-based CADx においても，適切な特徴量を定義することができればかなり高い分類性能が得られるが，複雑で多様な病変に対して適切な特徴量を選択することは困難な作業である．これまでの Feature-based CADx の研究開発においては，病変の分類などを行うための適切な特徴量の設計に多くの時間が費やされてきたが，CT や MRI などの医用画像診断装置の進歩は急速であり十分に対応できているとはいいがたい．一方で CNN を用いた新しい CADx においてはこのような特徴量を人間が設計する必要はなく，画像から直接に分類を行うことが可能である．このように CNN を用いた場合，画像から人手を介することなく直接に診断をすることが可能な画像に基づく CADx（image-based CADx）を構築することが可能になってきている（**図 7.3**）．

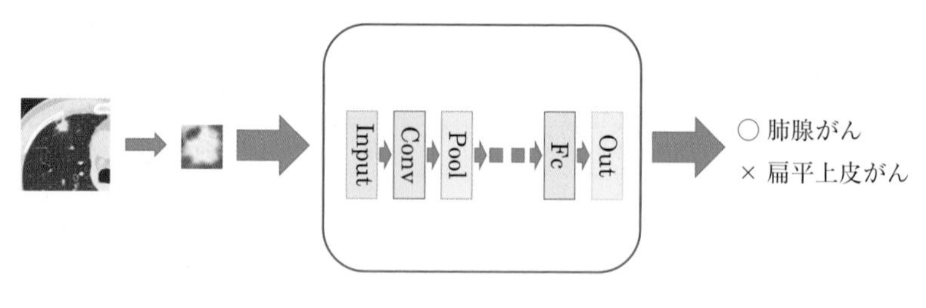

図 7.3　画像に基づく CADx（Image-based CADx）の構成

畳み込みニューラルネットワーク（Convolutional Neural Network：CNN）を用いた新しい CAD においては画像から病変の鑑別をするプロセスを直接実行することが可能となり，画像に基づく CAD を構築することができる．

7.3　CNN を用いた肺結節の良悪性・組織分類

肺結節の良悪性分類は日常臨床ではよく遭遇する問題である．**図 7.4** は HRCT 画像における良性と悪性の肺結節である．このような画像に対して従来手法である SURF と Bag-of-features 法を用いて鑑別を行った場合は 55％というランダムな選択とほぼ変わらない識別率であったのに対し，CNN を用いた場合は 86％という高い識別率が得られている．さらに良性と悪性をそれぞれ充実（solid）タイプと部分充実（sub-solid）タイプに分けた場合は，従来手法では 25％でランダムな選択と同じであるのに対して，CNN を用いた場合は 58％と従来手法に比べて高い識別率が得られている．この検討で用いられた結節の数は少数であるため，AlexNet[7] による転移学習が用いられている．転移学習は ImageNet などの大規模な画像データを用いてあらかじめ学習したモデルを用いる手法であり，医用画像のように大規模な画像の収集が困難な場合に有用な手法である．この結果では肺結節の良悪性・組織分類に対する CNN の有用性が示されている[8]．

肺結節は三次元的な構造をもつため，三次元の入力画像を用いた CNN による画像分類が有用であると考えられる．Ito らは，The Lung Image Database Consortium and Image Database Resource Initiative（LIDC-IDRI）の症例を用いた肺結節の良悪性鑑別を試みた．用いた肺結節は 635 個であり，3 人または 4 人の放射線科専門医による 5 段階の悪性度評価がなされている．そして 5 つの畳み込み（convolution）層と 2 つの最大プーリング（max pooling）層および平均プーリング（average pooling）層，それに全結合（fully-connected）層をもつ CNN モデルを用いて良悪性の鑑別を行った（**図 7.5**）．三分割交差検証の結果は 79.4 ± 3.5％であり，放射線科医の評価とよく相関している[9]．3 次元画像を用いた解析は結節全体を評価するために有用な手法であるといえるが，3 次元画像を入力とすることは限られた GPU メモリでは計算の負荷が大きいことや転移学習を行うための pre-trained network が利用できないなどのデメリットがある．このため，axial, coronal, sagittal などの多方向からの最大割面を入力画像として用いる手法などが工夫されている[10]．

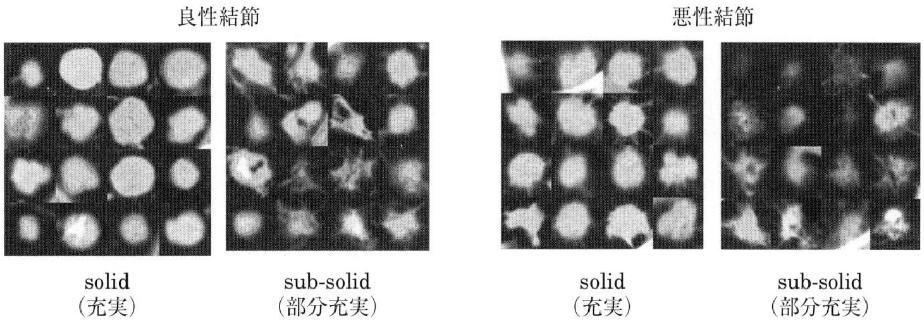

良性結節　悪性結節

solid（充実）　sub-solid（部分充実）　solid（充実）　sub-solid（部分充実）

図 7.4　HRCT 画像における肺結節例

良性と悪性の結節はそれぞれ充実（solid）タイプと部分充実（sub-solid）タイプに分かれて示されている．

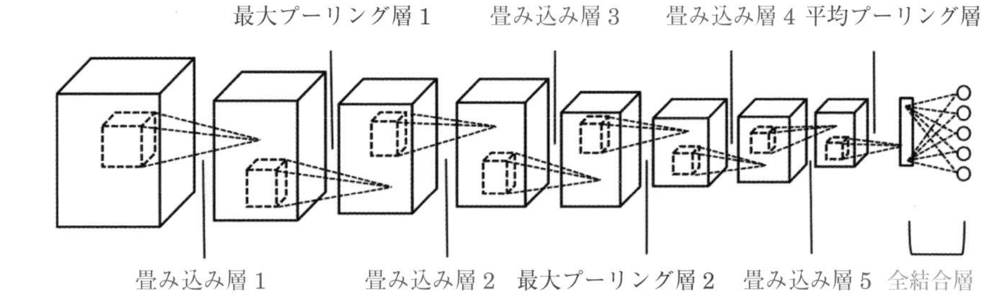

図 7.5　提案した 3 次元 CNN の構成

5 つの畳み込み（convolution）層と 2 つの最大プーリング（max pooling）層，および平均プーリング（average pooling）層，それに全結合（fully-connected）層をもつ CNN モデルが用いられた．

7.4　CNNを用いたびまん性肺疾患陰影のパターン分類

びまん性肺疾患陰影のパターン分類を CNN により行う場合は，各陰影パターンに対する特徴量の設計は不要である．Murakami らは HRCT 画像を用いてびまん性肺疾患の陰影パターンを代表的な 5 種類の陰影パターン（浸潤影，すりガラス陰影，蜂巣肺，肺気腫，粒状影）と正常肺に分類することを行った．CNN を学習させるためのデータとして，びまん性陰影を呈する HRCT 画像のスライスを選択し 3 人の放射線科医に独立して各陰影が存在すると考えられる部位をマニュアルでアノテーションしてもらい，3 人の内で少なくても 2 人のアノテーションが一致している部位を正解領域としている．正解領域に対しては一辺が 32 画素の ROI の設定を各陰影パターンに対して行い ROI を取得した．この時点で得られた ROI 数は陰影ごとに異なるため 500 枚に統一した．しかしながら 500 枚程度の ROI 数では CNN を学習させるためには不十分であるので，回転と鏡映による学習データの水増し（data augmentation）を行い陰影ごとに 4,000 枚の学習データを用意した（**図 7.6**）．3 つの畳み込み層と最大プーリング層および 2 つの平均プーリング層，それに全結合層をもつ CNN モデルを用いた（**図 7.7**）．5 分割交差検証による結果では平均で 84.7 ± 0.7% という良好な識別率を得ることができた（**表 7.2**）．また，肺内のすべての画素に対して ROI をスライドさせることにより陰影パターンの分類を行い，肺内の病変分布を可視化している．この結果は放射線科医によるアノテーションとよく一致することが示された[11]（**図 7.8**）．

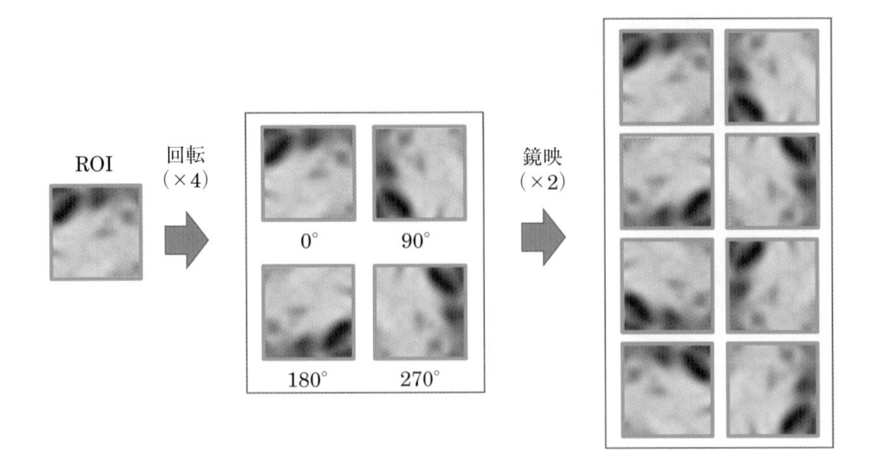

水増しされた ROI 数(×8)

CON	GGO	HCM	EMP	NOD	NOR	Total
4000	4000	4000	4000	4000	4000	24000

CON: 浸潤影
GGO: すりガラス陰影
NOD: 粒状影
NOR: 正常肺
HCM: 蜂巣肺
EMP: 肺気腫

図 7.6　画像データの水増し（data augmentation）

回転により 4 倍，鏡映にさらに 2 倍ともとの ROI を 8 倍にする ROI の水増しが行われた．

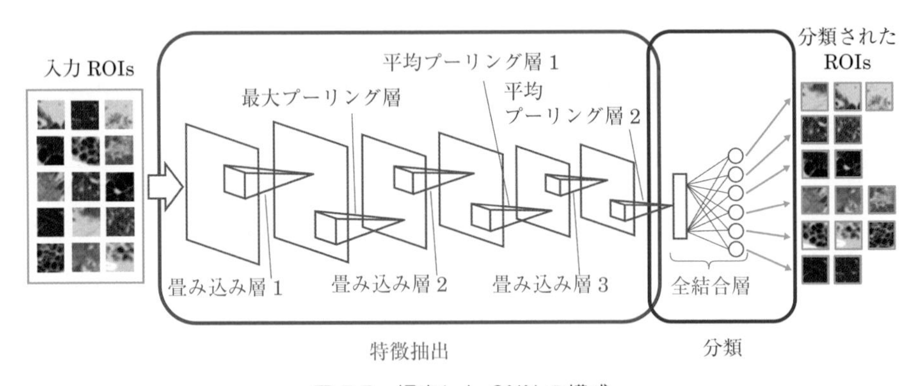

図 7.7　提案した CNN の構成

3 つの畳み込み層と最大プーリング層および 2 つの平均プーリング層，それに全結合層をもつ CNN モデルが用いられた．

表 7.2　5 分割交差検証による評価結果

CNN による識別結果（列）／放射線科医によるアノテーション（行）

	CON	GGO	HCM	EMP	NOD	NOR	精度（%）
CON	3828	86	73	2	0	11	95.7 ± 0.4
GGO	102	3340	183	32	254	89	83.5 ± 1.1
HCM	81	160	3593	152	14	0	89.8 ± 0.7
EMP	7	37	221	3431	201	103	85.8 ± 0.9
NOD	15	212	36	103	2929	705	73.2 ± 0.9
NOR	2	68	11	78	630	3211	80.3 ± 1.0

CON：浸潤影　　HCM：蜂巣肺　　NOD：粒状影
GGO：すりガラス陰影　　EMP：肺気腫　　NOR：正常肺

平均：84.7 ± 0.7%

びまん性肺疾患陰影パターン分類において平均で 84.7 ± 0.7% という良好な識別率を得た.

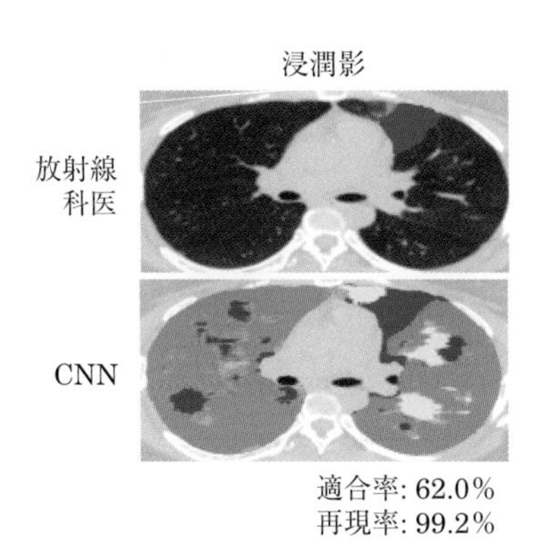

適合率: 62.0%
再現率: 99.2%

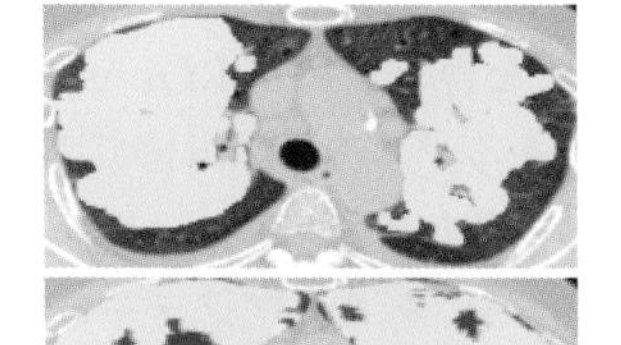

適合率 : 52.7%
再現率 : 85.6%

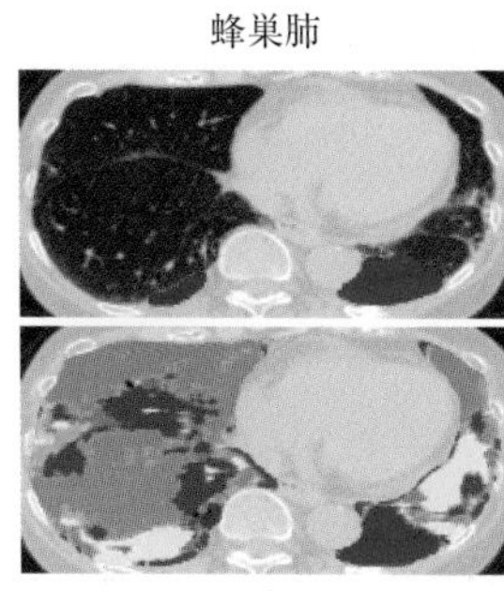

適合率 : 77.9%
再現率 : 84.6%

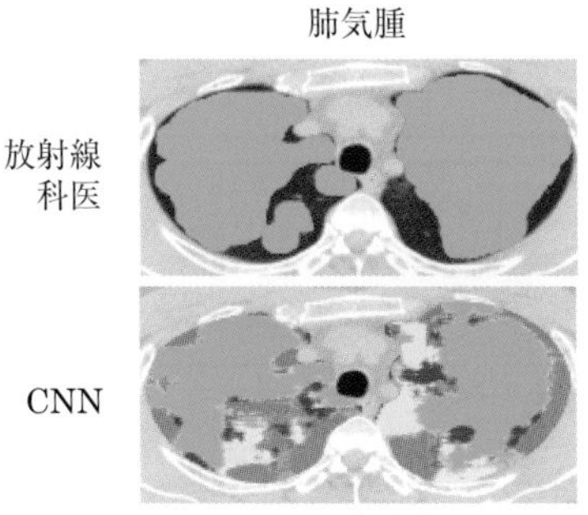

適合率 : 92.6%
再現率 : 72.6%

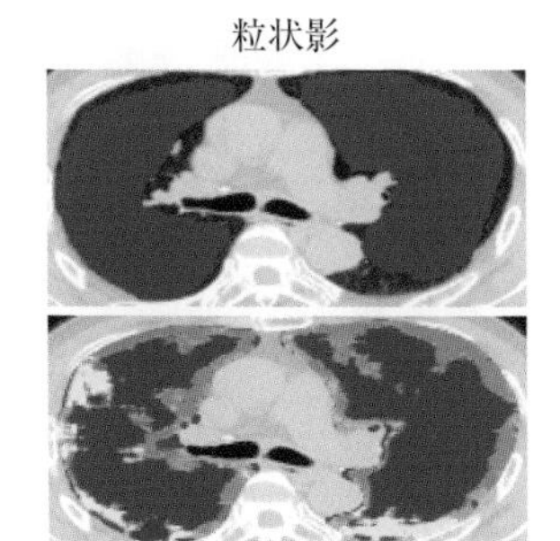

適合率 : 90.5%
再現率 : 87.2%

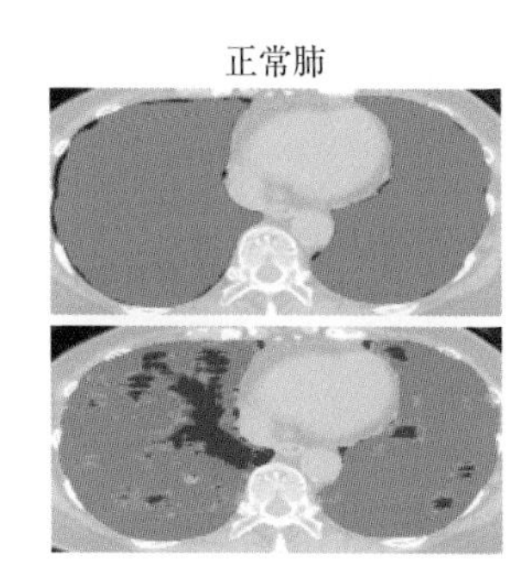

適合率 : 93.1%
再現率 : 82.4%

図 7.8　CNN によるびまん性肺疾患領域の識別結果

肺内のすべての画素に対して ROI をスライドさせることにより陰影パターンの分類が行われた. 結果は放射線科医によるアノテーションとよく一致することが示された.

7.5　教師なし学習を用いたびまん性肺疾患陰影のパターン分類

CNN を用いて分類問題の性能を上げるためには多数の学習用画像を用意することが必要である．一般に深い層をもつ CNN の複雑なモデルは高い識別能力をもつメリットがあるが，大量のアノテーション付きの学習データが必要というデメリットがある．医用画像の場合はこの作業を医師が行う必要があり，特にディープラーニングにおいては，数万の学習データが必要となる場合があり，アノテーション作業には大変な労力が必要となる．このためにアノテーション作業の必要のない教師なし学習とよばれる手法が提案されている．教師なし学習は教師あり学習に比べてより多くの計算機資源が必要となるが，コンピュータが自ら診断基準を設けて診断するため，現在の教師あり学習による機械学習より一歩進んだ手法であるといえる．教師なしで医用画像を分類するシステムは大きく 2 つのプロセスで構成される．一つは入力画像から特徴量抽出を行うプロセス，もう一つは特徴量を基に画像をいくつかのグループ（クラスタ）に振り分けるプロセスである（**図 7.9**）．

Mabu らは，HRCT 画像を対象としたびまん性肺疾患の陰影識別を行うために，一辺 32 画素の ROI ごとに識別を行った．各 ROI は正常，浸潤影，すりガラス陰影，蜂巣肺，肺気腫，粒状影のうちいずれかの陰影が含まれている．各 ROI を構成する局所的な特徴量を得るために ROI をさらに一辺 8 画素のパッチ画像に分割し，1 つ目のプロセスであるパッチ画像単位での深層自己符号化器（Deep Autoencoder：DAE）[12] を用いた特徴抽出を行った．DAE は入力画像を構成する重要な特徴を数値として表現するものであり，アノテーションを必要としないことが特徴である．

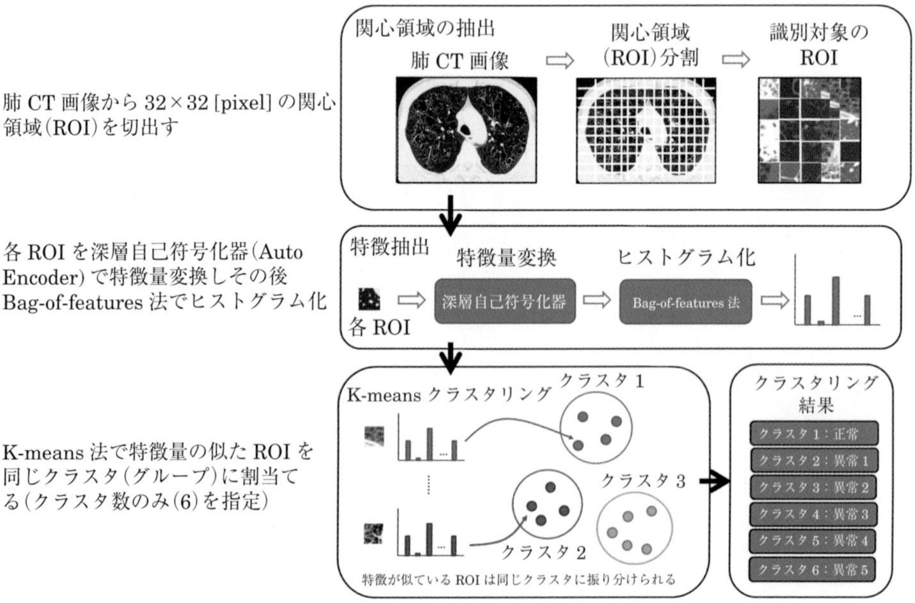

図 7.9　びまん性肺疾患の教師なし陰影分類

教師なしで医用画像を分類するシステムは，入力画像から特徴量抽出を行うプロセスと特徴量を基に画像をいくつかのグループ（クラスタ）に振り分けるプロセスで構成される．

DAE による特徴抽出により，すべてのパッチ画像が特徴量に変換され，その後 Bag-of-features 法を用い，各 ROI がどのような特徴量で構成されているかをヒストグラムで表現した．2つ目のプロセスでは，K-means クラスタリング[13]による陰影クラスタの生成を行った．各 ROI のヒストグラムに対して K-means 法を適用することで，ヒストグラムの値が類似した ROI を同じクラスタに振り分けることができた．

次に，クラスタリングの精度を分析した．まず，各 K クラスタのラベルを，そのクラスタに所属する ROI のうち最も多い陰影の種類とした．クラスタリングの精度は，各クラスタに所属する ROI のうち，そのクラスタのラベルと一致する ROI の割合とした．なお，精度評価のため医師による診断結果との照合を行った．**表 7.3**

表 7.3　びまん性肺疾患の教師なし陰影分類結果

陰影パターン	精度（%）
正常	63.1
浸潤影	83.7
すりガラス陰影	78.5
肺気腫	84.4
蜂巣肺	53.5
粒状影	—

平均 : 72.8%（粒状影は生成クラスタなし）

浸潤影が 83.7% と最もよい精度を示し，蜂巣肺が最も悪く 53.5% であり，粒状影を除く全陰影パターンの平均は 72.8% であった．

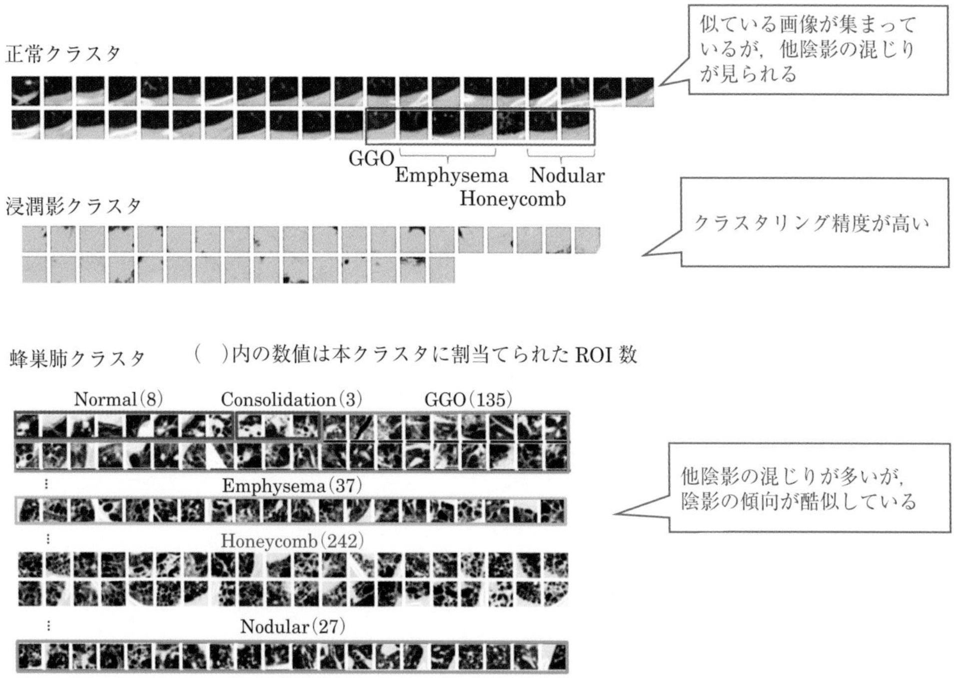

正常クラスタ
似ている画像が集まっているが，他陰影の混じりが見られる
GGO
Emphysema
Nodular
Honeycomb
浸潤影クラスタ
クラスタリング精度が高い
蜂巣肺クラスタ
（　）内の数値は本クラスタに割当てられた ROI 数
Normal (8)
Consolidation (3)
GGO (135)
Emphysema (37)
Honeycomb (242)
Nodular (27)
他陰影の混じりが多いが，陰影の傾向が酷似している

図 7.10　びまん性肺疾患陰影の教師なし陰影分類における生成クラスタ例の一部

浸潤影クラスタにおいては精度が高いが，蜂巣肺クラスタにおいては他の陰影との混じりが多い．しかしながら，蜂巣肺クラスタにおいても他陰影と画像の特徴が似ている．

は各陰影に対する精度を表しており，浸潤影が 83.7% と最もよい精度を示した．浸潤影はその特徴がわかりやすく，他の陰影との違いが明らかであったためと考えられる．一方，蜂巣肺はクラスタ内で他の陰影と混在するケースが多く見られ，その精度は 53.5% と他と比べると低かった．粒状影はクラスタが生成されなかったが，これは他の陰影と比較してその特徴が目立たなかったためと考えられる．全 ROI に対する精度は 72.8% であった．**図 7.10** は教師なし分類の結果を表しているが，ある浸潤影クラスタに振り分けられた ROI においては，放射線科医による診断結果とすべて一致した．また，蜂巣肺クラスタに所属した ROI においては，アノテーションが蜂巣肺である ROI が 242 枚，正常が 8 枚，浸潤影が 3 枚，すりガラス陰影が 135 枚，肺気腫が 37 枚，粒状影が 27 枚含まれていたことを示している．この結果より，蜂巣肺と区別がつきにくかった別の種類の陰影が混在していることがわかるが，画像の特徴としてはかなり類似している．このことより教師なし学習で陰影のクラスタリングが可能であるが，陰影の種類によって精度の高いものと低いものがあることも示された [14)]．

Chapter 8 推定する

応用編

村松 千左子

8.1 DLを用いた回帰問題

回帰分析とは，ある目的とする変数yに対して，それを説明できる変数xとの関係をモデル化することである．もっとも単純なのが，xが一次元のときで，しかもそれがyと線形の関係にあるときである．例えば，ある人の身長yが知りたいとして，身長と手の大きさ（手首から中指の先端までの長さ）xが線形の関係にあり，それがモデル化されていれば，手の大きさから身長を推測することができる（**図 8.1**）．データxが画像の場合でも同様に，教師データ（推定したい値）yが連続値のときが回帰問題にあたり，使用するモデルを回帰モデル（regression model）とよぶ．しかし実際のモデルは分類問題に用いられる畳み込みニューラルネットワーク（CNN）とほぼ同じモデルで，出力層におけるロス関数を変更すれば回帰問題に利用できる（regression CNN）．分類問題の場合，一般的にクロスエントロピー（ロジスティック）ロス（5.2.4 項を参照）を使用するが，回帰問題では平均誤差や平均二乗誤差などを用いる．本章では，医用画像領域における回帰問題を取り扱った例を紹介する．

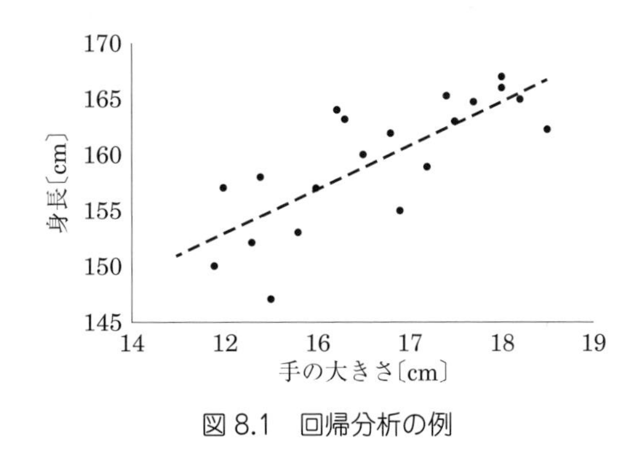

図 8.1　回帰分析の例

8.2 位置推定

8.2.1 3次元ボリュームデータにおけるスライス位置の推定

物体を検出する際に，正解領域の位置推定は回帰問題として取り扱われていることが多い（bounding box regression）．物体検出に関してはChapter 6で詳しく述べられているので，ここでは紹介しない．同様の問題ではあるが，ボックス推定ではなく，スライス位置推定の研究についていくつか紹介する．

例えばCTボリュームから，第三腰椎（L3）が存在するスライスを特定する手法が提案されている[1)]．各スライス画像をL3スライスであるか否かに分類しているのではなく，あるスライス位置を基準に（ここではL3）相対的な位置を推定しているため，実際には上下のスライス位置も推定可能である．提案手法のユニークな点は，スライス画像を入力するのではなく，冠状断方向または矢状断方向に投影した最大値投影法（Maximum Intensity Projection，以下MIP）[1]画像を用いている点である．これは，検出対象（ランドマーク）が，骨組織であるため成功しているといえる．CT検査では，さまざまな範囲が撮像されるため，ケースによりスライス枚数は異なる．しかしこの手法では，最終的に全結合層により推定位置を出力するため，入力画像のサイズは統一する必要がある．そこで，作成したMIP画像上で，スライディングウィンドウ方式により局所領域（ROI）を1ピクセルまたは数ピクセルずつずらしてサンプルした画像を入力に用いている．**図8.2**に概要を示す．

トレーニングには対象スライス（図8.2MIP画像の緑線）を中心としたROI（MIP像）と，上下20ピクセルずつ移動させたL3が写っているMIP像を用いている．テストには撮像範囲すべてのMIP像を用いる．学習が成功していると，学習範囲外（L3が写っていないROI）ではランダムな出力が得られ，対象位置周辺では−20から+20までが連続的に出力される．そこで，出力がほぼリニアに連続して見られる範囲の0に近い出力をもつROIの中心位置がL3スライスの位置と推定される．実験による平均誤差は1.82スライスと高い精度が得られている．

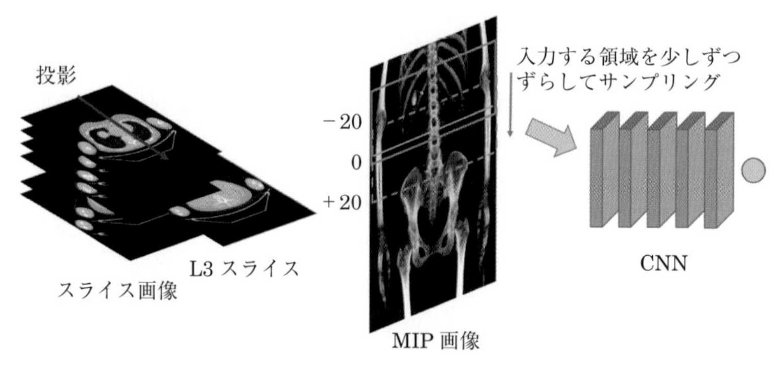

図8.2　MIP画像を用いたスライス推定法の概要

（参考文献1を参考に作成）

8.2.2　動画におけるフレーム推定

Cine MRI画像において左室駆出率の計測の際に必要な拡張終期フレームと収縮終期フレームの特定を行った研究もある[2)]．この手法ではCNNとリカレントニューラルネットワーク（Recurrent Neural Network：RNN）を組み合わせたネットワークを用い，CNNは各フレームから特徴を抽出する役割を担い，RNN（正確にはLong Short Term Memory：LSTM）により時間軸情報を処理している．最終的にネットワークは各フレームの番号を推定するが，実際にはシークエンスで入力するため，出力はバラバラには出てこないはずである．収縮期であればフレーム番号は減少し，拡張期であれば増加するというような縛りがある．そこで，この制約をロス関数に

[1] 3次元画像を2次元に投影する際に通過するボクセル中の最大値を投影画像に採用する方法

組み込んでいる．このように，目的に合わせてロス関数を工夫しているものは多い．提案手法による平均フレーム誤差は，拡張終期と収縮終期でそれぞれ0.38，0.44フレームと非常に小さい．

8.2.3 教師なし学習によるスライス位置推定

教師なし回帰法を用いたCT画像のスライス位置推定法も提案されている[3]．深層学習では一般的に多くの学習サンプルを必要とするが，大量のラベル付きデータを収集するのは容易ではない．そこで，ラベルなしデータを学習に利用することは以前より検討されている．CTの場合，各ボリュームデータにおけるスライス画像の順番とスライス間隔はDICOMデータから得ることができる．しかしスライス番号は，各ケースにより撮影範囲やスライス間隔が異なるため，そのまま教師として利用することはできない．そのため，提案手法では学習時に各症例から等間隔でスライスを複数選択しミニバッチに含める．そして症例毎にスライスの順番ロスと距離ロスを計算して学習を行う．順番ロスは出力されるスライススコアが正しい順

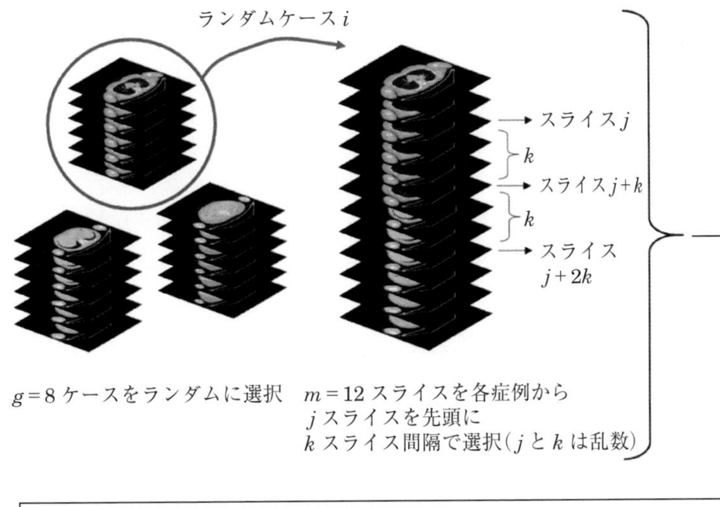

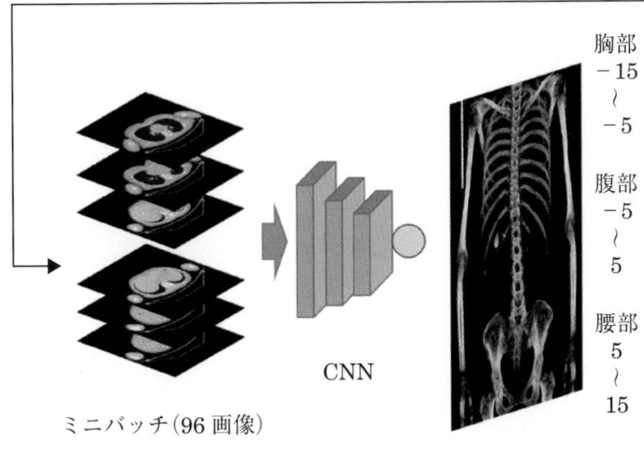

図8.3 教師なしスライス位置推定法の概要
（参考文献3を参考に作成）

番であれば小さくなり，距離ロスは等間隔の 3 スライスにおける 2 スライス間の距離が等しいほど小さくなるものである．このように各症例における相対的な位置関係を，さまざまな撮影範囲のデータを用いて学ばせることにより，絶対的な位置の教師スコアを用いなくても（ラベルなしでも）それぞれの部位に沿ったスライススコアが出力されるようになる．手法の概要を**図 8.3** に示す．

8.3　画像のレジストレーション

8.3.1　テンプレートとの位置合わせ

医用画像のレジストレーションは，さまざまな場面で用いられる．例えば病気のフォローアップや治療効果の評価のための過去画像と現在画像の位置合わせや，CT と MRI などモダリティ間の画像位置合わせ，定量解析などのためにモデル画像やテンプレートと位置合わせを行うときなどである．画像のレジストレーションには全畳み込みネットワークを使った例もあるが，ここでは回帰モデルを用いた例を紹介する．

レジストレーションに応用した例では，画像の変換パラメータを回帰モデルにより推定している．例えば手術前に撮影した CT 画像やシミュレーション画像を，術中の 2 次元画像と位置合わせする方法が提案されている[4]．推定するのは面内（in-plane）変換パラメータである上下左右のシフト t_x，t_y とローテーション t_θ，また面外（out-plane）ローテンションパラメータの t_α と t_β，そしてスケールパラメータ t_z の 6 つである（**図 8.4**）．提案手法では，インプラントの計画で作成された 3D シミュレーション画像をもとにデジタル再構成した画像と，術中に撮影されたネジの画像のレジストレーションを想定している．学習にはパラメータを一定の範囲で少しずつ変化させた生成画像（正解が既知）を用い，位置合わせ先の 2D 画像との差分像を入力に使用する．手法の概念図を図 8.4 に示す．パラメータ推定は，難易度をもとに易しいものから順に面内パラメータ 3 つ，面外ローテンションパラメータ 2 つ，スケールパラメータの 3 グループに分けて段階的に学習させている．結果は，一般的に用いられる勾配相関法と相互情報量を組み合わせた手法と同程度の精度で，計算時間を大幅に短縮できると報告されている．

8.3.2　リアルタイム 2D/3D 位置合わせ

同様の手法が MRI におけるリアルタイムポーズ推定に応用された例もある[5]．対象は胎児の脳をテンプレート（アトラス）と合わせるもので，スライスとボリュームデータの位置合わせと，ボリュームデータ同士の位置合わせの両方を行っている．スライスの位置合わせでは，対象スライスを入力とし，回転パラメータ 3 つとスライス位置パラメータ 1 つを推定する．ボリュームデータ同士の位置合わせでは，対象ボリュームとアトラスを同時に入力し，7 つの畳み込み層と 3 つの全結合層により特徴量抽出を行う．出力は 2 つに分かれており，片方で回転パラメータ 3 つ，もう片方で 3 方向のシフトパラメータを推定する．このときにロスを分けて計算し，シフトパラメータでは通常の平均二乗誤差を用いるが，回転パラメータでは回転軸空間での距離（geodesic loss）を用いることにより精度が向上すると報告されてい

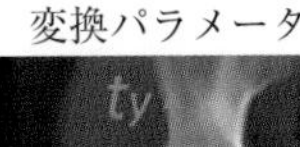

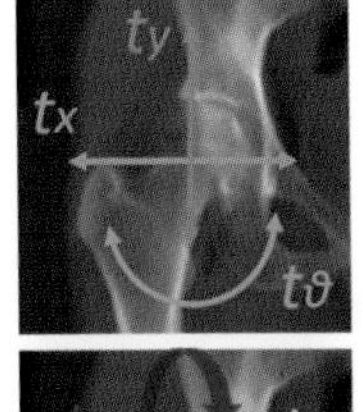

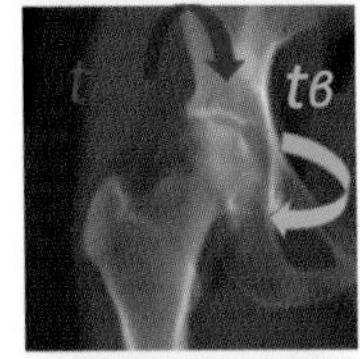

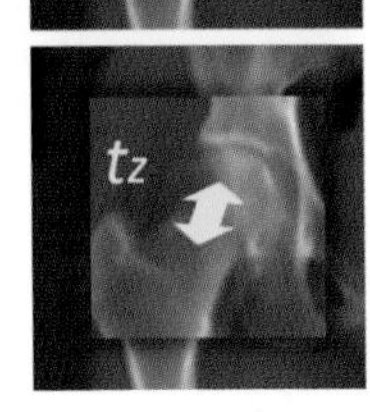

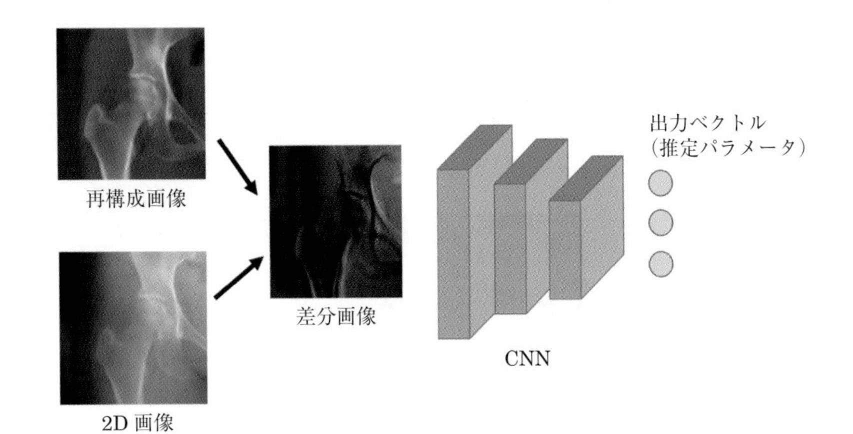

図 8.4　回帰モデルを用いた画像のレジストレーション法の概念図
（参考文献 4 を参考に作成）

る．提案手法は現在一般的に用いられている輝度値をベースとした最適化法の初期位置合わせとして利用することで，高速で高精度のレジストレーションの実現が可能であると結論付けられている．

この研究では基本的に T2 強調像を対象としているが，そのまま T1 強調像に応用すると精度が低下することがわかっている．そこで，敵対的生成ネットワーク（GAN：Generative Adversarial Networks）を用いて T1 強調像を疑似 T2 強調像にドメイン変換すると，大幅に精度が改善される．このように，GAN を利用して異なるモダリティへの応用の可能性を検討していることも興味深い．

8.4　病気の重症度とリスク推定

8.4.1　骨密度と肺気腫率の推定

病気の重症度やリスクは初期，中期，末期や低リスク，中リスク，高リスクというようにグレード分けされていることが多い．その場合，多クラス分類問題として扱われる．しかし，病気の重症度を医師が連続値で評価した場合や，病気のリスクファクタとなる血圧などの計測値を推定する場合は，回帰モデルを利用することもできる．

例えば，骨粗鬆症による骨折などのリスクファクタである骨密度（BMD）と慢性閉塞性肺疾患（COPD）のリスクファクタである肺気腫の割合を，回帰モデルを用いて推定した研究がある[6]．この研究では約 10,000 症例の胸部 CT 画像を用いている．BMD 推定には胸椎の中央付近の冠状断と矢状断を 1 枚にした画像を入力としている（**図 8.5**）．ネットワークは比較的シンプルで，3 セットの畳み込み層とプーリング層，全結合層と出力層からなっている．約 8,000 枚をトレーニング，残り 1,000 枚ずつをバリデーションとテストに用いた結果，BMD との高い相関値（0.94）が得られている．同様に，肺気腫率の推定には心臓が一番大きく写る横断面，上行

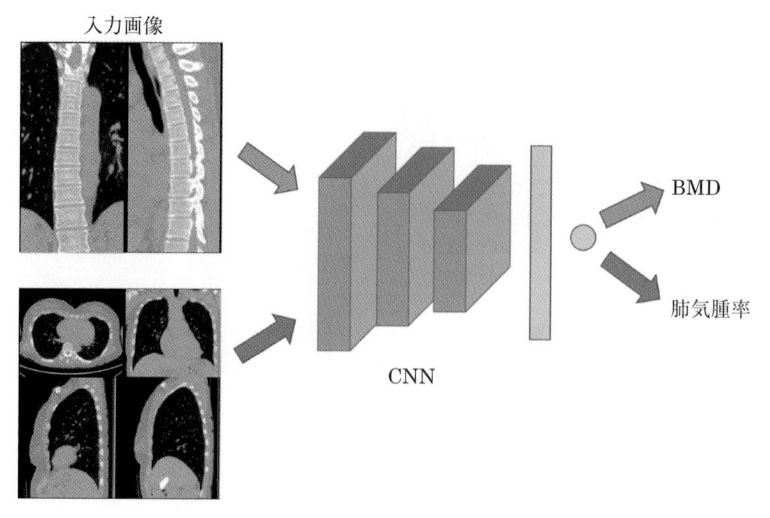

図 8.5　BMD と肺気腫率推定モデルの概念図
（参考文献 6 を参考に作成）

大動脈が写る冠状断，左右の肺門が写る矢状断を 1 枚の画像とし，入力に用いている（図 8.5）．肺の 3 次元セグメンテーションを行い，CT 値がしきい値以上のボクセルを肺気腫部としたときの割合を教師（GS）としている．こちらもテスト症例に対する相関値は 0.976 と非常に高い．問題点として，計算コストの制約から 3 次元画像を入力としていないことが挙げられているが，4 断面のみ，しかも 4 層としてではなく 1 枚にした画像で高い精度が得られていることは興味深い．

8.4.2　骨年齢推定

手指の X 線画像から骨年齢を推定する手法も提案されている[7]．年齢は身長等と合わせて成長予測のマーカの 1 つとなりうる．提案法では頭骨と尺骨の遠位端から手指骨の近位端までを含んだ ROI を入力として用い，年齢を推定する．ネットワークには AlexNet を用い，ImageNet で事前学習させたモデルを最終層のみ出力を 1 ユニットに変更してファインチューニングしている．400 症例で学習し，200 症例に適用したところ，平均エラーは 18.9 月で，一致相関係数（concordance correlation coefficient，一般的にピアソン相関 Pearson correlation より小さくなる）は 0.78 であったと報告されている．

8.4.3　眼底画像を用いた基礎データの推定

大規模眼底画像データベースを用いた，心血管疾患リスク推定の研究にも回帰モデルが用いられている[8]．心血管疾患のリスクファクタとして，年齢，性別，喫煙歴，血圧，体格指数（BMI），血糖値，コレステロール値などが挙げられる．実際の心血管疾患のリスク推定は，5 年以内に起きた重大な心血管障害（Major Adverse Cardiovascular Event：MACE）の有無を GS としているため，2 クラス分類問題である．しかし，研究の一部として，リスクファクタの一部である年齢，BMI，血圧（収縮期血圧：SBP，拡張期血圧：DBP），ヘモグロビン A1c（HbA1c）値を眼底画像から回帰モデルを用いて推定している．

実験にはUK Biobank[1]という公開データベースとEyePACS[2]という糖尿病網膜症の検診を提供している遠隔診断サービスによるデータベースを用いている，学習症例数はそれぞれ約48,000症例と236,000症例で，テスト症例数は約12,000症例と1,000症例である．UK BiobankにはHbA1cのデータはなく，EyePACSにはBMIと血圧のデータがない．また，データは一部欠如しており，HbA1cのデータはEyePACSの約半数でしか存在しない．ネットワークにはInception-v3を用い，ImageNetで学習させた重み値を初期値として利用している．また，同じデータで10回学習を行い，出力の平均を取ることでアンサンブル学習のような効果を得ている．結果は年齢の推定で高い相関値（決定係数R^2がUK Biobankで0.74，EyePACSで0.82）が得られ，平均誤差はそれぞれ3.26年と3.42年である．一方でBMI, SBP, DBP, HbA1cについてはベースライン（平均値を予測値とした場合）よりは誤差は低いものの，相関値は高くない．眼底画像からBMI等を推定すること自体が通常の医療行為として行われないことなので，低くても納得のいく結果である．むしろ年齢推定の精度がそれほど高いことが驚きである．論文では，推定に寄与した部分をハイライトしたヒートマップが示されている（**図8.6**）．これらを見ると，年齢やSBP，HbA1cの推定などで，特に血管の周辺部が寄与していることがわかる．これまでにも眼底画像を利用した動脈硬化や高血圧性網膜症のリスク推定に，網膜血管の解析が行われてきたため，このヒートマップの結果は非常に興味深い．このように，目的に対して自動的に特徴量抽出を行うディープラーニングの使用により，病気のリスク等と関係のある画像上の新たなサインを見つけることが可能となるかもしれない．

8.5 類似度の推定

医用画像の診断支援として，過去に診断済みの類似症例を参考として提示する手法が提案されている．大量にある画像データの中から，適した画像を選択するために使われる類似度も連続値であり，回帰モデルを用いて推定することが可能である[9]．

提案モデルは2つの画像の類似度を推定するため，入力画像は2つとなる．診断の参考となるように診断医の判断する画像（病変）の類似度を基準とするため，予めサンプル画像に対する類似度を複数の読影医より取得し，その平均値をGSとして教師に用いる．提案手法では対象をマンモグラムにおける腫瘤の類似度としている．回帰モデルはどのような対象にも応用できるが，対象画像によってネットワークの構造に工夫が必要である．例えば，画像における物体の位置情報が類似度を決定するのに重要であるか，物体の大きさを考慮する必要があるかなどである．例えば位置情報等が重要で，ピクセル同士の関係性も考慮したい場合には，最初の段階で画像を結合（concatenate）層で融合する，または初めに2層の画像として入力することが有効かもしれない（**図8.7**（a））．一方，位置や物体の大きさは重要ではなく，画像から特徴を取り出してから類似性を評価したい場合は結合層を全結

[1] UK Biobank, https://www.ukbiobank.ac.uk/
[2] EyePACS, http://www.eyepacs.com/

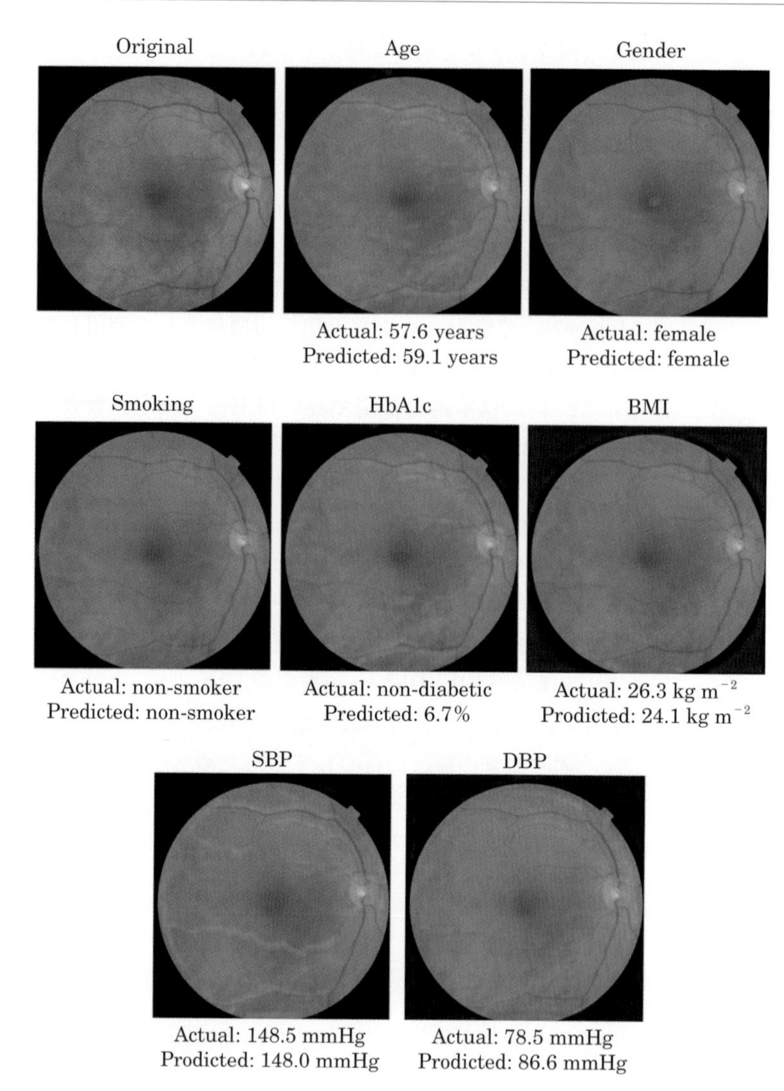

図 8.6　眼底画像から心血管疾患に関する各リスクファクタを推定した際のヒートマップ[8)]

緑の部分がネットワークが推定に利用した位置を示している．

合層の前に配置すればよい（図 8.7（b））．提案手法では，位置や大きさはそれほど重要ではないものの，類似度の判断に影響する可能性もあると考え，中間に結合層を位置し，連結後に畳み込み層を設けている（図 8.7（c））．

提案手法の例のように，病変の類似度を決定する際に診断医が考慮するのは，第一に病理である．つまり抽出したい特徴は，病変の良悪性を判断するときと同様である．そこで，提案手法では事前に良悪性鑑別を行うように学習させたネットワークの重みを初期値として利用している（図 8.7（d））．このときすべての畳み込み層で利用してもよいし，前半の一部のみで利用することも考えられる．類似度の GS を診断医から大量に得ることは非常に困難であるため，このような転移学習によりサンプル不足を補うことが可能である．また，初めに ImageNet などの自然画像を利用して学習させたモデルを，2 段階で転移学習することも有効かもしれない．

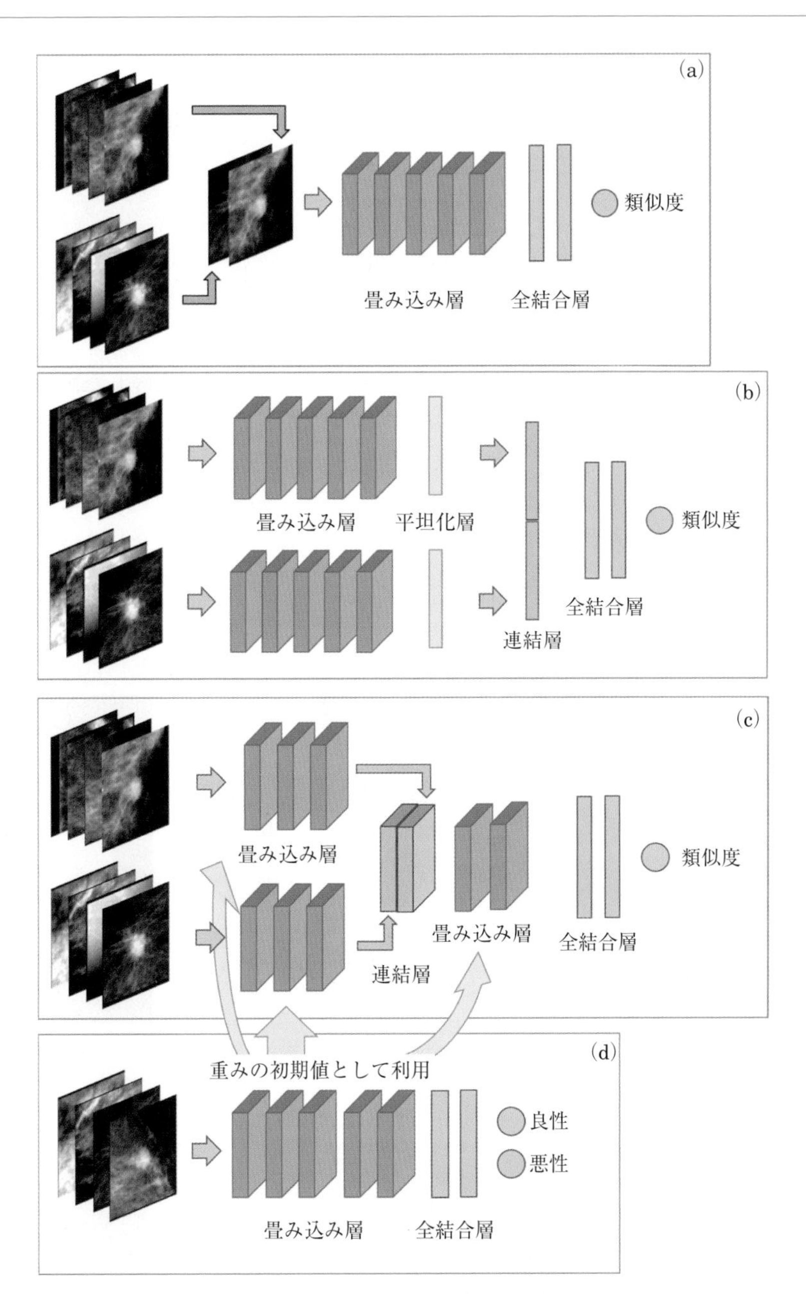

図 8.7 類似度推定モデルの概念図

(a) 入力時に画像を結合，(b) 畳み込み層で特徴を抽出後全結合層の前に連結，
(c) 畳み込み層の途中で特徴マップを融合，(d) 転移学習

8.6 まとめ

本章では，回帰モデルを利用した医用画像解析の例を紹介した．回帰モデルの学習は，出力が連続値であるため，一般的に学習が難しく多くの学習・評価サンプルが必要と考えられる．問題に合わせて転移学習やデータ水増しなどを上手に利用するのが有効かもしれない．

Chapter 9 作る・処理する

応用編

笠井 聡

本章では，ディープラーニングを使用して，処理した画像を作ることに主題を置いた技術を紹介する．本技術分野では，入力した医用画像をディープラーニングで処理することによって，処理後の画像を推定する．このため，セグメンテーションのような2値で領域を識別する問題（**図 9.1**（a））と異なり，出力値として画素値を構成する連続値を出力することになる（図 9.1（b））．つまり，ディープラーニングを用いて回帰（リグレッション）問題を解くことが中心となる．

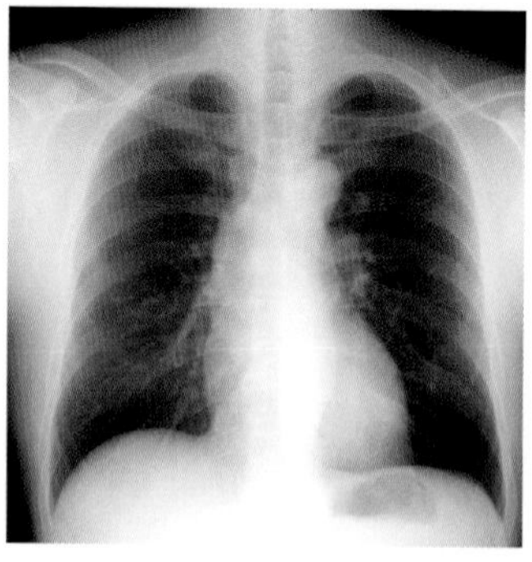

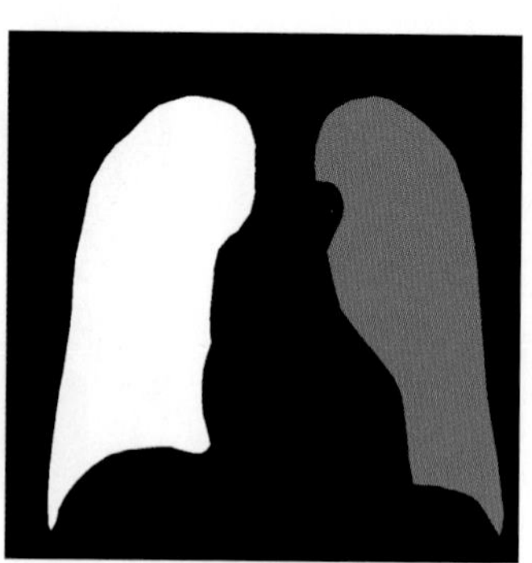

（a）所定の領域に所定のラベルを与える問題をセグメンテーション問題という．この例の場合は，左肺野領域を1（グレー），右肺野領域を2（白），それ以外を0（黒）として，分類している．

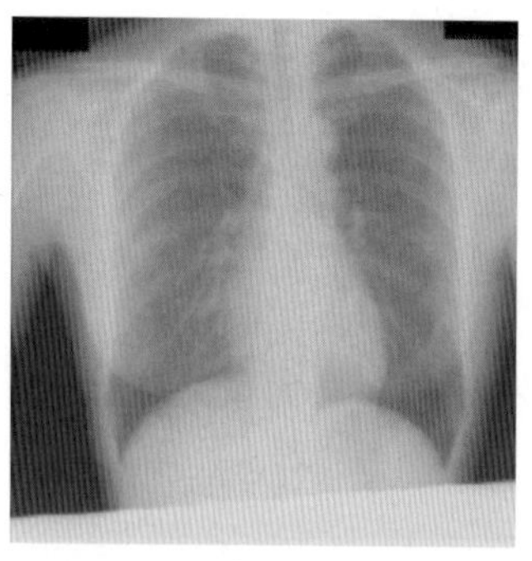

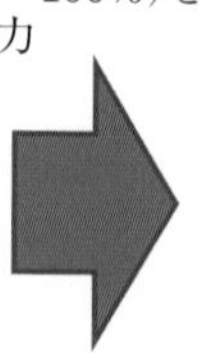

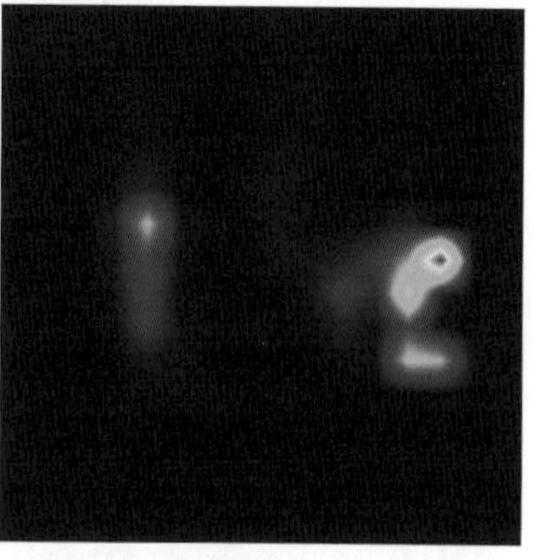

（b）肺野領域内を解析して，異常所見が存在する位置にその確率を0～100などの連続値で出力するような問題を回帰問題という．

図 9.1　一般的なセグメンテーション問題（a）と回帰問題（b）

9.1　回帰問題を扱う

回帰問題として，医用画像を生成するディープラーニングに関する研究としては，

①画像形成

②画質改善／画像処理

③画像生成

などの課題に対する研究が報告されている（**図 9.2**）.

本章では，9.3 節で，画像形成に関する研究を説明する．9.3.1 項では，二次元画像を対象とした研究について触れる．二次元画像では，体内の臓器やその他の構造物などが二次元にプロジェクションされる過程で，いくつもの構造物が重畳されて画像化される．このため, 医師による読影の難易度が高くなることがある．そこで，診断の目的によって妨げになる可能性がある構造の信号成分を推定して減弱することにより，必要な信号を強調する研究について説明する．9.3.2 項では，診断に供する画像を生成するための技術として，CT の画像再構成にディープラーニングを使用した例を紹介する.

つぎに，9.4 節で，画質改善／画像処理に関する研究を説明する．9.4.1 項で，画像の解像度を改善するディープラーニングについて説明する．デジタル画像では，単位面積辺りの画素数が少ない画像を解像度が低い（荒い）画像とよび，低解像の医用画像は，病気の検出や悪性度の鑑別が困難であるという問題がある．そこで，ボケた画像や粗い画像に対して精細な画像を復元することを目的とし，解像度を改

①画像形成

二次元画像：画像内の特定の構造物を抑制する

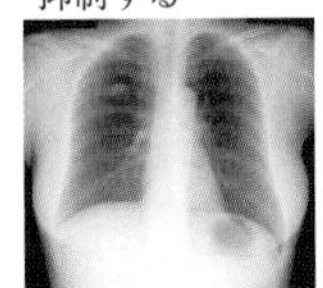

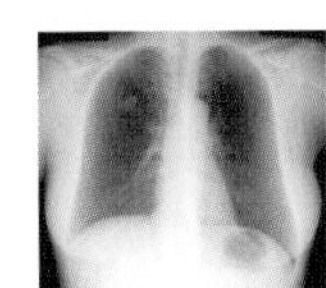

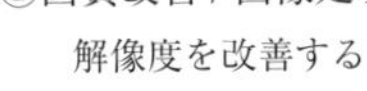

解像度を改善する

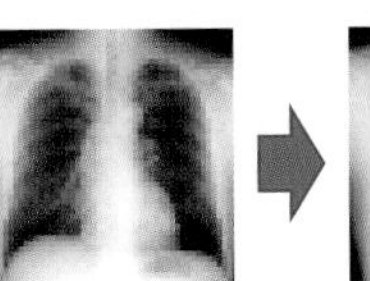

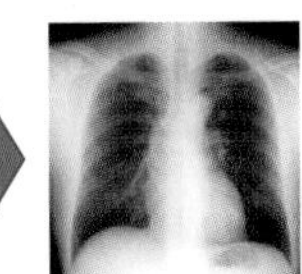

③画像生成

ノイズから疑似的に医用画像を生成する

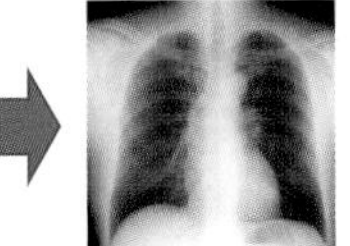

三次元画像：診断に供する画像を形成する

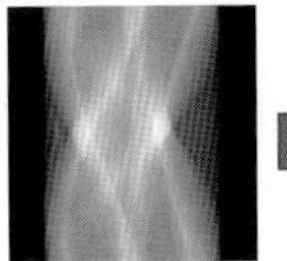

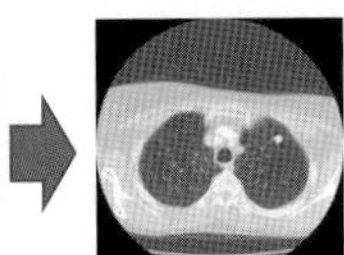

量子ノイズを抑制する

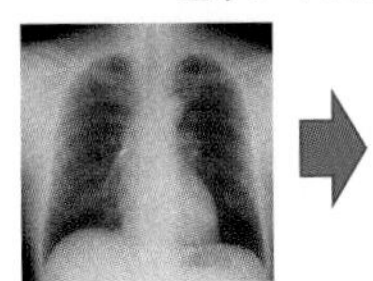

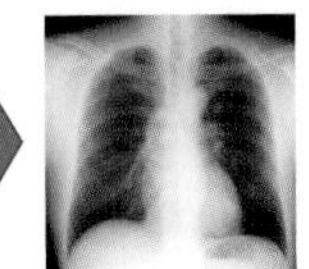

アーチファクトを減弱する

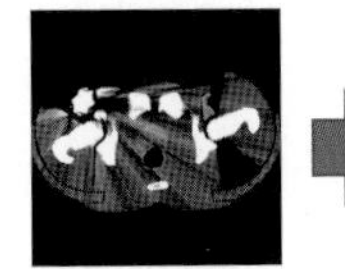

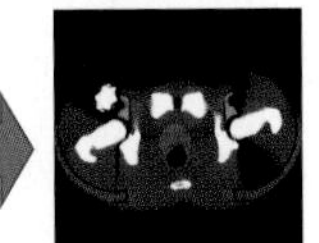

図 9.2　回帰問題の例

表 9.1　ディープラーニングを用いて画像を「作る・処理する」

1. 画像形成
1）二次元のプロジェクション画像（臓器重複問題）
2）三次元のスライス画像（画像再構成問題）
2. 画質改善 / 画像処理
1）解像特性
2）ノイズ特性
3）コントラスト特性（散乱線含む）
4）アーチファクトなど
3. 画像生成（画像変換含む）

善することが重要な課題として研究されている．次いで，9.4.2 項で，ノイズやアーチファクト（元の画像にはない何らかの理由で生成された偽の信号）などの不要な成分を抽出し，減弱する課題について説明する．

最後に，9.5 節で，疑似的に画像を生成する研究について説明する．ここでは，画像上の病変を検出するなどの AI の学習用として，データ収集効率化のための疑似医用画像の生成について（9.5.1 項）説明し，その中で特に，例えば，CT 画像から MR 画像を推定するなど，異なるモダリティの画像の推定について，9.5.2 項に抜き出して説明する（**表 9.1**）．

9.2　GAN って何？

それぞれの課題を説明する前に，上記の課題に関わらず，画像を生成するアプローチに対して共通に広く注目を集めている GAN（Generative Adversarial Networks）という技術を紹介する．GAN は，敵対的生成ネットワークと訳されることが多く，偽の画像を生成する生成器（Generator）と本物の画像と生成された画像を見破る識別器（Discriminator）から得られる出力を交互に学習させることにより，それぞれ，より本物らしい偽の画像の生成や，より精巧な偽の画像の識別に使用する技術である（**図 9.3**，GAN の説明図）．GAN の応用範囲は生成器に着目した研究と識別器に着目した研究に大別され，対象とする撮像モダリティを限定せず，精巧な偽画像の作成の他，病気の検出／識別，画像の再構成，セグメンテーション，臓器や骨などの位置合わせを行うレジストレーションなどの課題に適用されている [1)]．

GAN が画像の生成に広く利用されるようになった理由はいくつかありそうだが，より自然に見える画像が生成されることや，他の手法に比べて鮮明な画像が得られる可能性があることが [2)]，多くの研究者の注目を集め，さらに，課題に対する対応拡張性が高いことも，注目される一つの理由と考えられており，さまざまな派生形が議論されている．

これらの研究は大きく分けると，画像から画像を生成するアプローチとノイズから画像を生成するアプローチに分けられ，その応用としては，画像から画像を生成するアプローチでは，a）解像度を改善する課題，b）画像の信号成分を強調・減弱する課題に使用されることが多く，ノイズから画像を生成するアプローチでは，

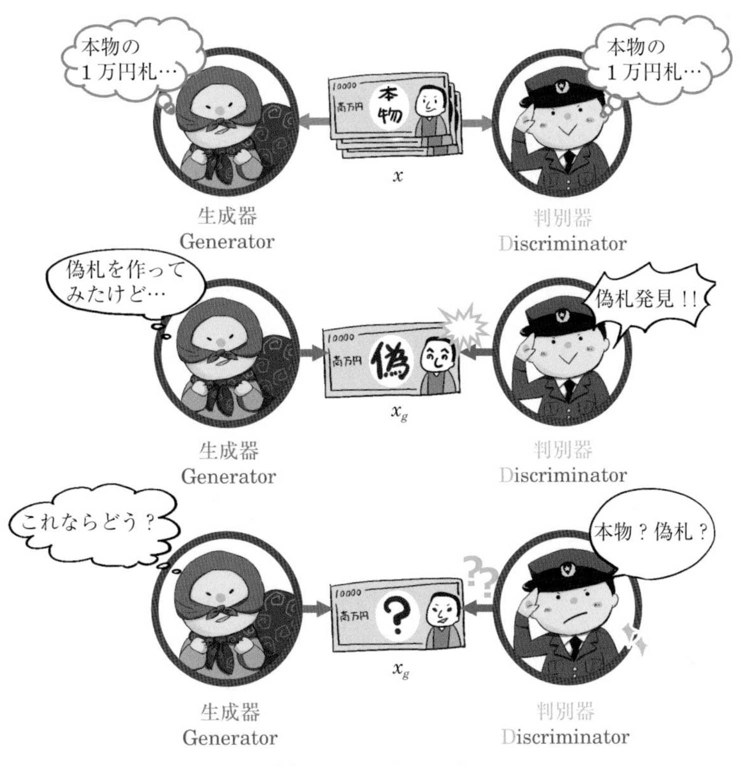

(a) GAN のイメージ

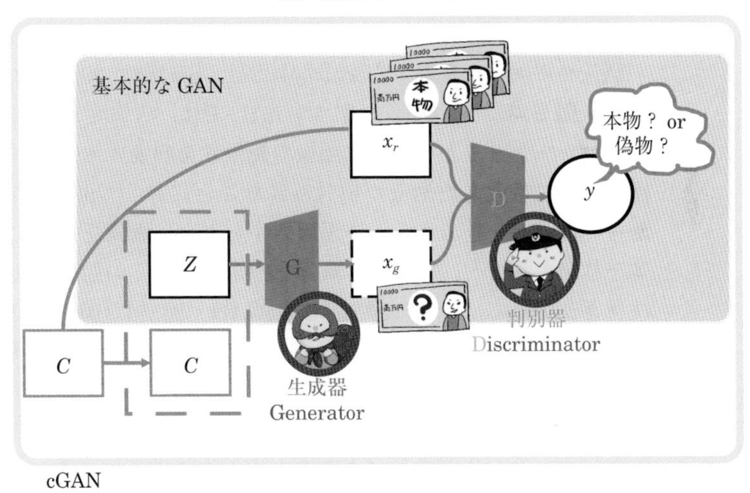

(b) GANs の概念図

図 9.3　GAN のイメージ (a) と概念図 (b)

ノイズ $\boldsymbol{Z}$（とcGANの場合は，対象となるタグ $\boldsymbol{C}$）を入力し，生成器（Generator：G）により，（偽の）画像 x_g を生成する．そして，判別器（Discriminator：D）により，本物の画像 x_r と比較されることにより，本物か偽物かを判別した結果を出力 y する．

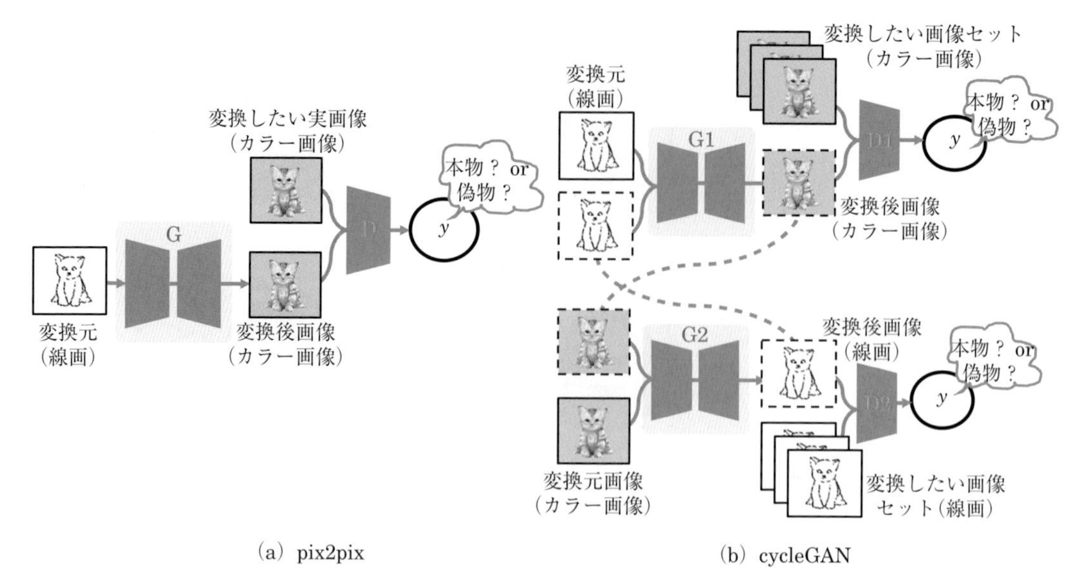

（a）pix2pix　　　（b）cycleGAN

図 9.4　画像から画像を生成するタイプの GAN の例

生成器 G への入力に，ノイズではなく，画像を入力する．ここでは，線画からカラー画像を生成する目的で，pix2pix と cycleGAN を使用した例を示す．pix2pix では，変換元の入力画像と変換したい実画像をペアで準備するのに対し，cycleGAN では，変換前後の画像はペアとせず，変換したい実画像のグループ（画像セット）を用意し，学習する．

c）疑似的に医用画像を作り出す課題に利用されることが多い．

画像から画像を生成する流れの中では，pix2pix[3] や cycleGAN という構成が生まれた（**図 9.4**）．pix2pix[3]（図 9.4（a））では，入力した画像から判別器で生成した画像とターゲットとしている画像の類似性を判別する．従来の手法では，特定の問題や目的に特化した構成が検討されたことに対し，pix2pix では，ラベリング画像から一般画像を推定する，白黒画像からカラー画像を推定する，線画からカラー画像を推定するなど，画像から画像を推定する多くの問題に共通で利用できることが注目されている．これに対し，cycleGAN（図 9.4（b））では，2 つの生成器を用意し，例えば，画像 a から生成器 G1 を通して生成された画像 ab に対して，生成器 G2 を通して得られた画像 aba と元の画像 a の差を学習の評価関数に利用することで高精度な画像を得る．cycleGAN では，変換前と変換後をペアにする必要がないため，データ収集が容易であることも一つの特徴である（pix2pix やこれを 3 次元データに拡張した vox2vox については，Chapter 15 も参照）．

ノイズを入力とするタイプの GAN でも，画像から画像を生成する課題と同様に，次々と新しい構成が報告されている．一つのブレークスルーは，低い解像度の画像から徐々に高解像度の画像を生成することで，医用画像を生成する多くの問題に対応できるようになったことである．ここでは，PGGAN や LAPGAN などが報告された．

このように，GAN は，画像を生成するという課題に対して，広く使われるようになってきた技術であり，その派生形は多岐にわたる．今後も GAN フレームワークの発展および応用が広がっていくと予想される．このため，ここでは一つ一つの技術を追うのではなく，現状，どのような問題にアプローチされているのか，それぞれの課題に対する使われ方を中心に各節で紹介する．

9.3 画像形成

9.3.1 画像内の特定の構造物を抑制する

画像内の特定の構造物から得られる信号成分を推定し，抑制することによって画像を再構成する研究では，ノイズなどの撮像過程で生成された情報ではなく，実際の人体の構造から得られる信号を推定することがターゲットとなる．ここでは，例えば，肺野内の骨や血管を推定し，抑制することにより，軟部組織やがんなどの異常所見の可視性を向上する研究が進められている．胸部単純X線画像を用いた研究では，鎖骨や肋骨などの骨成分から得られる信号成分を推定し，元の胸部単純X線画像からの差分を計算することで，骨だけが抜けて軟部組織の可視性を向上したような画像（bone suppression画像）（**図9.5**）を生成し，肺野内の構造物の視認性を改善する研究が挙げられる[4)5)]．この研究では，エネルギーサブトラクション（Dual Energy Subtraction：DES）装置により，異なる線質で撮影された2枚のX線画像を学習用のデータとして使用する．正解データには，DES装置から得られるX線吸収が大きい骨の信号からなる画像（骨画像）や軟部組織が主に写っている画像（軟部画像）を用い，原画像からCNNなどのディープラーニングによるモデルでそれぞれの信号成分（骨推定画像，もしくは，軟部推定画像）を出力する．これにより，肺野内の骨が減弱されたbone suppression画像を生成することができ，エネルギーサブトラクションの装置がない環境でも，1枚の胸部単純X線画像から肺野内の軟部組織の視認性が向上した画像を生成することができる．

同様の骨の信号の減弱によるbone suppression画像の生成は，骨の信号値を解析的に推定することによっても実現可能であるが，解析的な手法では，記述的に定義できる信号変化に対しては正確な推定が可能である一方，複雑な信号変化をすべて定義することは困難であり，このような場合に，ディープラーニングに基づいた手法は有効性を発揮する．エネルギーサブトラクション画像を正解画像として使用する場合の課題は，1回曝射方式では一般的にノイズが多くなり，低コントラストとなること，2回曝射方式では，2回の曝射のわずかな間に臓器などの位置がずれることが問題として挙げられ，これをディープラーニングの学習データとして使用した際，詳細な構造物が推定できない場合があることである．

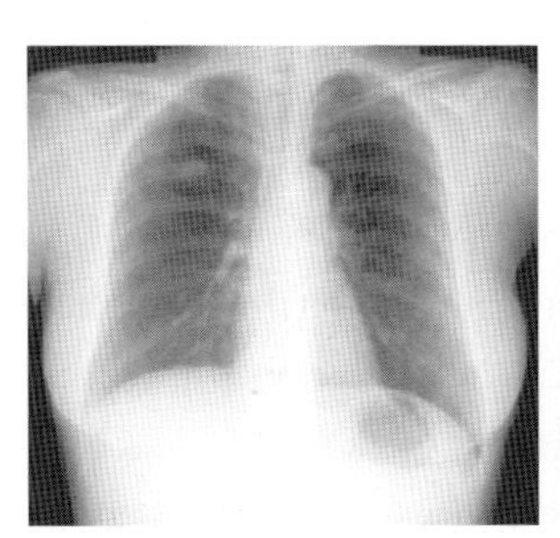
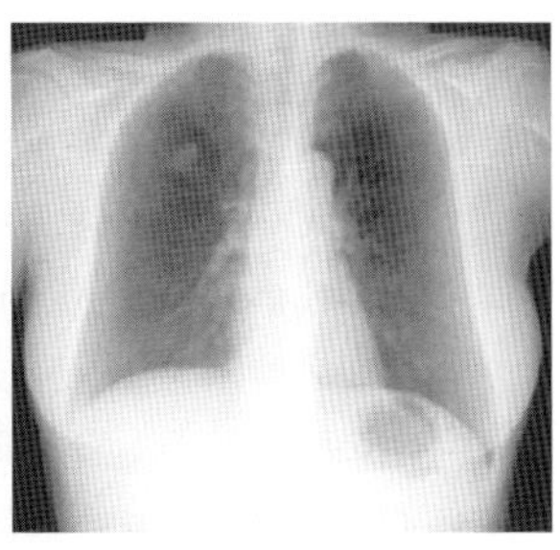

図9.5　Bone suppression画像の例

9.3.2　診断に供する画像を生成する

CT や MRI での撮影では，診断に供する画像を生成する際に画像再構成が行われる．例えば，CT の撮影では，X 線管と検出器が検出対象の周りを回転して投影画像を撮影し，検出器の位置ごとに出力された信号（サイノグラム）から 3 次元情報を有する画像を再構成する．この画像再構成では，解析的な方法であるフィルタ補正逆投影（Filtered Back Projection：FBP）法に加え，ノイズやアーチファクトなどによる画質低下の抑制が期待できる逐次近似画像再構成（Iterative Reconstruction：IR）法が広く使用されるようになってきた．ただし，IR 法は計算コストが大きく，処理時間が多くかかることが問題として挙げられていた．そこで近年は，ディープラーニングを用いた画像再構成手法が提案されている．多くの場合，画像を再構成した後に，量子ノイズやアーチファクトを抑制する手法（次節以降で紹介）がとられることが多いが，再構成の段階でよい画質の画像を得るためにディープラーニングを使用する手法も提案されている．例えば，サイノグラムを荒くサンプリングし，FPB 法で逆投影した後，ディープラーニングにより画質を改善する方法，IR 法の中でディープラーニングから得られる事前情報を用いて再構成する方法などの報告に加え，さらに，サイノグラムから直接，ディープラーニングにより再構成画像を生成する方法についても可能性が提案されている[6]．

9.4　画質改善／画像処理

9.4.1　画像の解像度を改善する

解像度を改善する課題は，いわゆる超解像（super-resolution）として知られ，少ない画素数（低い解像度）の画像から高解像度の画像を生成する技術として利用される（**図 9.6**，**図 9.7**）．一般に，超解像の技術では，1 枚の低解像度の画像から高解像度の画像を生成する場合と，方向が異なる画像（CT などの 3 次元画像の場合，アキシャル断面やコロナル断面など）や，動画像を中心とした少しずつ位置が異なる画像（超音波などの場合，複数フレーム）など複数の画像から高解像度の画像を生成する場合があり，医用画像でも両方のアプローチから研究が進められている．従来の超解像は，荒くサンプリングされることによって失った高周波成分を，あるモデルのもとに解析的に類推するアプローチが主流であったが，ディープラーニングを使用したアプローチでは，入力として使用する低解像度画像と出力として使用する高解像度画像を正解画像として準備し，入出力画像の関連性を学習することにより，高解像の画像を生成するということが行われている．近年，超解像の問題で使われてきた類推による手法と比べても，高精度な高解像画像が得られるようになってきており，注目が集まっている．

1 枚の低解像度画像から高解像度画像を生成する畳み込みニューラルネットワークでは，Super-Resolution Convolutional Neural Networks（SRCNN）が広く利用されている[7]．SRCNN では，Bicubic 法などの既存の手法で拡大した画像を入力し，CNN に基づいた構成でピクセルごとに画像を高精細化する．マンモグラムや胸部 CT などさまざまな医用画像の高精細化に使用されてきたが，超解像の問題では特に，MR 画像を使用した研究が多数報告されている．これは MR 画像が，高解

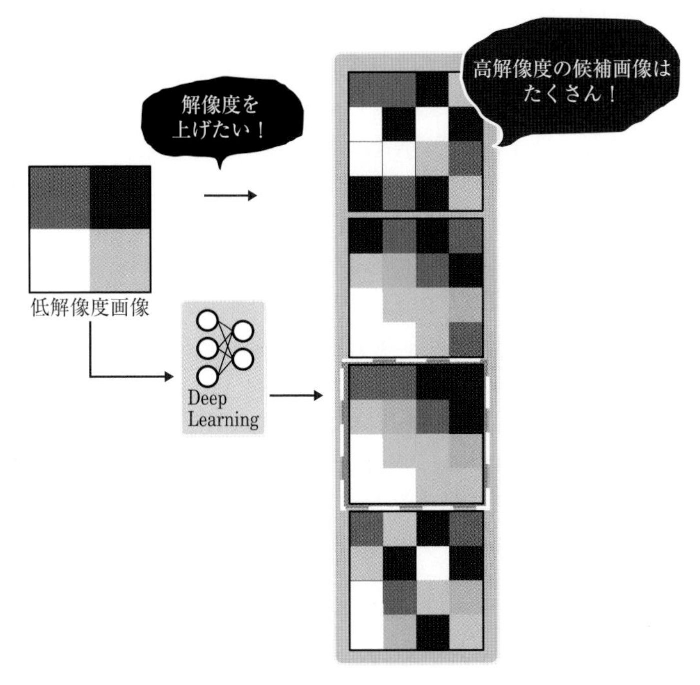

図 9.6　超解像の概念図

低解像度の画像から高解像度の画像を推定する場合，多数の候補（例えば，8 ビット画像の場合，2 倍にアップサンプリングすることを考えると，$2^8 \times 4$ 通りの可能性がある）が存在する．ディープラーニングによりこの $2^8 \times 4$ 通りから最適な推定を行うアプローチが注目を集めている．

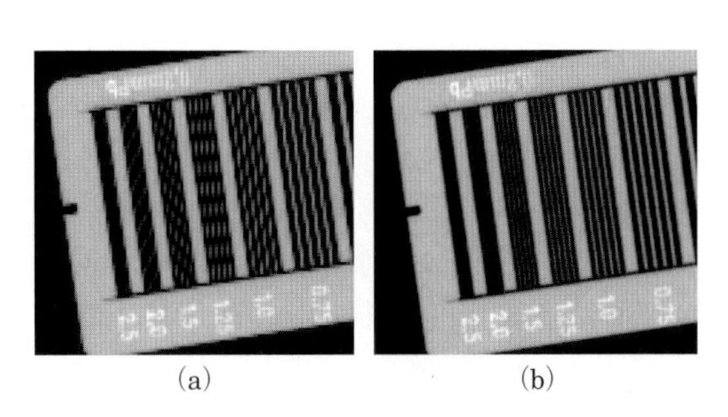

（a）　　（b）

図 9.7　超解像度処理の効果

低解像の画像を拡大補間した画像（a）と低解像度の画像を超解像度処理により高解像度化した画像（b）．分解能が向上している様子がわかる．

像の画像を作成するためには，長い撮像時間が必要となることや，撮像空間が限定されること，さらには，ノイズの問題があることなどトレードオフとなる課題が多いことが研究の強いモチベーションとなっている [8]．

3D 画像を用いたディープラーニングによるアプローチでは，パラメータ数や学習コストが膨大になることから，多くの研究は，1 枚の 2D のスライス面を入力とし，周辺の画素情報から高解像度の画像を生成する手法 [7] がとられる．しかし，入力情報が限定されることから精度に限界があるため，複数の断面画像を入力とすることや，ディープラーニングのネットワーク構成の工夫により，3D画像をそのまま入力して高解像度のスライスを推定するアプローチも同様に試されている．

動画像を用いた超解像の研究では，超音波の画像を中心に研究が進んでいる．動画像の場合，位置が異なる複数の画像を入力として高解像度の出力画像を得るため，複数枚の画像に写る被写体の移動量の推定（レジストレーション）が重要なファクタとなる．正しくレジストレーションすることができれば，解像度を上げるだけでなく，同時にノイズ抑制も視野に入れることができるが，超音波画像に発生するノイズやアーチファクトにより，この推定が難しい．そこで，この移動量を高精度に推定する方法として，超音波画像に発生するノイズやアーチファクトに強くなるよう工夫された手法が報告されている[9)]．

近年では，GANを用いた超解像の問題の改良として，SRGANというフレームワークが使用されている[2)]．SRGANの枠組みでは，生成器でResNetというディープラーニングの構成をベースとした手法を用いて画像を生成する．そして，判別器でサンプルデータ中の偽画像が実画像である確率を最小化する損失関数（adversarial loss）とディープラーニングの一つの形態であるVGG Networkから得られる損失関数を，よりもっともらしい高解像度画像を出力するための評価関数として使用することによって，従来法に比べてよりシャープでより自然な画像を得ることが可能となってきている．この手法は，MR画像などにも応用されており，成果を上げている[10)]．

9.4.2 ノイズやアーチファクトを抑制する

ディープラーニングを用いたアプローチでは，学習すべき対象から得られる信号成分が定義できれば，ディープラーニングをトレーニングするための正解データとして学習することにより，信号を推定し，画像を生成することができる．このことに目を付けた研究として，画像内の不要な信号成分（ノイズ）や医用画像内の特定の構造物から得られる信号値を推定し，強調，もしくは，減弱して画像を再構成することにより，新たな画像を生成する研究が進められている．

〔1〕量子ノイズの抑制

デジタル画像を生成する際，少ない光量（X線の場合は，X線量）で撮影すると，ざらざらした画像が生成される（図9.2のノイズが多い画像参照）．このざらざらしたノイズは量子ノイズとよばれ，診断の妨げとなる．一方，X線を使用した画像では，被ばく線量の低減が重要な課題であり，低線量で撮影された画像に対する量子ノイズの低減は重要な課題となっている．従来では，周波数成分の調整，フィルタリングによる手法，逐次近似法など多数の手法が試みられてきたが，ノイズ抑制効果が十分でないことや，元の画像にはない特有の偽の信号（アーチファクト）を生成するなど課題があった．そこで，複雑なノイズの定義をディープラーニングによる学習的な手法で解決する手段が注目を集めている．ノイズ抑制のためのディープラーニングでは，畳み込み演算（コンボリューション）によって構成されるオートエンコーダ（自己符号化器）に基づいた構成が広く使われてきた[11)]．オートエンコーダとは，入力した画像とほぼ同じ出力画像を得るための識別器であり，入力画像

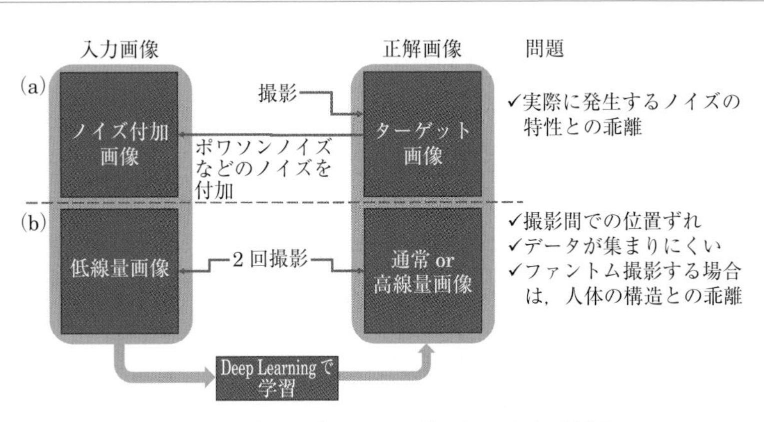

図 9.8　ディープラーニングによるノイズ抑制

の特徴を少ない情報（入力した画像の画素数より少ない数）で符号化（エンコード）し，また，それを復元（デコード）して出力画像を得る識別器である．ここでは，オートエンコーダの仕組みに対し，ノイズが付加された画像を入力に，ノイズがない，もしくは，少ない画像を出力として学習する．この際，中間層にあたるエンコーダ／デコーダの階層を深くすることにより推定精度を上げる．入出力に使用するノイズ付加画像とターゲット画像の準備には，さまざまな方法が提案されており，通常撮影された画像にポワソン分布ノイズなどを人工的に付加してノイズ付き画像を生成する方法や，人体ファントムや検体を用いて低線量撮影と通常撮影（もしくは，高線量撮影）の画像をセットで撮影する方法などが報告されているが，前者は，実際の画像で発生しているノイズとの乖離，後者は2度の撮影の間での位置ずれやデータが集まりにくいなどの問題がある（**図 9.8**）．

また，医用画像におけるノイズ抑制効果の評価には，特定の尺度を用いた定量評価も行われるが，実際の臨床利用時の評価を正しく表現できていない場合があり，専門家の主観を用いた実験（観察者実験）により効果が確認されることも多い．この際，専門家によりノイズ抑制効果が高いと判断された評価観点をディープラーニングの評価関数に反映することが必要となるが，ディープラーニングを設計する研究者／開発者にもノイズを評価するという観点で専門家に近い知識が必要となる．

〔2〕ノイズ抑制に対する GAN の取り組み

GAN によって生成された画像と実際の高解像度画像を敵対的に評価する関数を導入することにより，低線量で撮影された画像に含まれるノイズと通常の線量で撮影された画像に含まれるノイズの差までも学習し，鮮鋭性が高い，よりリアリスティックなノイズ抑制画像を生成する手法が報告されている[12)13)]．さらには，pix2pix の派生形のフレームワークを導入した研究[14)]では，特定の目的ではなく，複数の目的に使用されることを想定し，ノイズ抑制の他，PET 画像から CT 画像を生成する問題（9.5.2 項で取り上げる異なるモダリティの画像を生成する問題）や MR 画像での体動補正などの目的にも共通に使用されることを想定している．

〔3〕量子ノイズ以外のノイズ抑制

ノイズ抑制の研究は，量子ノイズの抑制の他にもCTの散乱線除去や金属アーチファクトの除去などにも応用されている．コーンビームCTなどで発生する散乱線は，被写体にX線が当たることによって発生し，これが画像中央部の濃度低下や線状のアーチファクトの原因となっている．CTの散乱線除去では，従来から研究されているモンテカルロ法によるシミュレーションより速く，また，カーネル法によって推定された情報より正確に散乱線を除去するために，ディープラーニングによるアプローチが行われる．また，特に，患者の体内に金属などのX線透過率が大幅に異なる物質が含まれると，人体の構造物などのX線透過率が低い物質付近にアーチファクトが発生する問題がある（金属によって生じるアーチファクトを特に，金属アーチファクトとよぶ）．金属アーチファクトの除去では，これまでは，アーチファクトが発生する原因ごとに，物理的に補正する方法，線形補間などで補正する方法，逐次近似法で補正する方法，さらにはこれらの手法をミックスする手法などが提案されてきたが，金属の素材や大きさ，位置などさまざまな条件のアーチファクトを完全に消すことができるスタンダードな手法は発見されていなかった．そこで，近年は，ディープラーニングを用いて，それぞれの理由からのアーチファクトを抑制する手法が提案されている．

9.5 疑似的に画像を生成する

疑似医用画像を生成する目的は，現在では，大きく二つに分かれている．一つは，セグメンテーションや検出などを目的としたAIの学習に入力する画像数を仮想的に増大させる目的と，もう一つは，撮影のワークフローやコスト改善などの目的のために，撮影されなかった画像を仮想的に生成し，診断に利用したいという目的である．本節では，9.5.1項でデータ収集効率化のための疑似医用画像の生成について説明し，その中で特に，ディープラーニングによって異なるモダリティの画像を生成するトピックについて9.5.2項で説明する．

9.5.1 データ収集効率化のための疑似医用画像の生成

医用画像の場合，倫理上の問題が大きいこともあり，データ収集コストが非常に高く，特に，病気を検出／診断するというような課題に対して，ディープラーニングで処理をするために十分なデータを集めることは困難である場合が多い．また，データが収集できたとしても，どの領域に検出対象が存在するかを専門家が病変領域の境界を囲うなどして，正解データを作成する必要がある（詳細は，5.1.3項を参照）．さらに，これに加え，正解データは，AIが対象とする問題ごとに作成が必要であり，多くの時間とコストが必要となってくる．このため，仮想的に医用画像データを水増し（data augmentation）し，AIの研究に利用するという試みが行われてきた．例えば，コントラストを変換する，ノイズを付加する，角度を変える，左右反転するなどである．ただし，これらの方法で得られた画像をAIの学習で使用する場合，元のデータに偏ったデータが水増しされることになり，本来学習すべきものに対して十分なバリエーションが得られないことが多く，異常所見の検

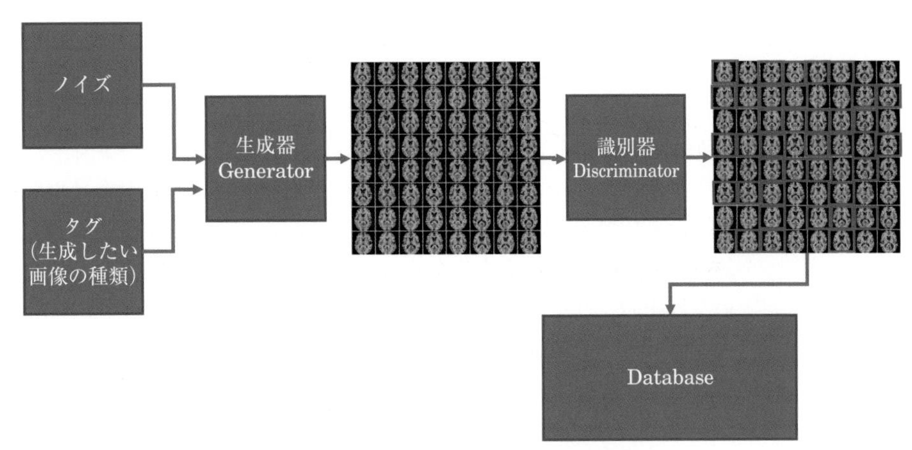

（a）GAN によるデータベース水増しの構成
□：GAN によって選択された画像

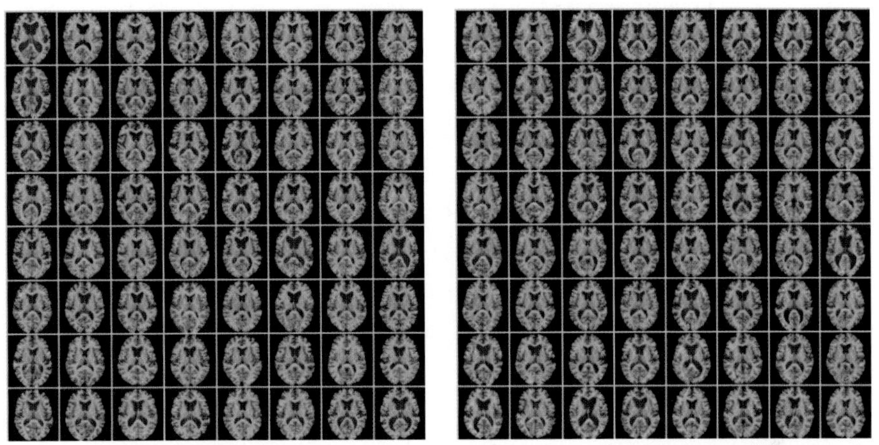

実際の MR 画像のサンプル　　WGAN によって生成された MR 画像のサンプル

（b）MR 画像を用いた GAN によるデータベース水増しの例

図 9.9　GAN によるデータベース水増しの構成と生成された画像例

実際の MR 画像と比べても精巧な画像が生成されていることがわかる．
（画像は Dr. Bowles の厚意による）

出や識別の際の精度が十分でないという課題がある．これに対し，より精巧な画像データの水増しを行うために，GAN により生成された画像を用いて，データベースを仮想的に増大させ，AI で利用するということが試みられている（**図 9.9**（a））．水増しの主なターゲットは，現在は，脳や肺などのがんの画像所見が主な対象であり，MRI，CT，X 線画像の他，皮膚がんを検出するためのダーモスコーピー画像など多岐のモダリティに対する研究が進んでいる．また，がん以外の対象では，血管などの正常構造を仮想的に生成してオリジナルの画像に埋め込む研究や画像全体を生成する報告がされている（図 9.9（b））．

医用画像の水増しの問題では，さまざまな大きさ，形状，コントラストを有するがんに対して，高精細で臨床上，不自然さがない画像を作成することが要求される．この課題に対応するため，低解像度の画像の生成から徐々に高精細の情報を付加して画像を生成する，Progressive Growing of GAN（PGGAN）や Laplacian Generative Adversarial Networks（LAPGAN）の有効性が報告されている．GAN による画像生成では，これらの取り組みの前は，128×128 以下の画像サイズを扱う問題が多かったのに対し，PGGAN や LAPGAN のアイディアにより，1,024×1,024 までの大きな画像サイズを扱えるようになった．また，推定が容易な低解像（少ない画素）から学習することにより，安定してきれいな画像が生成できることや，比較的，短時間で学習ができることも，このフレームワークが医用画像の生成に使用されている理由のようである（現時点では，他の画像を生成する課題と同様，PGGAN や LAPGAN の派生形の研究が多数出てきている）．

〔1〕GAN を用いて水増しされたデータを用いた精度の向上

GAN を用いたデータの水増しの報告の中には，GAN を用いて生成された偽画像により水増しされたデータベースを利用したセグメンテーションや異常陰影の検出精度に関して言及している研究もある．ただし現時点では，効果は限定的であり，従来の水増し手法に対し，若干，精度が向上するという程度のようである．比較的，GAN による水増しにより，効果的に精度が改善している例として，MR 画像を用いた脳腫瘍のセグメンテーションの問題で，水増しなしに対して DICE スコアで 0.05 向上（0.79→0.84）した例[15]や，CT 上の肝臓の病変を識別する課題において，従来の水増し法に対し，感度が 7.1 ポイント（78.6%→85.7%），特異度が 4.0 ポイント（88.4%→92.4%）改善したという報告[16]がある．さらに興味深い工夫としては，CT 上のノジュールの鑑別する問題に対し，事前学習に GAN により水増しされたデータを用いて，最後のファインチューニングに実際の画像を使うことにより，精度が改善されるという報告[17]も出てきており，今後のさらなる研究の成果が期待されている．

9.5.2 異なるモダリティの画像の推定

pix2pix や cycleGAN などの画像から画像を生成する GAN の研究の加速により，実際には撮影されていない異なるモダリティの画像を疑似的に生成することが可能となってきた．この目的は，①検出やセグメンテーションを行う AI のための学習データ数を仮想的に増大させる目的と，②画像取得のコスト削減や時間短縮，被ばく線量の低減などの目的で診療に使用する画像を生成する目的に分かれる．疑似的に生成する医用画像としては，CT 画像から PET 画像を生成する研究，MR 画像から CT 画像を生成する研究，MR 画像での撮像方式の変換（T1 と T2 画像の変換など）など入力とする画像も生成する画像のモダリティも多種多様の報告がされており，対象部位も頭部から胸部，肝臓，整形分野など多くの対象への応用が報告されている．また，放射線画像の枠組み以外では，モダリティを変換する課題ではないが，組織病理画像を用いて，未染色の画像から H&E 染色済みの画像への変換の研究も報告されている．ただし，現状では，GAN により生成された画像の臨床への応用に関しては，研究的な要素が強く実用化にはまだ時間がかかりそうである．しばらくは，より応用が容易な AI の学習データを仮想的に増大させることで成果を得ることが期待される．

9.5.3 それ以外の画像を生成する研究

近年の医用画像の AI の研究は，治療効果や予後などの予測に焦点を当てた研究が注目を集め始めている．画像を生成する課題に対しても，このアプローチの研究が報告されており，その一つの例として，GAN によって生成された MR 画像を用いて，アルツハイマー病の経過を予測する試みがある [18]．このような予測画像は，主治医が患者や患者の家族に対してアドバイスを送ったり，患者への説明に使用されることや，投薬の効果に対して，予測された状態と実際の状態を比較することにより，治療方針の確認にも使用されることが期待されている．また，患者自身が予測結果を見て，自ら生活習慣を改善することにも大きな効果があると期待されるなど，さまざまな応用が検討されており，今後の一つの研究分野として広がっていくことが予想される．

Chapter 10 診断を支援する

応用編

藤田 広志

AI の第 3 次ブームが到来し，医学領域における AI への期待も大きい．しかしながら，医師，特に画像診断を専門とする放射線科医からは，「近い将来，“画像を診る”読影という仕事が，AI に取って代わられてしまうのでは」との不安の声も聞こえてくる．毎年，米国シカゴで 11 月末頃に 1 週間にわたり開催される世界最大規模（約 5 万人越）の国際会議で，放射線科医らが中心に集う北米医学放射線学会（RSNA）では，特に 2016 年から，そのような議論が盛んに行われている．

本章では，医用画像を対象とする「コンピュータ支援診断（Computer-Aided Diagnosis, 以下 CAD)」と AI（ディープラーニング）について探ってみよう[1~4]．

10.1 CAD の歴史概観

CAD の開発には，AI の技術が昔から使われており，CAD の歴史を語るには[1]，AI の歴史も概観しながら紐解く必要がある（**図 10.1**）．

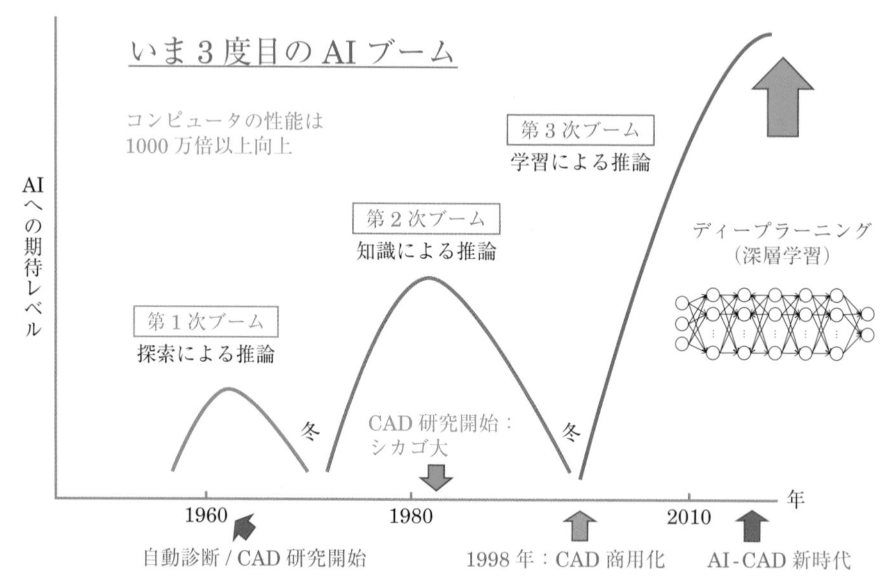

図 10.1　3 回の AI ブームと CAD 研究

10.1.1　黎明期（1960～1970 年代）

デジタルコンピュータの発明は 1940 年代である．その後およそ 10 年を経て，

Lustedという放射線科医がMedical Electronicsと題した論文の中で，コンピュータによるX線画像上の病変部解析について述べている（N. Engl. J. Med., 252, pp.580-585, 1955）．本格的には，1960年の同Lusted論文のコンピュータによる画像解析の必要性や胸部X線写真における正常・異常画像の自動分類の提案を始まりとして[5)]，CADの初期の研究が1960年代にたくさん出現している．CADという用語を用い，CADとして書かれた最初の出版物は，1966年のLodwickによるものであろう[6)]．この論文では，CADの具体的な開発アプローチを8つのステップで示している．この時代のCAD研究の多くは，画像の“支援診断”ではなく“自動診断”を目指していたが，実現されるのは遠い未来ということで，どちらにしても当時としては大差ないように考えられていたのであろう．実際，この時期の計算機（コンピュータ）の能力は，現在のスマホ以下のレベルであった．また，X線フィルム（アナログ情報）による撮影・表示・記録が行われていた時代でもあり，最初の課題は，どのように画像をコンピュータに入力（すなわちデジタル化）するのかであった．本邦では，例えば，名古屋大学の鳥脇（故）らによる胸部間接X線写真の解析を代表的な研究事例として挙げることができる．また，原発性骨腫瘍（1964年），甲状腺疾患（1964年），核医学画像（1964年），マンモグラフィ（1967年）に関するCADに関連した研究も，この頃に始まっている[1)]．

AIという言葉が誕生したのは，Chapter 1にも説明があるように，1956年に米国のダートマスで開催された会議（ダートマス会議）においてである．この時期に，生物の脳の神経ネットワークをモデルとしたコンピュータ処理の仕組み（ニューラルネットワーク）の基礎となるパーセプトロン（人工ニューロンを2層に繋いだ構造）が登場している．もっとも，ニューラルネットワークに関する研究は，すでに1940年代から始まっていた．1960年代にゲームでの探索による課題解決によって，「第1次AIブーム」を迎える．しかし，「トイ・プロブレム（おもちゃの問題）」は解けても，現実に遭遇する複雑な問題は解けないことがわかり，図10.1にも示すように，1970年代にはAIは最初の「冬の時代」を迎えている．

10.1.2 成長期（1980～1990年代）

一連の研究は，その後も疾患の対象領域が広がりつつ，工学系研究者らが中心となりさらに続けられた．そして，自動診断ではなく，支援診断を全面に打ち出してCADという概念・発想でシステムを開発する研究は，1980年代前半にシカゴ大学のDoiらにより本格的に始まった[7)]．

AI領域では，この1980年代は，コンピュータに「知識」を入れて賢くしようという時代であり，エキスパートシステムとして開発され（ルールベースAI），「第2次AIブーム」が起きている．中でも，1970年代初めにスタンフォード大学で開発されたマイシン（Mycin）が有名であり，これは伝染性の血液疾患を診断し，抗生物質を推奨することができた．

1986年には，階層構造の人工ニューラルネットワーク（Artificial Neural Network：ANN）の学習法としてバックプロパゲーション（誤差逆伝播法）が提案され，ニューラルネットワークは，「学習するコンピュータ」として大きな話題をよんだ．また，特筆すべきは，1979年に，福島がネオコグニトロンという生物の視覚神経路を模倣したニューラルネットワークを発表しており，これは最近ブレークしている畳み込みニューラルネットワーク（CNN ともいう．詳細は Chapter 3 参照）の発想の元となっている．医用画像の領域でも，このネオコグニトロンに影響を受けた CNN 型のネットワークが，1990 年前半にすでにマンモグラフィや胸部 X 写真の CAD に応用されており，その後，シカゴ大の Zhang や Suzuki らがそれぞれシフト不変（shift-invariant）ANN や大規模学習（massively trained）ANN（MTANN）を提案している（Column 1 参照）．そして，1990 年頃から，多くの CAD システムに，この 3 層構造のニューラルネットワークが取り入れられ，性能向上の一役を担っている．すなわち，わざわざ AI 技術を使った CAD とはよばれなかったが，すでに機械学習の手法はこの当時から CAD に取り入れられていた．なお当時は，“ニューロ” ブームが沸き起こっていた時代であった．

しかし，このような第 2 次 AI ブームは，エキスパートシステムにおける知識を記述し管理することの難しさが次第に明らかになったことなどにより，1995 年頃から，再び「冬の時代」を迎えてしまう．

10.1.3　実用期（1998 年：CAD 元年〜2010 年代前半）

1998 年は「CAD 元年」の年であるといわれる．その理由は，米国のベンチャー企業である R2 Technology 社（現 Hologic 社）が開発した検診マンモグラフィ専用の「イメージチェッカーシステム」とよばれる CAD システム（**図 10.2**）が，米国の Food and Drug Administration（食品医薬品局，以下 FDA）の認可をこの年に得ており，米国内で商品として販売することに成功したからである．これは，世界初の商用の CAD システムの出現であった[1]．また，米国議会では，2001 年，医療保険（メディケア）の適用範囲をマンモグラフィ CAD に拡大し，その後，同 CAD の普及に拍車がかかった．2016 年には，92％のマンモグラフィ検診画像の読影に CAD が利用されるようになったという[8]．その後，マンモグラフィ（乳がん検出）以外にも，乳房超音波画像（乳がん検出），胸部 X 線写真や CT 画像（肺

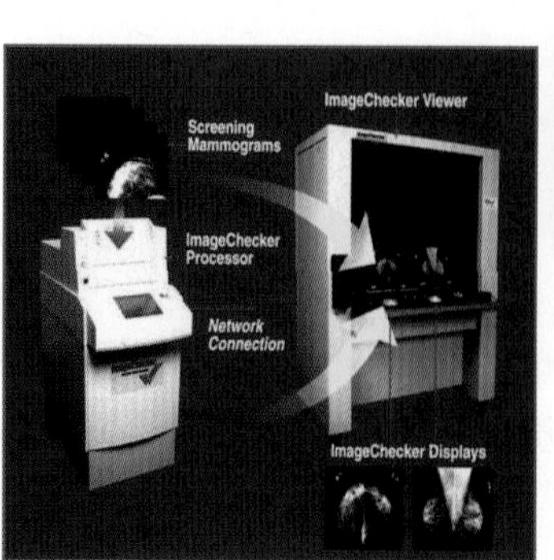

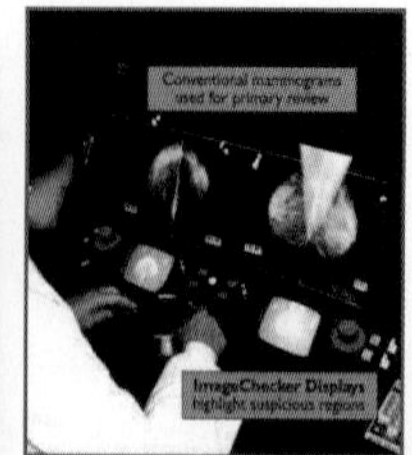

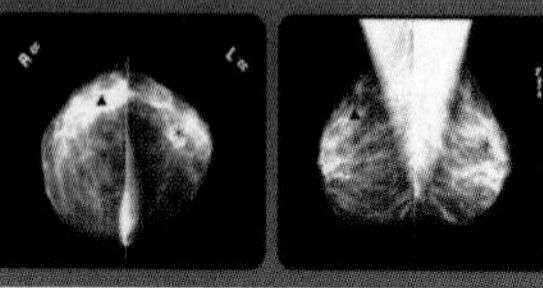

図 10.2　世界初の CAD 商用機「ImageChecker System」
R2 Technology Inc.（現 Hologic）のホームページより引用（改変して掲載）．

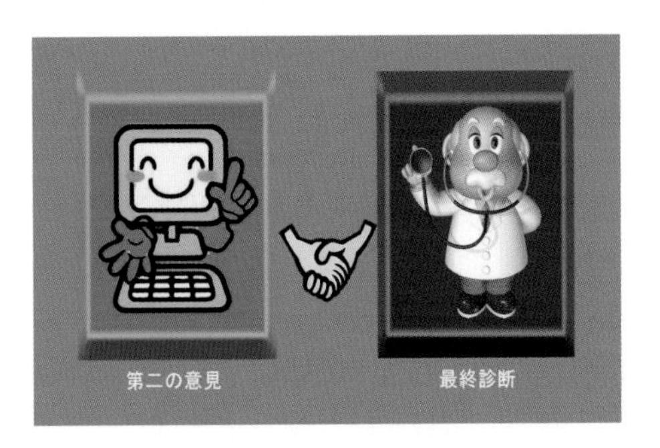

図 10.3　コンピュータ支援診断（CAD）の概念図

がん検出），大腸CT画像（大腸ポリープ検出）などのいくつかの画像診断領域のCADも，順次，商用化に成功しているが，大きく普及したのはマンモグラフィCADのみであった．

これらのCADの利用方法の定義は，まず，

① 医師が画像をCADなしで最初に読影し，

その後に，

② コンピュータの解析結果を「第二の意見」として利用する

ものであり，最終診断は必ず医師が行うことと厳格に決められている（**図 10.3**）．

すなわち，コンピュータ側から見ると，診断対象画像の"second look"（2度目に見る）である．

また，CADは

① 検出支援（Computer-Aided Detection：CADe）

② 診断支援（Computer-Aided Diagnosis：CADx）

と分類できるが，前者は病変部の検出支援であり（存在診断），後者はがんの良悪性の分類などの支援である（鑑別診断）．CADxに対しては，FDAは長年，認可をしなかったために，商用化に成功したのは，CADeのみであるという時期が長く続いた．

これらはすべてCADの「第1世代機」ともよべるが，マンモグラフィCAD以外の商用機の普及は，思ったより進展しなかった．特に，本邦では，薬機法の承認を得たCADeシステムは，マンモグラフィのみに留まっているという，厳しい現実が最近まで続いていた．

また，そもそも実験室レベルではROC解析によってCADの有効性を示す原著論文が多数出されていたものの，臨床環境でも本当に有効であるかは検証されておらず，この頃に，関連論文がいくつか出ている[1]．さらには，検出率（sensitivity）が不十分，偽陽性候補数がまだ多い，要精検率が増える，ワークフローが悪い等の問題点の指摘も提議されていた．

AIの観点からは，この時代には，ニューラルネットワークの限界もわかってき

[1] Fenton論文：2007年4月，Fentonらは，乳がんの発見率向上にマンモグラフィCADは貢献しない，という研究結果をNew England Journal誌に発表し大きな話題となった[9]．内容の詳細は，例えば，「内山菜智子：マンモグラフィCADの臨床評価の現状と課題 −Fenton論文を中心に−．医用画像情報学会雑誌，25 (2)：26-28，2008」を参照されたい．

ており，次にはサポートベクタマシン（SVM）という新しい機械学習の方法なども出現して，CADの開発にも利用されるようになっている．

10.1.4 AI-CADの時代に（2010年代後半～現在）

以上は，従来型のCADといえよう．最近の第3次AIブーム時代のCADはどのように変わろうとしているのか？

いまや伝統的（traditional）ともよばれる従来型のCADでは，基礎編での説明のように，画像の中の認識対象の特徴量を，設計者（人間）が苦労して考案・作成したのに対して，ディープラーニングの利点は自ら特徴量を作り出す（すなわち学習する）ことができる点にある．すなわち，従来型のCADは**図10.4**の（a）のようであり，CADの「第2世代機」ともよべるディープラーニングを使うAI-CADは同図（b）のようになる[2]．

AIのレベルは[10)11)]，**図10.5**のように5段階で区別される．ここで，レベル1

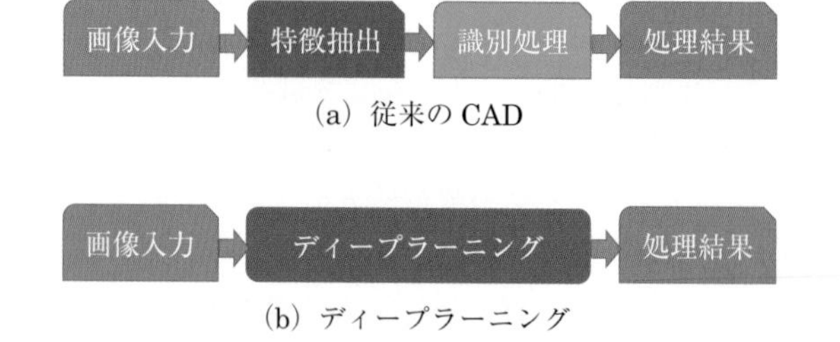

図10.4　従来型のCADとディープラーニング型AI-CADの開発過程の相違

AIレベル
レベル5
汎用AI
レベル4
ディープラーニング
自動運転車
レベル3
機械学習
Google検索エンジン
レベル2
推論
進化したお掃除ロボット
レベル1
制御
AI搭載家電
古典的なAI
特化型AI

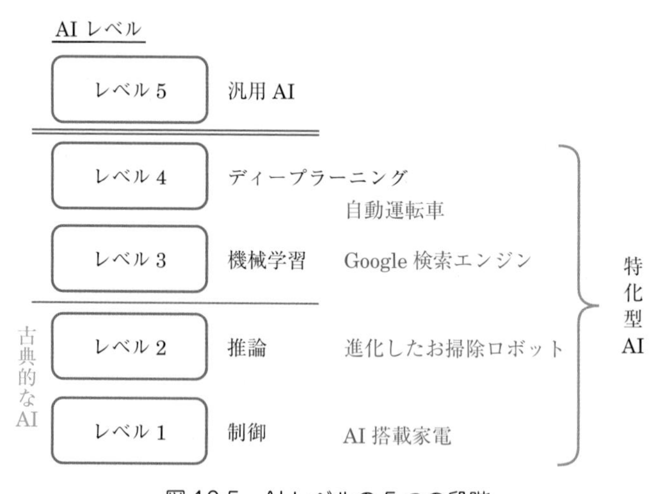

図10.5　AIレベルの5つの段階

ディープラーニングによりCADはレベル3からレベル4に達する．

[2] 本書では，ルールベース法に基づくものや，ディープラーニング以外の従来の機械学習を用いるもの（分類・識別処理に人工ニューラルネットワークやサポートベクタマシンを使う部類）までを「従来型CAD」とよび，ディープラーニング型のCADを「AI-CAD」とよんで区別する．ただ，最近のAIブームで，ディープラーニング以外の機械学習を用いるものも含めて「AIを用いたCAD」ともいわれる昨今である．

のAIは，AI搭載をうたった家電製品で（単純な制御プログラム），レベル2は質問応答システム，お掃除ロボットや一般的な将棋ソフトウェアのレベルである（「知識」を使ったAIで，推論・探索が可能）．これらは，古典的なAIともよばれる．レベル3になると，検索エンジンやビッグデータ分析に活用されるもので，機械学習が行われるようになり，人間から特徴量を教えられて学習する．レベル4では，さらに高度な分析が可能になり，ディープラーニングが取り入れられ，人間が特徴量を教えなくても自力で獲得（学習）する．車の自動運転や，昨今の囲碁AIなどはこれに該当する．しかし，これらのレベルのAIは，特定の目的に限定されたもので，「特化型AI」と分類される．そして，レベル5になると，人間のように（あるいはそれ以上に）何でもできるAIで，「汎用AI」（Artificial General Intelligence：AGI）とよばれるが，これはまだ実現されていない．レベル5のAIは「強いAI」ともよばれ，それ以外は「弱いAI」ともよばれることがある．ディープラーニングの出現により，AI（ここではCAD）はレベル4に上がっている．

ディープラーニン型AI-CADの出現により，20年近く続いたCADの開発史が大きく塗り替えられようとしている．

具体的には，以下で順に説明する．

10.2　CAD 利用形態の進化・多様化

10.2.1　セカンドリーダー型 CAD

1998年にFDA承認のマンモグラフィCADが出現して以降，そのすべての利用形態は「セカンドリーダー（second reader）型」で（**図10.6**（a）），かつ検出支援型（CADe）であった．これは，まず医師はCADの結果（病変検出位置のマーカーなど）を参照せずに読影し，その後，CADの結果を参考にして最終診断を行う，という使い方である．

ところが，2016年以降，これに変化が起きている（**図10.7**）．

まずは，CADxであり，2017年7月，ついにこの壁が破られた．Quantitative

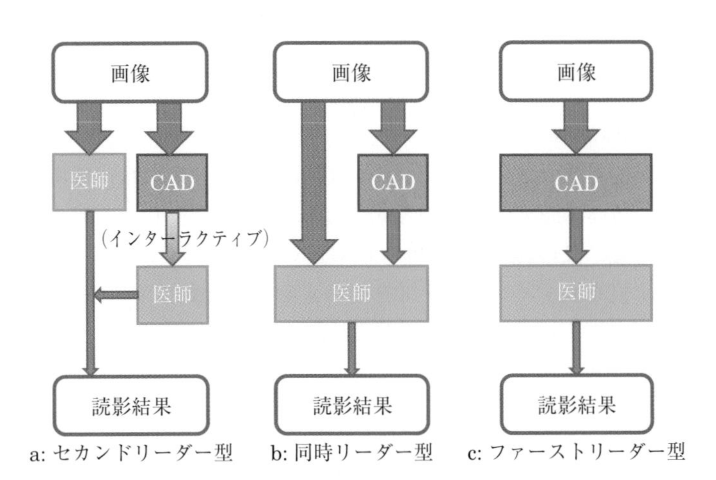

図10.6　CADの代表的な3つの利用形態
（参考文献12を参考に改変）

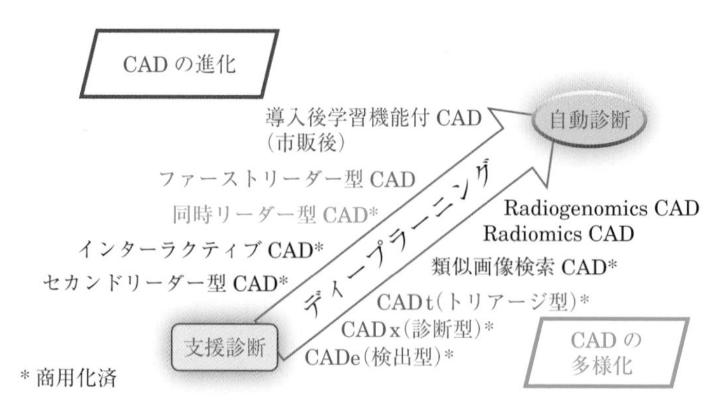

図 10.7　新生 AI-CAD の誕生

ディープラーニングが CAD の進化・多様化を急加速させる.[3]

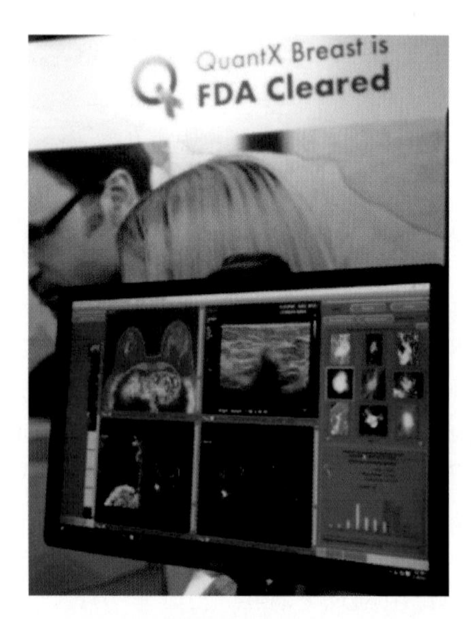

図 10.8　FDA 初承認の CADx システムの一画面

RSNA2017 における Quantitative Insights 社の機器展示ブースにて.

Insights 社というベンチャー企業が開発した“QuantX”という商品で，乳房の MRI を対象とする診断支援型の CAD（以下，CADx）である（**図 10.8**）．これは，シカゴ大学の Giger 教授のグループが開発してきた成果が，商用化されたものである．この乳房 MRI 用の CADx は，候補病変部位に対して「QI Score」という悪性度を表すインデックスを提示するものであり，類似画像提示機能を有している．

[3] 画像の診断支援（CAD）ではないが，2020 年 2 月 7 日，FDA の新しい種類の CAD 機器（new CAD device type）として承認されたのもがある．これは，CADe, CADx, CADe/x, CADt に続く分類であり，“コンピュータ支援取得／最適化（computer-aided acquisition/optimization；CADa/o)” と呼称される．心エコー検査のための画像あるいは診断信号の取得や最適化をする目的で，Caption Health（https://captionhealth.com/）という米企業が開発した Caption Guidance というソフトウェアである．

また，2018 年 5 月，2 次元 X 線画像から手首の骨折の位置を検出し（画像上の骨折の位置にマーキング），遠位骨折の徴候についての診断も支援するための Imagen Technologies 社による OsteoDetect という AI ソフトウェアが，FDA の承認を得ている．これは，CADe＋CADx の範疇に入る（Regulation Name：Radiological Computer Assisted Detection and Diagnosis Software）．

同年 12 月の iCAD 社の乳房トモグラフィについては，次項で説明する．

10.2.2 インターラクティブ CAD

インターラクティブ（interactive）CAD は，オランダの研究グループによってマンモグラフィ CAD 用に提案されたもので，CAD のマーカーや関連する情報は病変部には表示されない．もし，読影医師が気になった箇所があり，そこをコンピュータ画面の画像上でクリックするときにのみ解析結果等が提示される仕組みである（図 10.6 (a)）．これにより，セカンドリーダー型 CAD でも，読影時間の増加なしに乳がんの検出率がよくなるという．2018 年 12 月に，オランダのスタートアップ企業 ScreenPoint Medical 社が開発したこのようなスタイルの AI-CAD システムが，FDA 承認を得ている．

10.2.3 同時リーダー型 CAD

同時リーダー（concurrent reader）型 CAD の定義は，CAD の結果（例えば，検出マーカー）を読影の最初から見るものであり（図 10.6 (b)），セカンドリーダー型よりも読影時間の短縮が期待される．胸部 CT のノジュール検出や大腸検査の CT コロノスコピーのポリープ検出で，同時リーダー型 CAD の研究がこれまでも行われている．これらは，1 症例あたり大量の画像データの読影が必要な診断領域で，かつ検診での利用に期待されている．

最近，少なくとも以下の 3 つの同時リーダー型 CADe が FDA の認可を得ている．まず，2016 年 9 月に，Riverain Technologies 社が開発した胸部 CT 用（3 次元画像）の同時リーダー型 CAD システム“ClearRead CT”が，FDA の承認を得てい

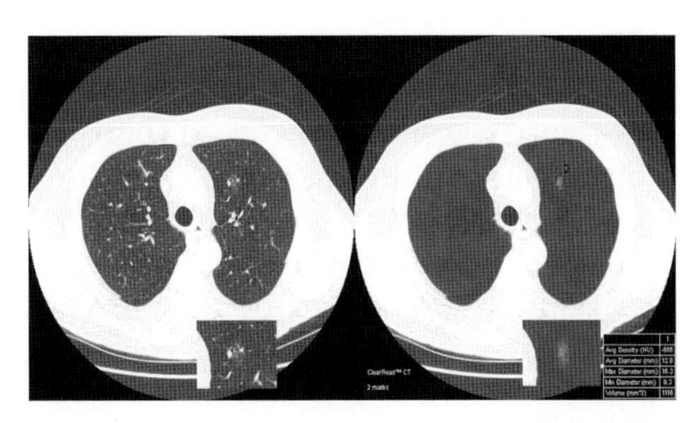

図 10.9 Riverain Technologies 社による胸部 CT の同時リーダー型 CAD

左：胸部 CT 画像の 1 スライス面，右：左画像から血管陰影が抑制されたスライス面．
（同社ホームページより https://www.riveraintech.com/）

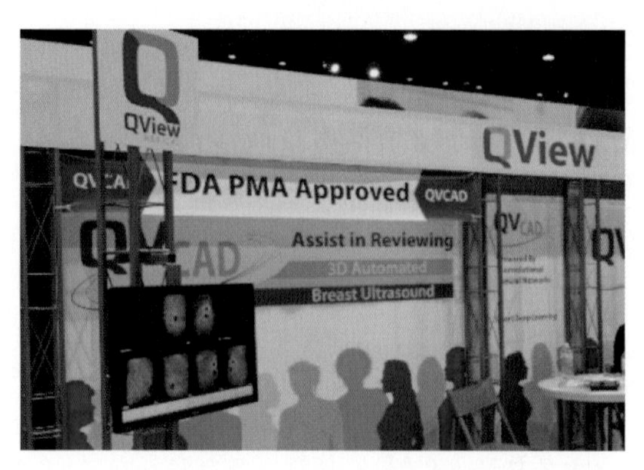

図 10.10　QView Medical 社の３D 乳房超音波画像のための同時リーダー型 CAD

RSNA2016 における QView Medical 社の機器展示ブースにて．

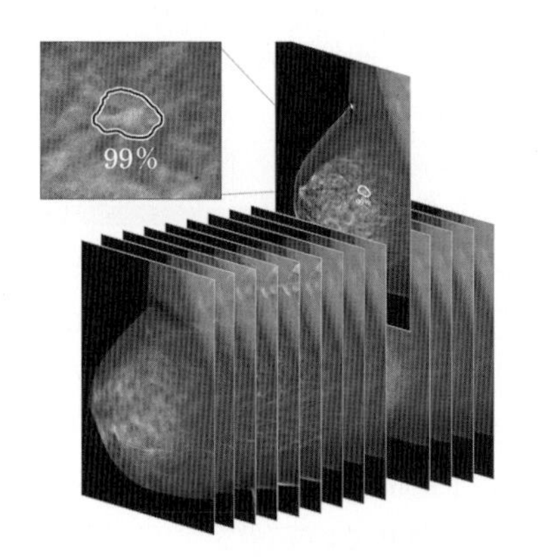

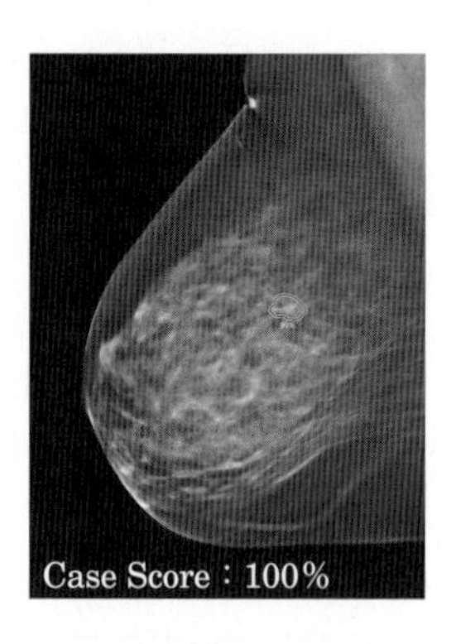

図 10.11　iCAD 社の新しいブレストトモシンセシス用の同時リーダー型 CAD の検出（CADe）＆判定（CADx）の表示例

検出候補領域の輪郭とその候補のスライス単位（左写真）あるいは症例単位（右写真）で悪性度（それぞれ finding score と case score とよぶ）を％で表示（iCAD 社提供）．

る．同システムは，胸部画像中の血管陰影を抑制する部分と種類の異なるノジュールを検出する部分で構成されている（**図 10.9**）．

続いて 2016 年 11 月，QView Medical 社というベンチャー企業（**図 10.10**）が開発した 3D 乳房超音波画像のための同時リーダー型 CAD システム “QVCAD System” が，FDA の承認を得ている．同システムは，3D 超音波画像上に異常部位の検出結果を表示するのではなく，合成 2D 画像上に異常部位をマーカーで表示するものであり，検出性能を保ちつつ，読影時間の短縮ができるという．同 CAD の利用により，26％早く読影ができ，29％未検出が減少とうたっている．

さらに，2017 年 3 月には，同様に多量の画像の読影が迫られる乳房トモシンセシス画像を対象とした同時リーダー型 CAD として，iCAD 社の乳房トモシンセシス専用の PowerLook Tomo Detection が FDA の承認を得ている．超音波 3D 画像と同様に，合成 2D 画像上に異常部位（腫瘤とディストーションという 2 種類の病変）の検出結果を提示するものである．ただし，こちらではマーカーは示さず，異常な領域が強調された表示がなされる．平均約 30%の読影時間の短縮が可能という．

また同社は，2018 年 12 月に FDA 承認を得て，この後継機として ProFound AI と銘打った製品を発表している（**図 10.11**）．同製品は，乳房の断層写真（X 線画像）を撮像するトモグラフィの同時リーダー型 CAD で，開発には，4,000 を越えるがん症例を含む 12,000 症例のデータベースを使ってディープラーニングを駆使しているという．複数の乳がんの病変を検出するもので，腫瘤，ディストーション，微小石灰化クラスタの検出に対応しており，各断層スライス面で CADe の検出候補領域を輪郭で取り囲む．さらには，病変単位あるいは症例単位で悪性度を 0～100% スケールで数値化して示すもので，これは 10.2.1 項で説明した CADx に該当する．臨床実験では，がんの検出率は平均 8%向上，要精検率は平均 7%減少し，また平均 50%以上の読影時間の短縮が得られたと報告している．

10.2.4　ファーストリーダー型 CAD

ファーストリーダー（first reader）型 CAD は，最初に CAD が単独で読影処理を行い，医師がチェックすべき画像と明らかに正常でその必要がないものを選定し，かつその画像の解析結果を提示するタイプの CAD であり（図 10.6（c）），ほとんどが正常症例である検診での利用が強く望まれる．CAD の性能上の限界，あるいは対象とした病変ではないため CAD が指摘できなかった箇所は，完全な見落としとなる危険性がある．現時点では，まだ，そのような商品は市場に現れていない．

しかし学術研究は進められており，例えば，「機械学習によるマンモグラフィのためのワークフロー効率の改善」と題された最近の論文では [13]，診断の正確度を落とさずに放射線科医の読影に必要な正常マンモグラフィ数を，ディープラーニング技術で減らすことができた（マンモグラフィの読影作業負荷を軽減できた），と結論付けている．

10.2.5　導入後学習機能付 CAD

学習機能をもったディープラーニングの出現により，いよいよ期待が高まっている CAD に，CAD 導入後（市販後）にも，新しいデータにより再学習を行うことにより，どんどん賢くなる CAD，すなわち「導入後学習機能付 CAD」がある．持続的学習（continuous learning）システムともよばれる．これまでもこのような研究は多々見られたが，ディープラーニングの出現により，現実味を帯びようとしている．産業用画像処理ソフトウェアでは，そのような機能を有しているものがすでにあるという．

米国ベンチャー企業 Arterys 社の心臓 MR 画像を対象とした世界初のクラウドベースの心疾患診断支援 AI システムが（**図 10.12**），2017 年 1 月に FDA 承認を得ている．導入後，クラウド上に蓄えられた新規データによって再学習される仕組みにより，再学習されたシステムのプログラム更新が，年に 5 回程度実施されているとのことである．本システムは放射線画像解析・処理支援システムに分類される範疇ではあるが（また，現時点では，これまでのシステムよりも単にシステムのバージョンの更新回数が多いだけ，とも見られるが），このような「導入後学習機

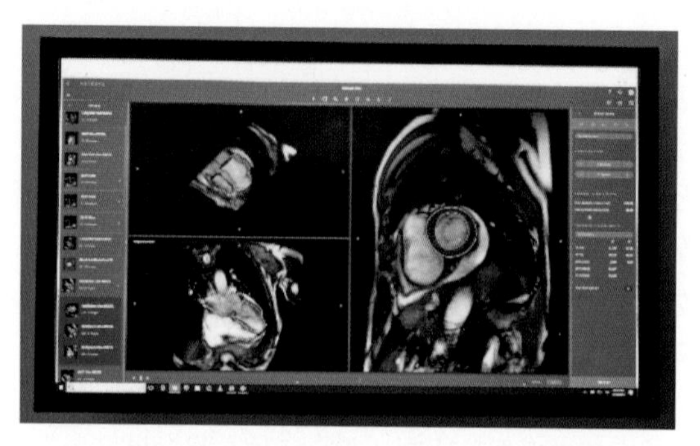

図 10.12　Arterys 社のクラウドベース診断支援システム

インストール後もクラウドベースで再学習され，システムが定期的に賢くなる（RSNA2017，GE 社のブースにて）．

能付きの本格的な CAD」システムが遠からず出現するであろう．それぞれの医療施設の取り扱う疾病の種類などの特性に応じた“独自の CAD”開発も夢ではない（バージョン数は無限に膨らむ）．ただ，企業だけではなく，ユーザー自身によるオンサイトでの再学習が可能となるのか，どのくらいの頻度で再学習するのがよいのか，施設独自のバージョンが生まれたときには誰がどう管理するのか，性能が落ちてしまったときにはどう対処するのか等々，解決すべき点はまだまだ多い．

このような導入後学習機能にも対応した最新の AI 技術を活用した AI-CAD システムの薬機法審査の評価指標[14]や開発に関するガイドライン[15]が 2019 年に出されている．

10.2.6　トリアージ型 CAD

CAD技術を応用・拡張し，放射線科医が読影する前の撮影直後の画像を分析して，対処の緊急性の有無を専門医に提示・警告（triage）するシステムがある[16]．これは，従来の検出型の CADe あるいは診断型の CADx ではなく，異なる分類となるため，ここでは，“トリアージ型 CAD”とよび，最近の分類上では CADt とも表示される．

トリアージ型 CAD では，完全自動で初期のコンピュータ解析が CAD 技術で行われ，コンピュータからは簡単な出力（陽性/陰性，あるいは重篤/マイナー/正常）が出力され，緊急性があり生命に危険が及ぶかどうかを問題にするものである．画質の評価判定の機能も有することもあり，本システムでは従来の CAD よりは高い性能が必要となる．

2018 年 2 月，ディープラーニングを使った Viz.ai 社のトリアージ型 CAD が，FDA 初の承認を得ている．これは，救急（ER）患者の CT 画像における主幹動脈閉塞（Large Vessel Occlusion：LVO）を特定する LVO 脳卒中プラットフォームである．また，CT 装置に接続し，脳卒中の疑いが確認されたことを脳卒中専門医（脳神経科医）に警告するものであり，画像をこの医師のスマートフォンに直接送信する機能がある．95％を越えるケースで，専門医への自動通知で通知時間が平均 52 分短縮されたという（治療時間までの短縮が可能になった）．臨床意志決定支援ソフトウェア（clinical decision support software）といわれ，同製品のFDA承認では，「Radiological computer aided triage and notification software（放射線コンピュータ支援トリアージ・通知ソフトウェア）」との規制対象の新たな区分で，クラスⅡという分類で承認されている．

また，トリアージ的なものとして，CADなどの技術を駆使して，画像から判断される患者の疾病内容の緊急性の程度に応じて，症例の読影の優先順位（prioritization）付けを行う機能が開発され，画像読影システムに組み込まれようとしている．

2019年3月のCureMetrix社のマンモグラフィCADtのFDA承認以降，このようなトリアージ支援（あるいは優先順位付）型のCADシステムのFAD認可が急激に増えている．例えば，イスラエル拠点のAidoc Medical社からは，頭蓋内出血，肺塞栓症，頚椎骨折，LVO脳卒中に関する4種類のトリアージ型CADtが，イスラエルのZebra Medical Vision社からも非造影頭部CTの頭蓋内出血，胸部単純X線写真の気胸あるいは胸水に関するCADtが，GE Healthcare社からはポータブルX線撮影装置組み込みの気胸に関するCADtがある．

10.2.7 眼底写真の新しい検診用AI-CAD

眼底写真におけるCADは，マンモグラフィや胸部画像同様，最も多くのCADの研究成果が出ている分野である．眼底写真は，緑内障のような目の病気のみならず，高血圧性網膜症（高血圧症，動脈硬化の程度判定）や糖尿病網膜症など，目の病気以外を由来とする病変の早期発見を目的として，検診でも多く用いられている．

2016年，Google社は，約13万枚の眼底写真をディープラーニングで解析し，眼科医に匹敵する98%の高い感度をもつシステムを発表し，大きな注目を集めた[17]．そこでは，特異度100%を得るためには，約60,000枚の画像が必要であったという興味深いデータも示している．

Google社は，2018年3月には，心疾患予測について約28.4万人の患者から収集した画像データでディープラーニングを用いて学習したモデル（テストには2つの独立したグループの計約1.3万人の患者の画像を使用）を発表している[18]．この論文は非常に興味深く，予測できる因子に，喫煙の習慣の有無，性別，年齢，血圧などを含んでいる．さらに，ディープラーニングのブラックボックス化を解明するヒートマップという手法（ディープラーニングがどこを注目したのか色で画像上に表示できる）を用いている．これは，例えば，血圧値ならば血管が色づけられていることを示している．詳細は，Chapter 8に詳しい．

実用化という点では，一歩先んじた企業がある．IDx社という企業で，2018年4月，“IDx-DR”という名称のAI検査機器（DRは糖尿病網膜症のdiabetic retinopathyの略）が，FDAから最終販売承認取得に成功している．IDx社の創業者は，眼底写真解析で有名なアイオワ大学の眼科医Abramoff教授である．本装置により，無散瞳で撮影された眼底カメラ（「Topcon社製TRC-NW400」を指定）写真を入力すると，「DRを検出：専門医の受診を勧める」あるいは「DRは未検出：12か月以内の再検査を勧める」という出力結果が得られる．臨床試験では，10か所のプライマリケア施設で登録されたDR患者900人から得た写真を用い，前者の精度は87%（感度），後者の精度は90%（特異度）であったとされる．画質の不具合も指摘し，再撮影を促す機能もある．本機器は，写真もしくは解析結果の専門医の診断がなくてもプライマリケアドクター（health care providers と表現されている）が利用できるものであり，新しいジャンルの AI 医用機器である．自動診断（autonomous diagnosis）とすでによばれるようになっている．

10.3 AI-CAD の推進エンジン：ディープラーニング

すでに多くの事例が示しているように，ディープラーニングの CAD への影響力は計り知れないが，ディープラーニング型の AI-CAD は data driven であるため，勝負は画像データ収集のパワーに依存する要素が大である（**図 10.13** のようなグラフがしばしば示される）．

医用画像の世界は，データ数は希薄といわれているが，最近の学会や企業からの報告事例を見ていると，まず 1,000 症例クラスでシステムを作り上げ，10,000 症例規模でシステム性能を向上させ，次に 10 万症例規模で実用化を目指す，という大雑把な印象がある．そのような大規模の画像データを収集した CAD 開発の試みが，上記の Google 社の例に限らず，すでに始まっている．ある企業では，一つの AI-CAD システムのみでも，独自に 100〜200 万症例の画像を収集することにより，世界中の画像に対して汎化性のある商品を作ろうとしているという．大規模データを有するものだけが勝者の名乗りを挙げることになるのか，今後の展開が気になるところである．

ディープラーニングの出現により，CAD システムの作り込み（作業工数）が伝統的 CAD に比べ非常に容易になり（逆に大量の画像データ収集がキー），新たなスタートアップ企業の AI-CAD 分野への進出が目立っている．RSNA2019 では，AI Showcase（**図 10.14**）とよぶスタートアップ企業を中心とした展示フロアに，140 社を越える企業が AI-CAD システムを中心とした紹介を行い，話題となった．本邦からは 2 社しかブースが出されておらず，中国や韓国勢に比べて，相当見劣りする状態で，医療 AI 領域に日本がいかに出遅れているのかを如実に物語ってい

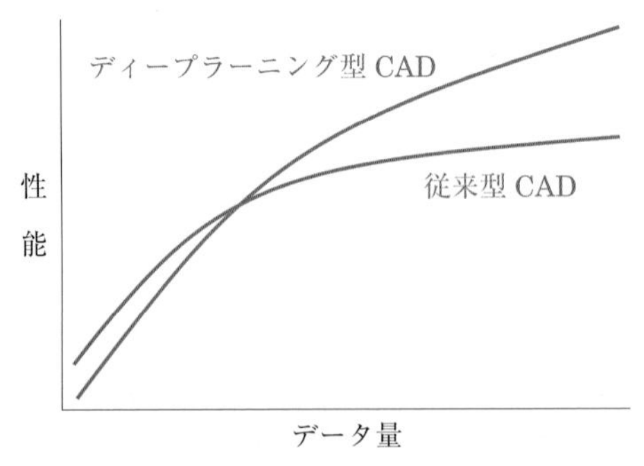

図 10.13　機械学習におけるデータ量に対する性能の変化

ディープラーニング型 CAD はデータ量の増加とともに従来型 CAD を凌ぐ性能を示すようになると期待される．

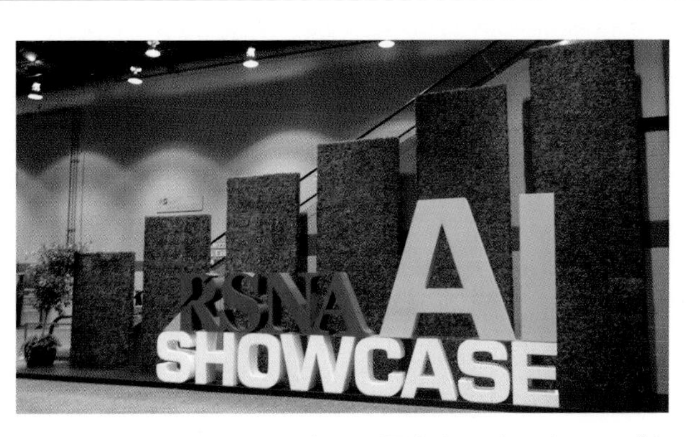

図 10.14　RSNA2019 における医療 AI スタートアップ企業を中心とした展示フロアより

た．そんな中で，2019 年 9 月に日本初の薬機法承認を得たエルピクセル社のブースからの脳動脈瘤を検出支援する AI-CAD の展示が，「JAPAN'S FIRST」との看板とともに目を惹いていた（Column 5 参照）．スタートアップ企業関連しては，最近，The American College of Radiology（ACR）Data Science Institute（DSI）から，FDA の承認を得た AI アルゴリムに関する最新の情報が提供されるようになっている[19]．

「機械学習において，この 10 年間で最もおもしろいアイデア」（Facebook 社の AI 研究所 LeCun 所長）といわれる既出の「敵対的生成ネットワーク」（Generative Adversarial Networks：GAN）は（特に Chapter 9 参照），模擬病変作成にも応用されようとしており，データ不足の解消にも寄与すると期待される．

また，倫理的な制約でデータを他施設から集約できないという悩みはつきものであるが，データ不足解消の手段の一つでもあり，プライバシー保護の観点からもそれを解決する手段として連合学習（federated learning），あるいは分散学習（distributed learning）とよばれる手法が脚光を浴びている（Column 2 参照）．これは，ディープラーニングのモデル（主に重み）のみを共有するものであり，匿名性・安全性が高く，患者データを共有しないので，プライバシーを保護できるという特長が生まれる．したがって，医療分野に適している枠組みであるが，米英などで実験が行われているのに対して，本邦ではいまだ研究への取り組み例は何も聞こえてこない．

公共の大規模な医用画像データベースも増えている．例えば，米国国立衛生研究所（NIH）からは，約 11 万枚の胸部 X 線画像と 1 万症規模の体幹部 CT データベース（DeepLesion），スタンフォード大学からは 22 万枚を超える胸部 X 線画像（CheXpert）の大規模データベースが公開されている．また，多くのコンテストも開催され，共通の画像データでソフトウェアの比較も可能である．国内では，日本医学放射線学会，日本消化器内視鏡学会，日本病理学会，日本眼科学会，日本皮膚科学会，日本超音波医学会が，日本医療研究開発機構（AMED）の支援の下，AI 診断支援システム開発も目指した画像などのデータの収集，データベースの構築が現在行われており（Column 6 参照），そのデータ収集のクラウド基盤は，国立情報学研究所（NII）に設置された「医療ビッグデータ研究センター」が担っている．

さらに，医療分野におけるデータ利活用に向けた国の施策として，いわゆる次世代医療基盤法が2018年5月11日に施行され，2019年12月にはようやく初の事業者の認定がなされた．

AI学習を目的とした場として「学習工場」という発想があるが[11]，医用画像に特化した「学習工場」も必要であろう．「転移学習」の技術は今後，最も重要な技術になるであろうともいわれている．

10.4 おわりに

Google社の躍進が止まらない！上述の眼底写真における膨大なデータベースを利用して開発したAI-CADの単なる検出能力においてではあるが，"医師越え"を示唆する素晴らしい成果に続いて，胸部CT検診画像（Nature Medicine，25，954-961，2019）や検診マンモグラフィ（Nature，577，89-94，2020）においても同様の成果を著名な論文誌に発表している．今後，これらの成果がどのように実臨床に活かされるようになるのか楽しみでもある．

AIの第3次ブーム，特にディープラーニング技術のCADへの導入により，いまこのようにAI-CADとして，従来の技術的な限界を突破して，新しい画像支援診断の時代に突入している．AI-CADにより，従来のCADでは達成できなかったより診断の精度向上が，多種のモダリティにも対応でき，常時ONでシームレスに利用できるようになってきつつある．導入後もより賢く進化するAIも出現するのも時間の問題である．しかし，格段の高性能をAI-CADは示すようにはなってきているが，実験室レベルでのいわゆる後ろ向き（retrospective）評価のみならず，多様な状況下での実臨床現場でのAI-CADの有効性の評価が待たれるところでもある．

このようなAI-CADの高度化・多様化の時代には，"AIを理解して正しく使わないドクターは，AIを賢く利用するドクターに駆逐される，"といわれるような昨今であり，画像診断領域でのAIの正しい理解と積極的な活用が望まれる．2019年の10月にニューヨーク大学の研究者らが，約100万枚の検診マンモグラフィデータでトレーニングしたAI-CADの成果を報告しているが（IEEE Trans Med Imaging，early access，Wu et al.，2019），著者らは「診断放射線医学におけるAIサポートへの移行は，自動運転車の採用のように進める必要がある．ゆっくりと慎重に，信頼を構築し，安全に重点をおいてシステムを改善します」と述べている．

最後に，1点注意が必要なのは，『最終判断は医師によるものでなければならない』点である．2018年12月，厚生労働省医政局医事課長からの通達「人工知能（AI）を用いた診断，治療等の支援を行うプログラムの利用と医師法第17条の規程との関係について」では，「... 診断，治療等を行う主体は医師であり，医師はその最終的な判断の責任を負うこと...」と注意を喚起している．

AIの医療応用のニュースに，一時も目が離せない昨今である．

Chapter 11

医療を取り巻く世界

応用編

中田 典生

11.1 はじめに

ディープラーニングを活用した人工知能（以下 AI）を活用した医療用アプリケーションの開発には，開発に必要なソフトウェアフレームワークの他に大量の教師学習用データセットが必要である．日本は，数こそ少ないが学術研究に熱心な質の高い放射線科医と，単位人口当たり世界最高台数を誇る CT や MRI がある [1]（**図 11.1**）．特に CT は世界の半数以上は日本に設置されており，ヨーロッパの全 CT 総数より

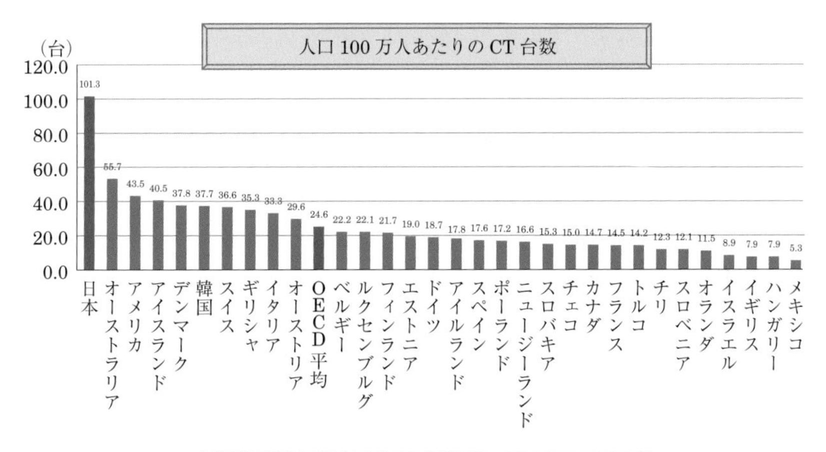

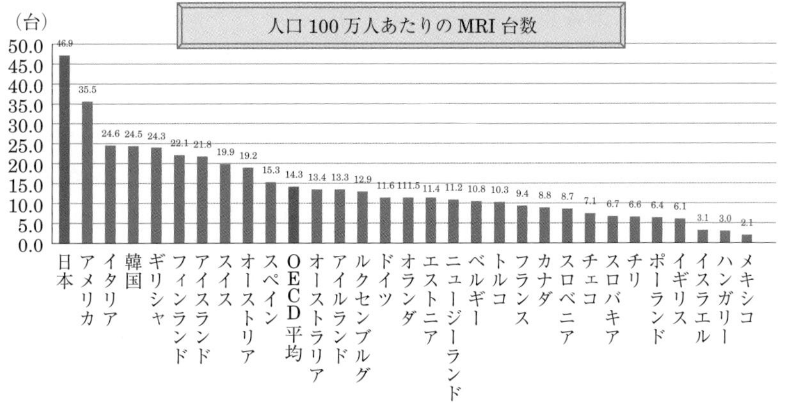

図 11.1　CT 台数および MRI 台数の国際比較
（OECD Health Statistics 2015 より（2013 年分もしくは直近分））

日本の CT・MRI 台数は他国と比較して多い（OECD 平均値と比してそれぞれ 4.1 倍，3.3 倍）．

日本単独のCTの設置台数の方が多い．このことより日本はCTやMRIについてはデータフォルダ大国であることが知られている．しかし，良質の教師学習用データを作成するためのビジネスモデルが日本にはない．政府は日本独自のナショナルデータベースの作成を試みているものの，個々の放射線科医が積極的に教師学習用データを作成するような動機付けのあるモデル事業の創設が日本の課題である．

11.2 米国におけるAIを活用した医療機器の研究開発の現状

11.2.1 米国の医療機器開発現場の実例：ピッツバーグ

米国のラストベルト（錆びた工業地帯）のうち，最も成功を収めている都市の1つがペンシルベニア州ピッツバーグである．ピッツバーグは，フィラデルフィアの西の内陸部に位置し，人口約37万人を有するペンシルベニア州アレゲニーカウンティの中心都市であり，市街地は主に，アレゲニー川とモノンガヘラ川が合流する三角州に位置している（**図11.2**）．かつて米国の鉄鋼業の中心地として知られていたが，これが衰退するとともに新たな産業勃興の必要性に迫られていた．その結果がコンピュータ産業と医療産業である．ピッツバーグ郊外にはAI研究で世界的に有名なカーネギーメロン大学があり，同研究の数多くの研究者を輩出してきた．2019-2020年の世界の大学ランキング，人工知能分野において第1位を獲得したのがカーネギーメロン大学である[2)]．地元のNFLチーム「スティーラーズ」の名にも見られるように，かつては鉄鋼生産の中心地として栄えた．1970年代にオイルショック，1980年代中盤に安価な輸入鉄鋼が，それぞれ地域の鉄鋼業を衰退させた．メロン財閥とロックフェラー家は鉄鋼業に見切りをつけ，地域のハイテク産業，保健，教育，金融に投資をした．鉄鋼王とよばれたアンドリュー・カーネギーが1900年に創立した大学がカーネギーメロン大学である．21世紀の世界経済成長の最大のエンジンが医療産業であることは衆目の一致するところである．その医療産業を核に地域再生繁栄の成功例として米国のピッツバーグが注目されている．世界中から医療関連の人材，企業，資金，患者が集まるピッツバーグの医療産業集積で中核事業体となっているのが，ピッツバーグ大学医療センター（University of Pittsburgh Medical Center：UPMC）である．UPMCはピッツバーグの政財界・学界が一丸となり，計画的に創られた事業体である．鉄鋼産業が衰退したため，地元政財界・学界の重鎮が協議し，医療を柱にピッツバーグを再生する成長戦略ビジョンを作成し，その結果，ピッツバーグ大学から附属病院を切り離し別法人となった．米国においても当時の大学医学部のマネジメントは外科，内科，精神科といった具合に20以上の専門に分断され，縦割りサイロ方式に運営されていた．このままでは収益部門であるべき附属病院の競争力を高めることができない．そこで1986年に大学から附属病院を切り離し，提携先病院も合わせて3病院を経営統合することによって設立されたのがUPMCである．これにより医療事業で民間企業的経営手法を徹底追求する仕組みが整った．その後の10年間で世界標準の医療事業体としてのインフラを完成させたUPMCは，1996年に海外進出も含めた多角化戦略を策定した．当時，老舗の大規模医療事業体であるメイヨークリニック（ミネソタ州），クリーブランドクリニック（オハイオ州），マサチューセッツ総合病院（マサチューセッツ州）は，世界中から多くの患者が来ているため，海外進出には消極的だった．医療技術の進歩やIT革命，医療事業体の一層の大規模化に伴い，医療経営も複雑化，高度化していた．そこで，UPMCは海外進出の具体策を練ると同時に，経営管理部門の専門人材を米国内のみならず世界中から募った[3]．現在，UPMCの本部はかつてのUSスティールの本社ビルであったUSスティールタワー（地上64階，256.34 m）にある（**図11.3**）．UPMCは企業化されており，前述したカーネギーメロン大学と提携してAI開発を行う一方，ピッツバーグで成功した医療システムごと，旧ソ連であったアゼルバイジャンや中東諸国に売り込んでいる．UPMCにとってAI開発は，これら医療システム輸出の目玉といえる事業の一つである．

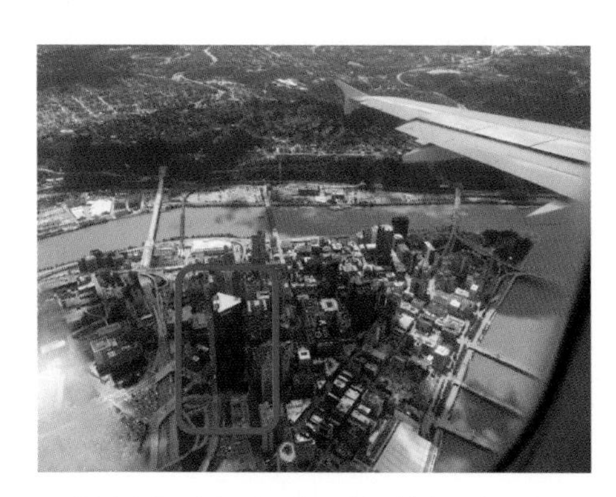

図11.2　ピッツバーグのダウンタウン

2017年にピッツバーグ国際空港着陸の際に上空から筆者が撮影．三角州に立地しているのがよくわかる．四角赤枠内に見えるのがUPMC本部のあるUSスティールタワー．

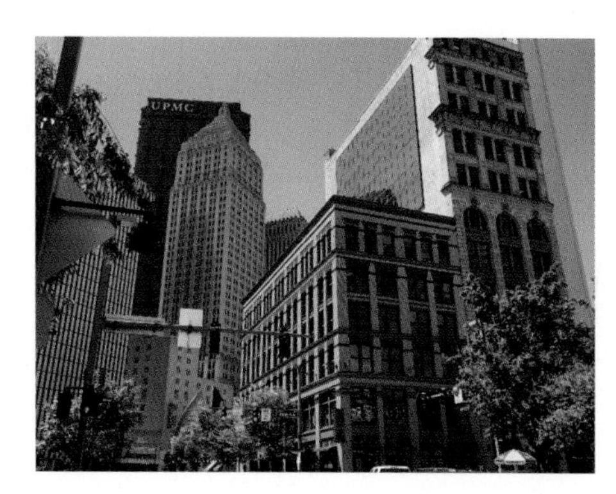

図11.3　ピッツバーグにあるUPMC本部であるUSスティールタワー

ダウンタウンの中心にあり，市内で最も高い高層ビルである．

11.2.2　欧米における医療機器認可の現状

アメリカ食品医薬品局（Food and Drug Administration：FDA）は，2018年6月に乳がんのマンモグラフィ，乳房病変の超音波，肺結節のX線のCADをクラスⅢからクラスⅡの医療機器分類に変更する提案をした[4]．これによりCAD業界の規制負担を軽減し，これらのタイプのデバイスは，もはや市販前承認申請書（PMA）を提出する必要のない申請が増加した．その結果，クラスⅡのAI医療機器の認可が米国で大幅に増加し，2019年1月現在，30程度のAIを活用した医用機器が認可されている（**表11.1**）．これらFDAに認可されたAIを活用した医療機器は，単純写真，CT，MR画像を解析して診断支援を行うアプリケーションが多数含まれているほか，放射線治療計画を支援するシステムや，経頭蓋超音波診断システム（ロボット）で計測された超音波を利用した数値自動計測を解析して脳血流を評価するアプリケーション，手術支援システム，スマートウォッチによる心電図解析アプリ，眼科診断支援システムなど多彩な医療機器が認可されており，これらのAIが活用された医療機器により，米国では今後の医療のあり方，医師の働き方や医師と患者の関係など多岐にわたって医療が大きく変革していくことが具体的にわかってきた．2019年11月現在，米国（FDA）と欧州（CEマーク）合わせて119のAI医療機器が認可されている．

表 11.1　FDA に認可された AI を活用した医療機器（2019 年 1 月現在）

会社名 製品名	概　要	URL
X 線写真		
Riverain Technologies ClearRead Xray	早期の肺がんの可能性がある胸部 X 線上の領域を特定する高度なコンピュータ支援検出（CADe）技術.	https://www.riveraintech.com/
Imagen OsteoDetect	Class Ⅱ，2 方向から取得した 2 次元 X 線画像から，成人手首の骨折状態（遠位骨折）を診断支援する．機械学習を使用.	https://imagenevp.com/
iCAD PowerLook Density Assessment	Class Ⅱ，乳房トモシンセシスにより得られた画像を二次元画像として合成し，乳腺密度の濃い部位の検出結果をその上に提示するとともに米国放射線専門医会が作成した BI-RADS の分類を行う.	https://www.icadmed.com/
Densitas, Inc.（Austria） DM-Density（Densitas）	機械学習によるマンモグラフィの乳房密度評価ソフトウェア.	https://densitas.health/
ScreenPoint Medical BV Transpara	Class Ⅱ，Transpara は，マンモグラフィ用のマルチベンダ AI 診断支援アプリケーション.	http://www.screenpoint-medical.com/transpara
MRI，CT		
Arterys, Inc. Caldio DL	Class Ⅱ，心臓 MRI で血流解析を行う AI.	https://www.arterys.com/
Arterys, Inc. Liver AI および Lung AI	放射線科医による肝臓の MRI および CT 像，肺の CT 像からの肝がんおよび肺がん（結節）検出を補助する.	https://www.arterys.com/
Viz.AI ContaCT	Class Ⅱ，頭部 CT 画像を解析し，患者が脳卒中になる可能性をアラートという形で表示して医療関係者の診断を支援する．ディープラーニングを使用.	https://viz.ai/
Icometrix, NV icobrain	Class Ⅱ，CT および MRI 像から脳の容積変化や白質異常を可視化し定量的なレポートを作成することで認知症患者の症状診断を補助する.	https://icometrix.com/
Zebra Medical Vision HealthCCS	Class Ⅱ，心臓 CT 画像から自動的に冠動脈石灰化スコアを算出するなどにより冠動脈疾患診断を補助する.	https://www.zebra-med.com/
Aidoc BriefCase	Class Ⅱ，頭部 CT における急性期の異常（脳内出血など）を検出するための診断支援.	https://www.aidoc.com/
MaxQ-AI, Ltd. Accipiolx	Class Ⅱ，CT 画像を自動的に解析し頭蓋内出血の疑いを示し速やかな治療を促す.	https://maxq.ai/
NeuroQuant CorTechs Lab	Class Ⅱ，頭部 MRI からセグメンテーション可能な脳構造の自動ラベリングと体積定量化定量的脳容積分析を行うソフトウェア.	https://www.cortechslabs.com/
Imbio LLC Imbio Lung Density Analysis	胸部 CT から慢性閉塞性肺疾患（COPD）を肺密度分析（LDA）にて分析するアプリケーション.	https://imbio.com/
Riverain Technologies ClearReadCT	胸部 CT を用いて，solid, subsolid，すりガラスの肺野結節を含むすべての主要な肺結節を自動で検出するアプリケーション.	https://www.riveraintech.com/

会社名 製品名	概　要	URL
Quantitative Insights, Inc. QuantX	造影乳腺MRIのCADx	http://www.quantinsights.com/
Quantib B.V Quantib Brain 1.3	Class Ⅱ，Quantib Brainは，脳MRIセグメンテーションのためのソフトウェア．GE Healthcareと共同で，筆者らはAdvantage Workstation（Server）プラグインとして機械学習アプリケーションを開発した．	https://www.quantib.com/
超音波画像		
Neural Analytics NeuralBot System	Class Ⅱ，経頭蓋超音波診断ロボットを使って自動測定により得た画像から脳内血流解析を行う．	https://neuralanalytics.com/
Bay Labs EchoMD AutoEF	Class Ⅱ，心エコー診断時に適切な撮影像を動画から自動的に選択し左心室駆出率を自動的に計算して診断支援を行う．	https://baylabs.io/
Butterfly Network Inc. Poseidon Ultrasound System	ディープラーニングを用いた超音波診断支援アプリケーション．携帯型超音波診断装置とセットになっている．	https://www.butterflynetwork.com/
PET		
Subtle Medical, Inc. SubtlePET	SubtlePETの人工知能（AI）をベースとしたテクノロジーにより，病院やイメージングセンターにて，スキャンのスループットを向上させるアプリケーション．	https://subtlemedical.com/
放射線治療		
Mirada Medical Ltd. Workflow Box	Class Ⅱ，放射線腫瘍治療計画における重要な構造物の自動輪郭作成をディープラーニングにより行うアプリケーション．	https://mirada-medical.com/
眼科領域		
IDx, LLC IDx-DR	Class Ⅱ，網膜カメラ「Topcon NW400」で撮影した画像を解析し，医師なしで網膜症かどうかを診断する．	https://www.eyediagnosis.co/
スマートウォッチ		
Apple ECG app	Class Ⅱ，Applewatchにインストールし，そのセンサーにより読み取った心拍等を表示，記録する（ECG App）． 心房細動や心拍異常などの異常（不整脈）を検出した場合に使用者に通知する．	https://www.apple.com/
Alphabet'Verily（Google） Verily Study Watch	Class Ⅱ，Googleの親会社であるAlphabet傘下のVerilyが，2017年4月に発表した医療研究向けスマートウォッチ「Study Watch」の心電図（ECG）機能について，FDAの認可を取得した．	https://verily.com/projects/sensors/study-watch/
その他		
Edwards Lifesciences Acumen Hypotension Prediction Index（HPI）	Class Ⅱ，外科手術中に発生する患者の血圧低下または低血圧症に対処するため，発生前にその可能性を医師に警告する．機械学習を使用．	https://www.edwards.com/

会社名 製品名	概　要	URL
DreaMed Diabetes, Ltd. DreaMed Advisor Pro	Class Ⅱ，継続的なグルコースモニター，インスリンポンプ，自己モニタリングからのデータを分析してインスリン投与の推奨を決定する糖尿病治療の意思決定支援アプリケーション．	https://dreamed-diabetes.com/
Qompium Nv（ベルギー） FibriCheck	Class Ⅱ，FDA は心臓の不整脈を検出するためのベルギーの医療用スマートフォンアプリケーションである FibriCheck の販売許可を承認した．FibriCheck はスマートフォン用の心臓リズム障害用のモバイルアプリ．	https://fibricheck.com/
PhysIQ Inc. physIQ Heart Rhythm Module（Version 1.0）	Class Ⅱ，遠隔患者モニタリングに革命をもたらすための機械学習技術に基づくソリューション．PhysIQ Personalized Physiology Analytics（PPA）ソフトウェアはウェアラブルバイタルサインセンサの進歩に伴い，多変量バイタルサインを分析のためにモバイルデバイスを介して心拍数，呼吸数，体動などの継続的なバイタルサインを提供し，さまざまな市販のモニタからのデータ入力を受け入れて統合するアプリケーションである．	https://www.physiq.com/
NinePoint Medical, Inc. NvisionVLE Imaging System, NvisionVLE Optical Probe	Class Ⅱ，NvisionVLE イメージングシステムを使用して，ボリュメトリックレーザー内視鏡検査（VLE）の際に最新の機械学習アルゴリズムを用いたリアルタイム食道画像をセグメント化して内視鏡手術を支援するアプリケーション．	http://www.ninepointmedical.com/

11.2.3 米国でのディープラーニングを活用した医療分野研究の最先端

前述した，FDA に認可された医療機器に加えて，最先端の研究分野では AI，特にディープラーニングを使った研究はさらに多岐にわたって進められている．例えば，スタンフォード大学のコンピュータ画像認識の第一人者である Fei-Fei Li 教授らは，病院に特殊なカメラを張り巡らせて得られたモニタ動画から，患者や医療者の動きをディープラーニングで解析することにより，医療事故や医療上のミスを未然に防ぐ AI アプリケーションの研究，介護施設における入所者のモニタをディープラーニングで行う研究[5~7]，腹腔鏡手術の術中自動モニタリングによる外科医の評価支援の研究[8]，スマートフォンを使ってユーザーの会話と三次元自撮り画像の解析から，うつ病かどうかの診断支援を行う研究[9]など幅広い多くの研究を進めている．これらの研究は，めざましい成果を上げており，近い将来これらの医療システムも実用化される日は近いと考えられる．

11.3　改正個人情報保護法と次世代医療基盤法

11.3.1　匿名加工情報と個人情報保護法

現在，日本では患者を特定できない，いわゆる「匿名症例写真」「匿名症例画像」を，臨床研究や症例報告において善意に基づく目的で公開する場合がある．これら匿名を基本とする情報を法律・行政上は「匿名加工情報」といい，個人情報に関する法律が「個人情報の保護に関する法律（以下，個人情報保護法）」である．「匿名加工情報」とは，個人情報を個人情報の区分に応じて定められた措置を講じて，特定の個人を識別することができないように加工して得られる個人に関する情報であって，当該個人情報を復元して特定の個人を再識別することができないようにしたものをいう（「匿名加工情報とは」個人情報保護委員会[10)]（PPC）[1]．そして「匿名加工情報」を扱う者を「匿名加工情報取扱事業者」とよぶ．「匿名加工情報取扱事業者」とは，匿名加工情報データベース等を事業の用に供している者のうち，国の機関，地方公共団体，独立行政法人の保有する個人情報保護法で定める独立行政法人等および地方独立行政法人法で定める地方独立行政法人を除いた者をいう．「匿名加工情報を含む情報の集合物であって，特定の匿名加工情報を電子計算機で検索することができるように体系的に構成したもの」とは，特定の匿名加工情報をコンピュータで検索することができるように体系的に構成した，匿名加工情報を含む情報の集合物をいう．また，コンピュータを用いていない場合であっても，紙媒体の匿名加工情報を一定の規則に従って整理・分類し，特定の匿名加工情報を容易に検索することができるよう，目次，索引，符号等を付し，他人によっても容易に検索可能な状態においているものも該当する．ここでいう「事業の用に供している」の「事業」とは，一定の目的をもって反復継続して遂行される同種の行為であって，かつ社会通念上事業と認められるものをいい，営利・非営利の別は問わない．なお，法人格のない，権利能力のない社団（任意団体）または個人であっても匿名加工情報データベース等を事業の用に供している場合は匿名加工情報取扱事業者に該当する．この匿名加工情報取扱事業者は，上記のごとく規定されているものの，行政上許認可制度があるわけではないので，匿名加工情報取扱事業者等の義務が法律で規定されている（別添 1 参照）．また改正個人情報保護法では不正に利益を得る目的で個人情報を漏らす行為に対し罰則規定が新設された（6 か月以下の懲役または 30 万円以下の罰金）[11)]．

11.3.2　次世代医療基盤法

個人情報保護法は，改正され 2017 年 5 月 30 日に改正個人情報保護法として施行された．この改正で，医療情報の多くは「要配慮個人情報」とされ，医療機関外に持ち出す場合には，目的を明確にして患者の本人同意（オプトイン）を得ることが必要になった．研究などで匿名加工した大量の医療情報を収集して分析するといった，医療情報の利活用のハードルがより高くなった．そこで，カルテや検査

[1] 個人情報保護委員会（Personal Information Protection Commission：PPC）は，日本の行政機関の一つである．内閣府の外局として，内閣総理大臣の所轄に属する行政委員会である．個人情報の保護に関する法律に基づき，2016 年（平成 28 年）1 月 1 日に設置された．

データなど医療機関などがもつ患者の医療情報を匿名加工し，大学や企業での研究開発などでの活用ができるようにするための法律である「医療分野の研究開発に資するための匿名加工医療情報に関する法律（以下，次世代医療基盤法）」が作られ，2018年5月11日から施行された．収集した医療情報をビッグデータとして分析しやすくなり，政策立案や創薬，医療機器開発などに活用できるようになる[12)]．医療情報の利活用に当たり，改正個人情報保護法が「ブレーキ」に例えられるのに対し，次世代医療基盤法は「アクセル」に例えている．次世代医療基盤法では，患者本人が反対しなければ同意したとみなして（オプトアウト），医療情報を第三者である認定事業者に提供できるようにした．また，本人同意があれば，個人の健康・医療・介護の経年的なデータを統合し，医療・介護職等に提供することができる．次世代医療基盤法では，医療機関がもつ医療情報を収集し，匿名化する「認定匿名加工情報作成事業者」（認定事業者）を認定することになっている．認定事業者は複数機関の大量の医療情報を収集し，匿名加工を行う．そのため，高い情報セキュリティーを確保し，十分な匿名加工技術をもつといった一定の基準を満たしている事業者が認定される[13)]．すでに複数の医療機関の情報を扱っている組織が想定されている．2020年1月現在，2つの認定業者が選定されたが，依然として実際の運用は遅れている．

11.3.3 放射線科領域の医用画像と個人情報

改正個人情報保護法で規定されている「要配慮個人情報」とは，不当な差別や偏見その他不利益が生じないようにその取扱いに特に配慮を要するものとして法律，政令および規則で定める記述が含まれる個人情報をいう．医療・介護関係事業者が取り扱う「要配慮個人情報」は，診療録等の診療記録や介護関係記録に記載された病歴，診療や調剤の過程で，患者の身体状況，病状，治療等について，医療従事者が知り得た診療情報や調剤情報，健康診断の結果および保健指導の内容，障害（身体障害，知的障害，精神障害等）の事実，犯罪により害を被った事実などがあるもの，放射線科画像診断で得られたCTやMRIの扱いについては具体的記述が乏しく曖昧である．しかし米国では，頭部CTから再構成された顔面の三次元画像から個人が特定可能であるとする論文[14)]などで，CTやMRIの匿名性についての議論が起こっている．また将来患者自身が公開されている画像認識AIを使用することにより，公開されている画像の個人認識が可能になることが推測される．現状では，個人を特定できないように，ID，患者氏名，性別，年齢（生年月日），検査施設名，検査日などのいわゆる「個人識別符号」が除かれたX線，CT，MRI，超音波画像などのうち，個人が特定できないような疾患の画像（稀な疾患ではない画像情報），できれば顔面については個人が特定できないような工夫がされた画像であっても，将来的には個人情報といわざるを得なくなる可能性が高いが，現時点では個人情報に当たらないという見解が筆者の私見である．画像診断のAI研究においては，これらの匿名化をできるだけ行った画像を使用して研究しなければならない．しかし論文など公的に画像自体の公開が必要な場合は十分な配慮が必要と考えられる．今後の学会などでの議論を待つ必要があるが，今後は特定疾患の症例報告などの研究発表はオプトインが必須であり，やや困難になってくると考えられる．

11.4　AI を活用したコンピュータ操作自動化について

厚生労働省の医師の働き方改革に関する検討会[15]によると，診療科等では産婦人科，外科，救急科等，臨床研修医，医療機関種類別では大学病院において，特に勤務時間が長くなっており，これらの原因としてタスク・シフティング（業務の移管）が十分に進んでいない勤務環境があり，また労働時間の制約による最新の知見の習得や研究および論文作成等の自己研鑽の制約を受けることへの懸念などが挙げられている．その解決方法の一つとして ICT を活用した勤務環境改善が挙げられているが，その効果の検証はまだ不十分であるとされている．

一方，現在の人工知能（AI）の技術革新の核となっているのはディープラーニングである．ディープラーニングは画像認識から進歩が始まった技術であることより，保健医療分野では画像診断支援，すなわち放射線科領域の画像診断や病理診断などの検査部門，内視鏡，皮膚科，眼科などの診療科で，最初に AI の利活用が始まり，日本でも AI を利用した画像診断医療機器の認可に向けて準備が進められている[16〜18]．このように医療への AI 活用が進むと，AI による主に画像を中心とする診断結果が増加し，かつ詳細，迅速に得られるようになり，人間（医師）でなければ対応できないような診療業務すなわち，患者へこれらの結果説明などに要する時間の増加など，一部で仕事の総量が増加して医師への負担が増え，診断結果の見落としなど医療安全上の問題が懸念される．この問題を解決するために医師の業務効率をより向上させる必要がある．

医師・看護師等の多忙な医療現場の現状に加えて，今後 5〜10 年後に起こるであろう AI による医師業務の新たなる対応への懸念を解決する方法として，金融などで活用が盛んになってきた Robotic Process Automation（RPA）が注目されている．RPA はホワイトカラー業務を効率化・自動化するソフトウェアロボットとよばれる仕組みで，人がパソコンで操作する定型的な作業（入力，クリック，コピー，ペースト等の作業）をあらかじめ設定しておき，自動的に実行する Excel マクロの高度版のようなシステムである[19]．RPA により人に代わってパソコン上の事務処理を行うことで業務効率を飛躍的に向上させることが可能であり，これを活用することにより医師自身の事務処理業務効率の向上が期待できることはもちろん，医師以外の事務職員･看護師に RPA を使用してもらって業務軽減を図り，結果として医師のタスク・シフティングを実現することも可能となる．これにより，画像診断のレポートを受け取る医師の業務が軽減されることにより，せっかく放射線科診断専門医により書かれた画像診断の読影報告書に記載されている重要な所見や診断の見落としが減少することが期待される．また，診断支援をする AI アルゴリズム自体はユーザインタフェースをもたないが，音声認識，OCR（光学的文章自動読み取り）などに AI が活用されて，さらにその精度が上昇し，RPA を使うことで放射線科画像専門医の読影報告書作成作業効率がコンピュータ操作自動化により進み，AI 活用との相互作用でより効率のよい，質の高い読影報告書を大量に作成することが可能になると推定されている．

11.5 今後について

一般に AI 開発は，米国と中国で熾烈な開発競争が進んでいる．今回は米国での実例と実際に FDA で認可された AI を活用した医療機器について述べた．また，今後の日本での AI を活用した医療機器開発にとって，重要な日本の法規制，特に改正個人情報保護法と次世代医療基盤法について解説した．日本は，すでにコンピュータ産業，特にソフトウェア産業については，後進国化して久しいが，いつの日か日本のコンピュータ産業が少しでも復活するように切望し，筆者も微力ではあるが，たゆまない努力をしている毎日である．

Column 5

深層学習による脳動脈瘤診断支援 AI

島原 佑基

医用画像撮像装置の発展および計算機の処理速度向上により，増加しつづける医用画像に対応すべく深層学習に代表される人工知能（AI）を活用し，医師の診断をサポートする医療 AI の開発が叫ばれている．エルピクセル株式会社（当社）は生物画像処理に強みをもつ大学発ベンチャー企業であり，2014 年の創業よりも以前から AI の活用を研究しつづけてきた．深層学習を活用した脳 MRI 分野のプログラム医療機器として国内で初めて医療機器承認を取得し，脳動脈瘤診断支援ソフトウェア「EIRL aneurysm（エイル アニュリズム）」の販売を開始した．本稿では，脳動脈瘤を検出するためのアルゴリズム開発および薬事承認について解説し，医師によりそう医療 AI としての今後の方向性を考察する．

医用画像大国としての日本および脳動脈瘤

脳の動脈の血管壁の一部が弱体化することにより瘤状に膨らんだ状態のことを「脳動脈瘤」とよび，脳動脈瘤が破裂すると生命に大きな危険がおよぶことになる．成人の 2〜6% ではごく小さな未破裂脳動脈瘤をもっているといわれており，この状態の脳動脈瘤を早期発見することが治療上極めて重要である．脳動脈瘤の診断には脳 MRI により多数のスライス画像を観察する必要がある．読影診断を実施する放射線医および脳神経外科医は 100 枚を超える膨大な数の MRI 画像を詳細に観察する必要があり，負担は大きい．そのため，医師の負担を軽減し診断をサポースするための，AI を活用した診断支援ソフトウェアに注目が集まっている．実は，日本は MRI などの高度な医用画像撮像機器の導入数で世界一位を誇り，かつ安価に MRI 検診を受診できることから脳ドックが普及している．そのためアルゴリズム開発に必要となる，質の高い教師データが十分な枚数で確保できる．そこで当社では 2016 年から脳動脈瘤の検出を主要な研究対象として AI 画像診断支援技術「EIRL（エイル）」の開発に着手した．

AI 画像診断支援技術 EIRL

EIRL とはエルピクセル株式会社が開発する医療 AI である AI 画像診断支援技術の総称である．医師の診断を支援し，より高速に，より効率的に診断する環境を提供するパートナーとしての願いが込められている．EIRL の開発対象は大腸がんや胸部 X 線，内視鏡など多岐にわたるが，ここでは脳動脈瘤診断支援ソフトウェア「EIRL aneurysm」に注目する．本プログラム医療機器はオリジナルの頭部 MRI を基に，三次元画像を再構築した上で血管領域を抽出する．その後，深層学習（ディープラーニング）により抽出された血管領域の各所において脳動脈瘤との類似性を推定し，脳動脈瘤に類似した箇所を候補点として検出する．2 mm 以上の脳動脈瘤に類似した箇所を候補点として検出する（**図 1** 参照）．医師 20 名が参加した読影試験の結果，医師単独で読影した場合よりも，本プログラム医療機器を用いた場合には平均で 9%，最大で 15% の診断精度向上が確認された．一方で，日本において医療 AI を販売するためには，法規制対応を実施する必要がある．次に，EIRL aneurysm の医療機器承認について解説する．

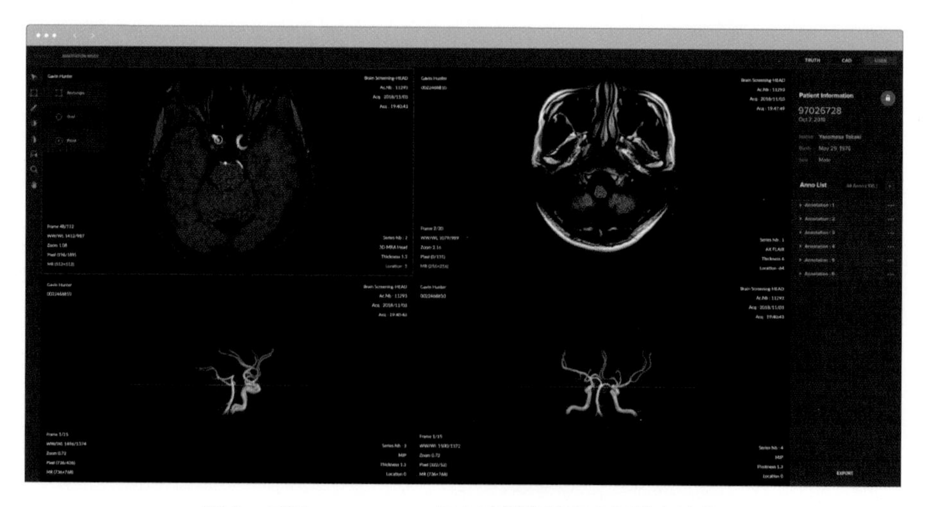

図 1　EIRL aneurysm による脳動脈瘤の候補点抽出

オリジナルの MRI 画像から 3 次元データを立体再構築し，深層学習を活用して脳動脈瘤の候補点を検出する．医師単独で読影した場合よりも平均で 9%，最大で 15% の診断精度向上が確認された．

医療機器承認

深層学習の報告以前からも，計算機を活用した診断支援は実施されており，FDA（米食品医薬品局）の承認が CAD に対して与えられたのは 1998 年のことである．その後，深層学習の発展と併せて，2017 年には 5 件，2018 年には 24 件の CAD が FDA の承認を取得した．2000 年から 2015 年までの 15 年間では合計 15 件のみであったことからも，近年における医療 AI の急速な発展が見てとれる．当社では，2016 年に脳動脈瘤検出のためのアルゴリズムを開発した後，他テーマの研究開発と併せて法規制対応に 3 年間を費やし，医療機器承認を取得したのは 2019 年 10 月のことである．脳 MRI 分野において，深層学習を活用したプログラム医療機器としては国内初の承認取得となった．

医療 AI の今後と社会開発

世界最大の放射線学会である RSNA（北米放射線学会）では 2016 年から医療 AI のブースがあり，2019 年の RSNA では AI showcase として独立したブースが用意された．約 130 の企業･団体が展示に参加し，ブース面積は前年のおよそ 3 倍となった．国内においても医療 AI の開発が積極的に実施されており，医療機器承認あるいは第三者認証による法規制対応を経て医療現場にて使用される医療 AI が増加することは間違いない．一方で，現状のアルゴリズムでは医師の総合的な判断に基づく診断には遠く及ばない．実際に医師が MRI 画像を読影する場合には画像データのみではなく様々な検査状況やこれまでの経験により診断が下されるが，医学的な常識や各医師の経験をアルゴリズムとして落とし込むことは現代の医療 AI では達成されていない．しかし，それでも医師の負担を軽減させ，医師をサポートすることは現在の能力でも可能である．法規制対応の後は，実際に医療の現場に受け入れられ，医師と共に医療 AI の有効な活用法を模索する「社会開発」を実施する必要があり，当社は全力をもってこれに取り組みたい．

Column 6

画像診断ナショナルデータベース（Japan Medical Imaging Database：J-MID）

橋本 正弘

画像診断ナショナルデータベース（Japan Medical Imaging Database，通称 J-MID）とは，国立研究開発法人日本医療研究開発機構（AMED）の臨床研究等 ICT 基盤構築・人工知能実装研究事業の一つとして，九州大学が主機関（2019 年度からは順天堂大学が主機関）として実施している「画像診断ナショナルデータベース実現のための開発研究」の成果として構築された画像データベースである．2019 年現在，九州大学，順天堂大学のほか，東京大学，京都大学，大阪大学，岡山大学，慶應義塾大学，国立国際医療研究センター国府台病院，国立国際医療研究センター病院が協力施設として参加し，各施設から CT 画像とレポートを収集している．

関係する他のデータベース

本研究以外にも，AMED の臨床研究等 ICT 基盤構築・人工知能実装研究事業のなかで，日本病理学会，日本消化器内視鏡学会，日本眼科学会，日本皮膚科学会，日本超音波医学会がそれぞれ独自にデータベースを構築している．これら 5 学会の研究と，前述の研究を総称して「Japan Excellence of Diagnostic Imaging（JEDI）」とよばれることがある．また，JEDI で収集された画像は国立情報学研究所（NII）が管理しているクラウド計算基盤にもコピーが送られ，人工知能研究を行う研究者らに供されている．また，J-MID からは画像のみでなくレポートも国立情報学研究所のクラウド計算基盤に送信されている．

J-MID の特徴

画像診断ナショナルデータベースの特徴は，参加施設で撮影されるすべての CT 検査の画像を悉皆的に収集している点と，それぞれの CT 検査のレポートも収集している点である．これは，J-MID が画像検査の適正使用のための手法開発，被ばく管理，画像標準化等にも利用することを想定して設計されたためである．

仕組み

各参加施設に J-MID ゲートウェイサーバを設置し，レポートサーバおよび PACS と接続し，レポートは HL7 CDA（Health Level Seven Clinical Document Architecture，医療用文書の標準フォーマット）の形式で，画像は DICOM の形式で収集している（**図1**参照）．J-MIDゲートウェイサーバは収集したレポートと画像を匿名化した後，J-MIDセンターサーバに送信している．匿名化を実施する際，オプトアウト[1]の申し出のあった患者の画像およびレポートは送信せずに削除している．なお，送信には国立情報学研究所が提供・管理しているSINET5という高速ネットワーク回線上にL2VPN（Layer 2 Virtual Private Network，暗号化技術を用いて作成されたセキュアな仮想的ネットワーク）を用いて安全に送信している．また，J-MIDセンターサーバから国立情報学研究所のクラウド計算基盤にデータを送信する際も同様にSINET5上のL2VPNを使用している．

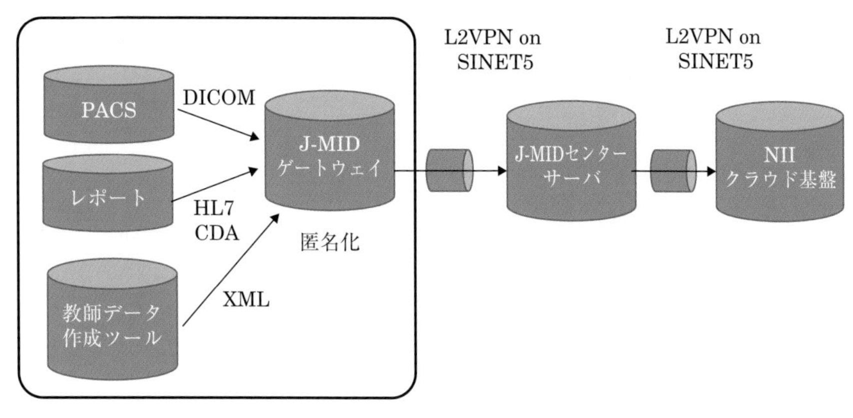

図1　J-MIDの仕組み

J-MIDゲートウェイは各施設に設置され，画像・レポート・教師データを収集し，匿名化した後に九州大学に設置されているJ-MIDセンターサーバに送信する．データはさらに匿名化を施され，国立情報学研究所（NII）のクラウド基盤に送信される．

匿名化について

画像およびレポートはいずれも個人情報保護法が規定する要配慮個人情報に当たるため，第三者提供には原則として本人の同意が必要となる．ただし，同意に基づいたデータ収集では悉皆的なデータベース構築は不可能であり，J-MIDではもっぱら学術・研究を目的として，倫理委員会の承認を得た上で情報を収集する構造となっている．倫理委員会の承認条件として画像・レポートの適切な匿名化が求められたため，J-MIDでも病院から外部に送信される前に匿名化を施している．一般的には氏名，生年月日，住所，電話番号など，個人特定性の高い項目を削除したり，別の番号に置き換えたりして匿名化を行う．これに加え，DICOMデータのタグに含まれる個人特定の可能性が残るデータ，具体的にはAccession Number（受付番号），Study Instance UID（検査インスタンス番号），Series Instance UID（シリーズインスタンス番号），SOP Instance UID（SOPインスタンス番号），Frame of Reference UID（フレームオブリファレンス番号）も別の番号に変換している．これらの情報は各施設のPACSにアクセスできる人で，かつDICOMについての

[1] 研究対象者の個人情報を外部の研究機関に提供する場合，利用目的，提供される情報，提供先等の情報を研究対象者に通知，または公開した上で，研究対象者の求めに応じて個人情報の利用停止をできるようにすること．

専門知識があれば個人を特定できる可能性が残るため，倫理委員会の承認条件には含まれないものの，J-MIDでは匿名化の一環としてこれらの番号を別の番号に変換する処理を加えている．

教師データ

CT画像のみで診断可能な病変（例えば，大動脈解離や頭蓋内出血など）の有無については画像と同時に収集しているレポートから効率よく作成が可能である．ただし，CT画像のみで診断が困難な病変や，病変の位置情報が必要な場合については別途教師データを作成する必要があった．J-MIDでは共通のフォーマットを定義し，教師データ作成ツールを各施設にインストールし，レポートと同様に収集を行っている．

今後について

J-MIDは悉皆的なデータベースである点から，実際の臨床現場をよく反映している，他に類を見ない画像データベースとなっている．ただし，AI開発研究を主眼に考えた場合，開発に寄与しない画像もすべて収集しており，コストパフォーマンスに不利な面がある．今後，AMEDの資金面のサポートがなくなり自立することが求められており，目的に合わせた効率的な運用が求められている．また，仕組み上はMRIやPETなどPACSに保存されている画像であれば同様に収集できるため，対象となるモダリティの拡充も検討されている．

Column 7

AI と倫理，薬事ガイドライン

鎮西 清行

GAN が本物そっくりの合成画像を生成するのを見ても，もはや驚かない．ディープラーニングでも人を騙すには十分のようだ．現状の AI を医療・ヘルスケアに応用した場合の倫理面と法制度の課題，審査の手引き書である AI-CAD 評価指標[1)]，筆者が事務局として参画した AI-CAD 開発ガイドライン[2)]を紹介する．

責任論

「判断の最終責任は医師にあり」が現在の結論である[3)]．よくいわれるトロッコ問題[1]は，そもそもその状況に至らないようにするのが技術の責任であろう．その上で医師が最後の砦として責任を取る所以である．ここでいう責任は英語でいう accountability である．Responsible でない AI が accountability を医師に押し付けるようなら，使ってもらえない．より深刻なのは，AI の感度，特異度が人間を上回る場合に起こる影響だ．感度，特異度が専門医より優れている AI があるとする．医師がその AI の出力と違う判断を下し，AI が正しくて過誤が生じた場合，被害者側の弁護士は最大限に攻めるだろう．結果として医師には AI の出力を受け入れる以外の選択肢がなくなるかもしれない．何か腑に落ちない．

品質管理

企業の responsibility の一つが品質管理である．ディープラーニングは承認後（市販後）の使用により学習を続けることができる．この場合も企業（メーカー，サービスプロバイダー）は，切れ目なく品質管理を続けなければならない．仮にオンプレミスで医療機関ごとに違う学習をして違う性能になった場合も，それぞれに対して品質管理を続けねばならない．AI-CAD 評価指標[1)]ではそのような場合について，「（中略）解決すべき事項が数多く存在することから、本評価指標の対象外とすることとした」としている．その上で，同評価指標では別添でその場合に必要な事項を論じている．例えば医療機関が AI に市販後学習を行わせる場合，

- 市販後学習を実施した場合と同等の品質マネジメント．企業が設定した性能の上限下限の範囲内であることを確認する等の機能
- 市販後学習プロトコール（データの収集方法，データの品質管理方法）
- 性能の検証プロトコール（テストデータを追加する場合，その方法）

[1]「ある人を助けるために他の人を犠牲にすることは許されるか？」という倫理的なジレンマについて考えるための思考実験．

・市販後学習に関する医療機関の責任者と，責任者への教育と情報提供

などを挙げている．法的には承認事項の変更に当たる性能変化は一部変更申請が必要だが，一体どの頻度で行うべきかという問題があった．2019 年の薬機法改正で，「医療機器等の変更計画の確認及び計画に従った変更に係る事前届出制」が導入された．この制度では，

・医療機器等の承認を受けた者が，承認事項のうち性能，製造方法等の変更に関する計画について厚生労働大臣の確認を受けることができる．
・確認を受けた者は，その計画に従った変更を行う日の所定の日数前までに変更を行う旨を届け出たときは，変更に係る承認を受けることを要しない．

とされている[4)]．1 年以内に詳細が決まり施行される．

医師の DIY

医師は医療データへのアクセスも可能なことから，自作 AI を育てることも可能だろう．医師が自ら製造する医療機器（AI 等プログラムを含む）を自ら用いることは製造販売行為に当たらない．ただし，実際にはデータクレンジング，アノテーションなど多くの手間がかかる．また，検証を経ない技術を患者に適用することは，倫理的に認められないだろう．研究により検証する場合，臨床研究法または人を対象とする医学系研究の倫理指針によって実施する臨床研究に該当するだろう．企業並みの品質管理を医師が自ら行うことは現実的でないが，AI-CAD 開発ガイドラインは，自作する AI を研究的に用いる場合に参考にすることができる．当然ながら，自らの医療機関の患者のデータを用いることも，患者の同意を必要とする可能性が高い．

個人情報保護法

医療情報は，個人情報保護法の要配慮情報に該当する．これを取得して利用する場合，一般に患者の同意が必要である．同意の扱いについて，個人情報保護法と倫理指針では異なる部分があるので注意を要する．AI-CAD 開発ガイドラインでは個人情報保護法との関連についても解説している．

世界的競争の中で

2019 年 12 月，医療データの研究利用に関して独仏の方と意見交換の機会があった．両国とも，医療データを研究的に利用するための全国的ネットワークの整備がほぼ済んでいる．興味深いのは「研究利用」の定義である．日本の個人情報保護法第 76 条では学術利用という言葉が用いられていて，これは「商業的利用」と対をなすと考えられる．一方，独仏では「研究的使用」は「通常臨床での使用」と対をなしていて，商業転用するかどうかは不問のようだ．わが国では研究と商業利用が対立的に捉えられていることが諸々の足かせとなっている．独仏の研究者は，医療データを利用して AI を構築することは国民の福祉の向上に寄与するから理解が得られると断言していた．日本はデータの利用について独仏並みに意識を変えるべきときかもしれない．

Column 8

IT/AI の医療への実装
AI ホスピタルのモデルを目指して

陣崎 雅弘・洪　繁・橋本 正弘・北川 雄光

現在，多くの AI ソフトや AI 技術が多く開発されてきており，AI の開発研究は大変活気を帯びている．しかし，医療現場ではこれらはそれほど活用されているわけではなく，実際，PMDA（独立行政法人医薬品医療機器総合機構）で認可されたAI ソフトはまだほんのわずかである．AI が医療で役立つためには，開発とは別に“実装”ということを一つの大きなテーマとして考えていく必要があると思っている．その代表的な取り組みとして，当院（慶應義塾大学病院）では AI ホスピタルプロジェクトを進めている．本稿では，このプロジェクトの中で，実装という課題を筆者らがどのように考えて進めているかを述べてみたい．

AI の病院導入を目指して

当院では，2017 年に慶應メディカル AI センターを設立し，AI 技術の開発および病院システムへの導入に着手した．この少し前に，内閣府より，AI の実装を目指す社会として，Society 5.0 というコンセプトが提唱された[1]．これは，仮想空間と現実空間を高度に融合させたシステムにより，経済発展と社会的課題の解決を両立する人間中心の社会と定義されている．ちなみに，Society 1.0 は狩猟社会，Society 2.0 は農耕社会，Society 3.0 は工業社会，Society 4.0 は情報社会である．

内閣府は，2018 年に医療領域における Society 5.0 の実現を目指して「AI ホスピタルによる 高度診療・治療システム」事業を公募し，当院は全国 4 つのモデル病院の一つに採択された[2]．筆者らは，内部に萌芽する ICT・AI 技術と外部企業で開発されつつある技術を体系的に導入し，既存システムと新たなシステムを連動させ，未来型医療システムの基盤となる AI ホスピタルのモデルを構築することを目標にしている．それにより，患者に安心・安全な医療の提供，患者に高度で先進的な医療サービスの提供，医師・医療スタッフの負担軽減，地域・在宅の高度なサポートを達成することを目指している．

体制づくり

AIホスピタルのような病院全体のプロジェクトにおいては，体制作りが最も重要になる．筆者らは，慶應メディカルAIセンターのメンバーを中核として，AIホスピタル委員会を立ち上げ，外来部門，検査部門，薬剤部門，病棟部門，手術部門，遠隔部門にそれぞれ責任者を配置した．そして，AI に関心をもっている人を AI 担当医として各診療科に配置した．これにより，各診療科がバラバラに行っていた似たような試みも，病院全体が一体化してIT，AI化に取り組む体制を作ることができた．さらに，院内AIホスピタル委員会には病院執行部も参加し，この会議全体の中で個別のプロジェクトについて議論し，その場で決議でき，迅速な意思決定のできる体制になった．

取り組む課題

プロジェクトの内容については，①ロボット・センサリングの活用，②自然言語処理，③セキュリティの高い医療情報データベースの構築，そして④医療情報の共有化を大きな項目として掲げている（**図1**参照）．どのようなAIプロジェクトが院内に萌芽しているかを調べるために院内でアンケートを取り，それらの中で診療科をまたがるような課題をプロジェクトとして取り入れていった．また，搬送ロボットのように産業界にあって医療界にはまだ導入されていないシーズにも取り組んでいった（**図2**参照）．

基盤事業としては，安全なデータ通信を担保するために，秘密計算，秘密分散技術を用いた医療情報のクラウド保存の検証を重ねている．また，VNA（Vendor Neutral Archive）ネットワークを用いた患者医療情報統合システムの構築を進めている．将来の複数病院間でのデータ統合の準備となるほか，データ統合で得られた研究用データを用いて，経営分析や，さまざまな臨床研究を推進していきたいと考えている．さらには，デジタルサイネージ（電子看板）を活用し，病院情報の患者集団へのスムーズな伝達や，患者を癒す空間を作るコンテンツ開発にも取り組んでいる．

外来部門では，診察室での音声を用いた医療記録入力システム，患者デジタル同意システム（eConsent）について，院内に企業開発拠点を設け，自然言語処理の向上に取り組んでいる．また，患者向け情報提供スマートフォンアプリを導入し，胎児の

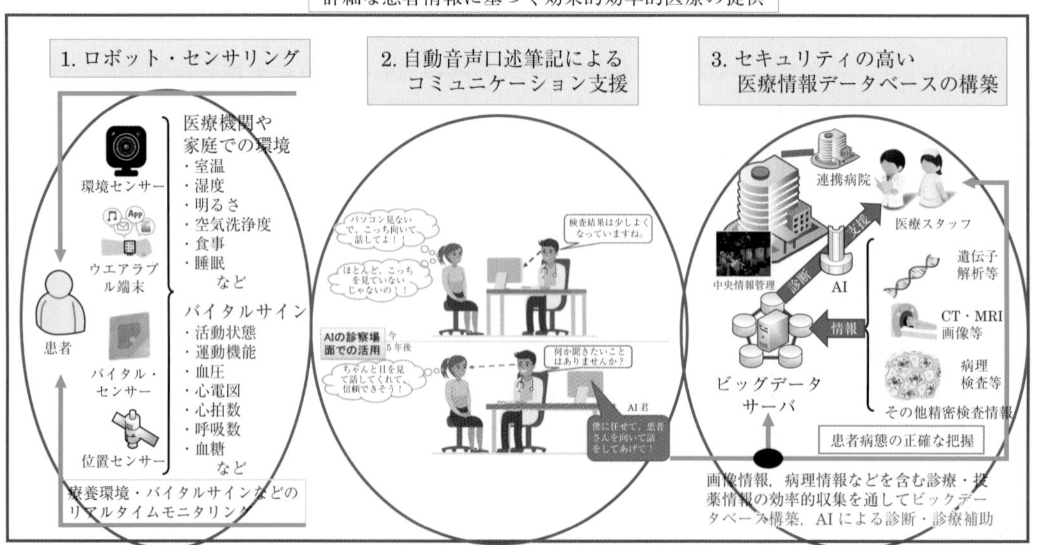

図1　AIホスピタル事業

（戦略的イノベーション創造プログラム　パンフレット2019を一部改変）

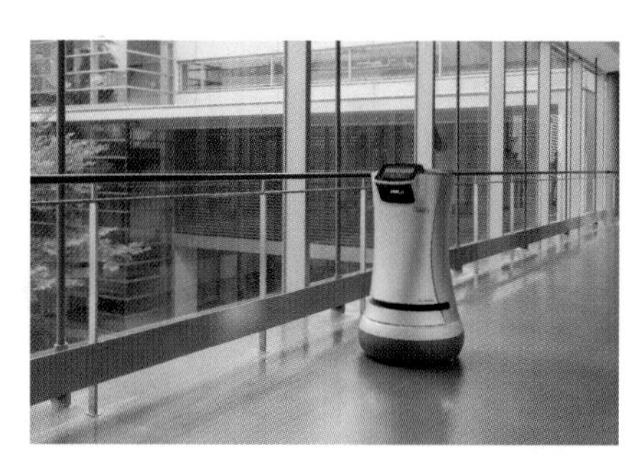

図 2　院内で動く薬剤・検体搬送ロボット

超音波検査画像の提供に加え，外来待合からの呼び出し通知や，院外処方箋の提供なども導入している．AI 自走車いすを用いた患者の搬走システムも検証中である．検査部門ではヒト型ロボットを用いたコミュニケーション技術や，画像診断支援，電子カルテ情報からインシデントを予測するアラートシステムを開発・実装する．病棟部門では，性能ベッドセンサを用いた入院患者のリアルタイムモニタリングシステム，薬剤部門では，薬剤・検体自動搬送システムなども試験運用を開始している．

実装に向けての課題

実装に向けての課題としては，責任の所在や説明可能かどうかということはよくいわれているが，それ以前の問題として，導入コストに見合うか否かということも大きいと思われる．このプロジェクトの役割は，コストの観点からの評価を行っていくことが，大きなウエイトを占めている．

画像診断や病理診断に関しては AI との相性が良いとされ，多くの研究や開発が行われている．実際に，眼底や内視鏡などの画像については PMDA の承認も行われている．ちなみに，放射線領域の画像に関しては，海外で高い評価を得ているものを検証してみたが，日本の学習データが不足しているためか，まだ日常の診療現場で利用するには偽陽性や偽陰性が多いようである．また，CT や MR では，一つの検査の画像には多くの臓器が映っており，多くの AI ソフトを稼働させる必要がでてくる．そのためにはさまざまな企業の多数の AI ソフトが一体となって動くプラットフォームが必要であり，AI ホスピタルプロジェクトとしても導入を検討している．ただ，プラットフォームができても報告書などの出力が標準化されていないなど，実際の日常診療で効率よく活用できるようにするためにはさまざまな課題がありそうである．

このような状況を踏まえ，高度な専門家の判断を要する画像関連の実装の検討を進めながらも，上記のようなロボットやセンサリングなどを用いた単純作業に対する AI の導入を先行して行っている．

病院への AI の実装を目指して，20 以上の研究課題について院内で実証実験が進行している．安全性，有用性を検証し，現在の技術を結集した AI ホスピタルのモデルを構築したいと思っている．

Column 9

中国・韓国における AI 事情

山本 修司

人工知能（AI）の研究とヘルスケア分野への応用技術はすでに米国で順調に進んでおり，アジアの主要経済圏でもテクノロジーの開発と実装が日々進んでいる．

アジアにおける人工知能を医療に応用する競争は，中国，インド，韓国や日本で急速に加速しており，アジアの各政府機関や民間企業は，医師や患者が使用するビッグデータや AI を利用した EHR（Electronic Health Record：電子健康記録）を開発するために，それぞれの国において国家戦略による集中投資が行われている．

中国の動向

中国国家プロジェクトによる医療，ヘルスケア分野における活動においては，2015 年の政府活動報告において，「互聯網＋(インターネットプラス) 行動計画」を提出され，モバイルインターネット技術，クラウドコンピューティング，ビッグデータ，IoT におけるインターネット応用技術の中に組み込まれている．2018 年にさらにインターネットプラスは，医療分野の利用においてアップデートされている．

ゆえに，医用画像診断の分野における中国のスタートアップ企業が 2015 年に一挙に増加し，近年，急激に中国の AI 画像診断技術が世界トップクラスに躍り出てきた所以でもある．

2017 年に「新一代人工知能発展計画」（次世代 AI 発展計画）によって中国製造 2025 を補完する AI 戦略が国務院により発表され，2030 年には，産業規模は，10 兆元（約 162.6 兆円）産業になると見込まれている[1)]．

中国における医用画像処理の AI 利用におけるプラットフォームの貢献には，百度（Baidu）社が 2016 年 9 月に異種分散型ディープラーニングシステム「Paddle-Paddle」をオープン化し[2)]，阿里巴巴集団（Alibaba：以下アリババと称する）は，「DT PAI」をオープン化して人工知能サービスを展開している[3)]．また，テンセントは，Tencent Cloud を提供しており，クラウドにおける人工知能の計算は，中国でも，GPU を使用するのが一般的となっている．

韓国の動向

一方，韓国では，主要な高次医療機関向けのクラウドおよびブロックチェーンベースの病院情報システムが開発されており，よりパーソナライズされたテーラーメイドの精密医療が進められている．

韓国政府は Precision-HIS 開発プロジェクトでは，韓国の主要な病院と連携してデジタルヘルスおよびクラウドベースのサービスのリーダーであるサムスンSDS，国家ITプロバイダーであるNAVERビジネスプラットフォーム（NBP）が参画し，産学一体で精密医療のクラウド型システムが開発されており，ビッグデータを収集することによるデータドリブン型のAIの利用が進んでいる．

また，韓国にはおいては，国際チームによる研究プロジェクトが盛んであり，ソウル大学病院（SNUH）では，MIT，シンガポール国立大学（NUS），および韓国臨床試験企業（KONECT）と協力して，韓国の臨床データソン（KCD）2018が運営されている．世界中の最先端の技術がSNUHに集中し，電子健康記録，医療画像，患者モニタリングデータ，手術ビデオデータなどの有用なビッグデータをAIの応用を含む国際協調研究によって達成している成功事例である．

中国における人工知能による診断支援システム

中国では，政府のインターネットプラスプロジェクトによってAIをクラウド上で使用することが前提であり，さらに検査画像データは，患者個人のものという概念が強くあり，支払いは，WeChat Payやアリペイなど電子決済が中国全土に普及しているため，クラウド利用，AI作動，電子決済，画像の受け取りというワークフローは，患者主導型で，特に検診においてスムーズに社会に浸透している．

実際の機械学習による検出アルゴリズムの社会応用の1例として中国の黄河医院では，0.5次の人工知能検診システムなどが実際に稼働している．被験者は，スマートフォンのみ持参すれば，検査から人工知能による診断結果の受け取り，検査費の支払いまですべてスマートフォン1つで完結することができる[4)]．

被験者は，スマートフォンにダウンロードされた画像を持ち帰ることができるた

中国のクラウドアップロード型 AI検診例
MRI
WeChat Pay
Alipay
Payment
①検診登録(スマートフォンのみ）
②画像検査
③ 支払いもスマホ
AI のチェック結果がスマホに表示
Please follow HY
1. 画像取得要求
2. ID，PASS 入力
3. 画像取得
4. DICOM 閲覧
5. ダウンロード
6. DICOM 保存
7. レポート閲覧
④ AI検診結果と画像提供

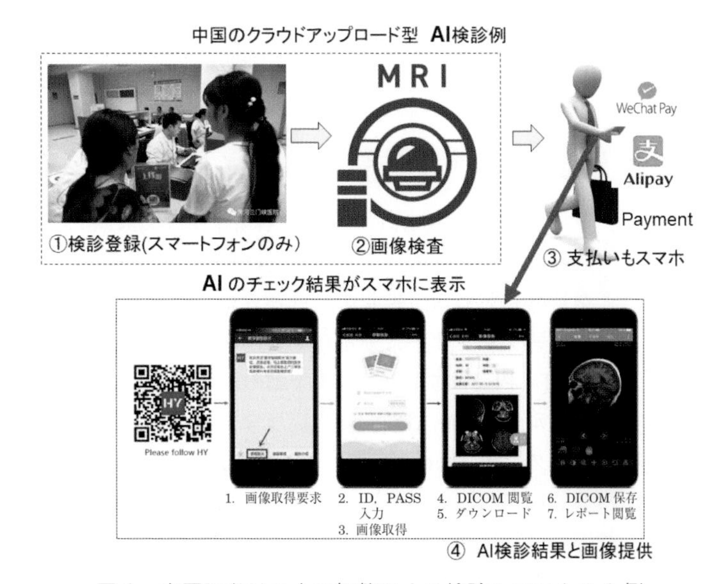

図1　中国における人工知能による検診システムの1例

黄河病院：Huiying Medical Technology社：Smart E-filmシステム利用例
https://mp.weixin.qq.com/s/d-kYNHA1wM4GbKRMEh8Fug

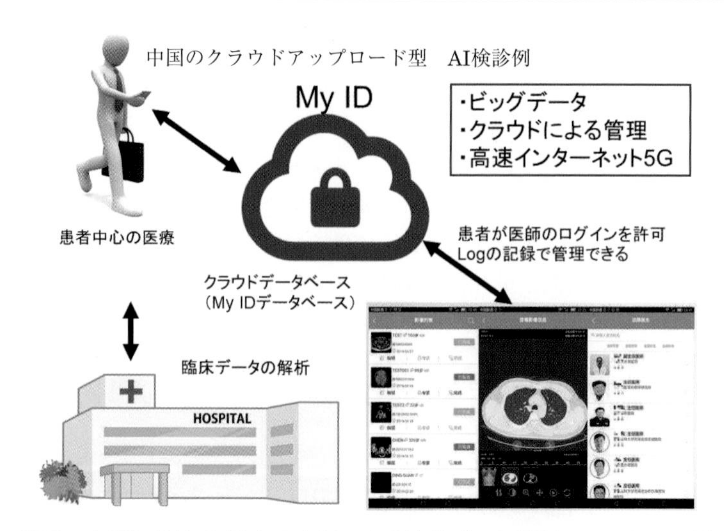

図２　中国におけるAIクラウドの臨床情報データ管理システムの一例
Huiying Medical Technology社：Smart E-filmシステム：WeChat利用例

め，自己責任，自己判断で画像を本システムに登録している読影診断医師に転送することができる（**図１**参照）．また，診断された画像データおよびAIによる自動診断レポート内容は，患者のスマートフォンから病院のエキスパート放射線科医に転送することが可能である．エキスパート放射線科医は，患者の環境，すなわち患者の住所に近く通院できる病院の医師が表示されるなど，インターネットの機能の便利さをフルに活用することができる．

中国は，国土が広く，患者一人ひとりに対する病院の数は，決して密集しているわけではなくバラツキがあることが，クラウド普及の要因でもある．

患者は，クラウドを通じて，自主的に自身の臨床データを管理することができる（**図２**参照）．

韓国における医用画像ディープラーニングの応用事例

クラウド上で高速GPUによるAIを使用してビッグデータの研究応用できるということは，あらゆる臨床データと画像データの融合および複合解析が可能になることを意味している．近年のスーパーコンピュータの計算スピードの向上によって次世代シークエンサーによるゲノム解析の精度が飛躍的に発展しており，ラジオミクス（CT，PET，またはMRIなどの医用画像生成検査機器で得られた医用画像からの高スループットでの大量の高度な定量的画像特徴の抽出および分析法）と腫瘍の遺伝子タイプ（genotype）や表現型（phenotype）の解析を融合することによって，新たなAIによる個別医療，精密医療，予測医療が実現できることになる．

韓国では特に精密医療の実現に力を入れており，不必要な医療処置，コスト，および管理上の無駄を削減し，より効率的かつ効果的な医療サービスをクラウドベースのシステムで実現していく方向に躍進している[5]．

躍進の大きな理由の一つとして，オンサイトのデータセンターのみによるデータ保存管理環境の保守的な状況を打破するために，韓国政府がデジタル病院の記録の外部保存を推奨する制度に変更を行ったことである．この変更により，数万人の患者を代表する数百を超える病院，医療センター，およびその他の施設からのデータのクラウドストレージが可能となった．次のステップとしてデータおよび臨床意思決定システムの標準化の段階に進んでいる．機密性の高い医療記録へのサードパーティのアクセスに関する懸念に対処するため産業，患者と病院がブロックチェーンテクノロジーを通じてデータを使用できるユーザーを確実に管理できるような対策が提案されている段階であり，政府の強力なサポートの上でクラウド，ビッグデータ，精密医療，ブロックチェーン，高速通信（5G 利用など）の応用がスマートに繋がったプラットフォームとインフラの上で AI の利用が進められている．

画像データの標準撮像による収集データの整合性と均一性が担保でき，高い精度の AI アルゴリズムの実現に成功している事例として，Medical IP（Seoul, Korea）社の報告によると，Pytorch を用いた AI 学習（NVIDIA GPU 使用）環境で，Medical IP が独自に開発した前処理と後処理に U-NET を応用する modified U-NET を，抽出したい臓器や組織によって細かくアルゴリズムをアレンジすることによって，全身からすべての臓器を抽出する場合でも Dataset Similarity Coefficient（DSC）が 95％以上の精度を達成している[6]．

精度の高い臓器抽出が実現できることによって，3D プリントのモデルの完成度も高くなることで，手術支援や IVR などのカテーテル挿入のトレーニングなどの医学教育にも貢献している（**図 3** 参照）．

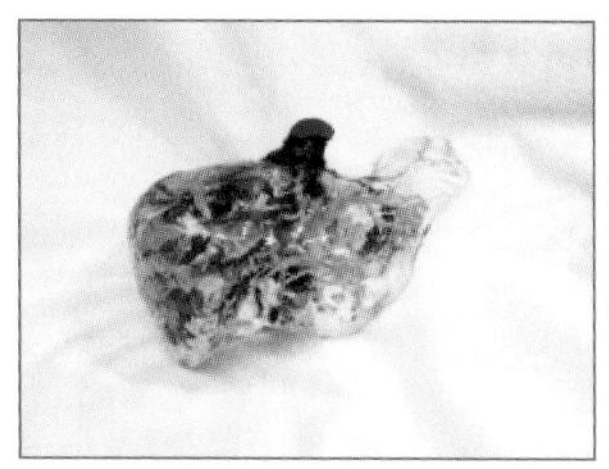

肝がん

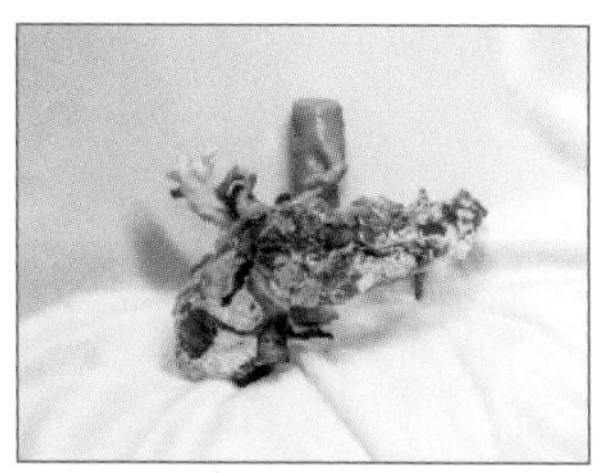

膵臓がん

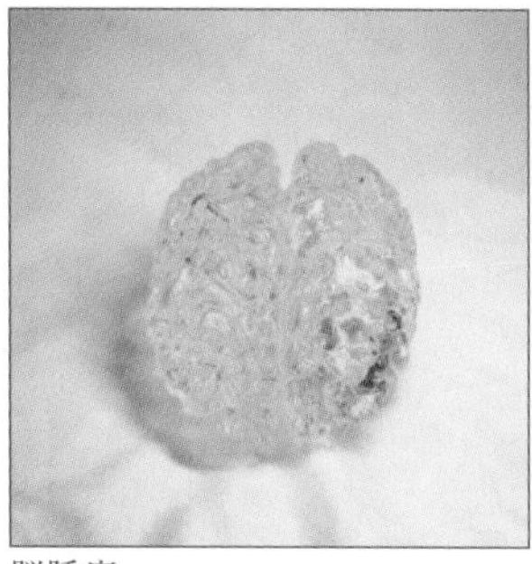

脳腫瘍

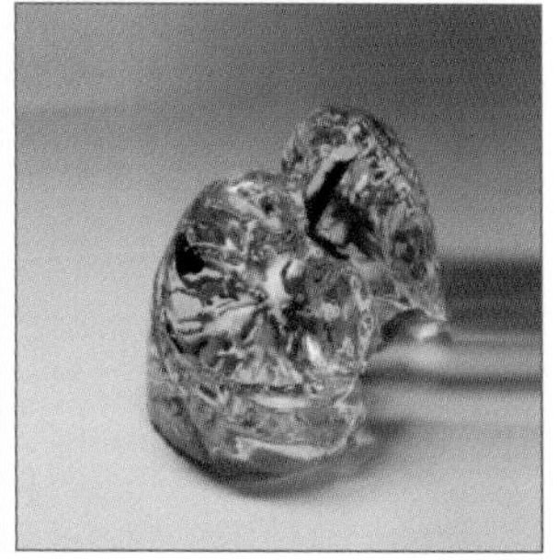

肺がん

図 3. AI アルゴリズムによって抽出した腫瘍と対象臓器の 3D プリントモデル
（Medical IP 社提供）

Deep Learning

事 例 編

Chapter 12 眼底画像

事例編

畑中 裕司

眼底検査は眼疾患の判定だけではなく，循環器検診の一環としても行われている検査である．糖尿病網膜症は，循環器疾患かつ失明の主要な要因であるので，糖尿病網膜症を眼底画像から検出する研究は世界で盛んである．本章ではディープラーニングの一種である畳み込みニューラルネットワーク（CNN）を用いて，眼底画像から毛細血管瘤を自動検出する処理を紹介する．さらに，従来のしきい値処理に基づく手法も紹介し，同一データベースでCNNとの検出性能を比較した結果を示すことによってCNNの有用性を示す．また，糖尿病網膜症の検出に関する人工知能の現状についても紹介する．

12.1 はじめに

眼底検査は眼球の奥にある血管，網膜，視神経を調べる検査であり，人間ドックにおいては，循環器健診の一環としての網膜血管病変の分類や糖尿病網膜症の分類，緑内障や加齢黄斑変性などの眼疾患の判定が行われている．人間ドックでは主に無散瞳眼底カメラを用いた画角45～50度のデジタル眼底写真による診断が行われている．日本人の糖尿病網膜症の有病率は成人の3.5%であり，失明要因の上位である．軽度から中度の非増殖糖尿病網膜症の眼底所見は毛細血管瘤であるが，**図12.1**に示すような直径数画素程度の小さな黒点の毛細血管瘤を見つけることは，医師にとって重労働であろう．したがって，以下では毛細血管瘤の自動検出処理の事例を紹介する．

毛細血管瘤の自動検出処理が開発されるきっかけは，国際会議SPIE Medical Imaging 2009で実施されたROC（Retinopathy Online Challenge）competition[1)]で

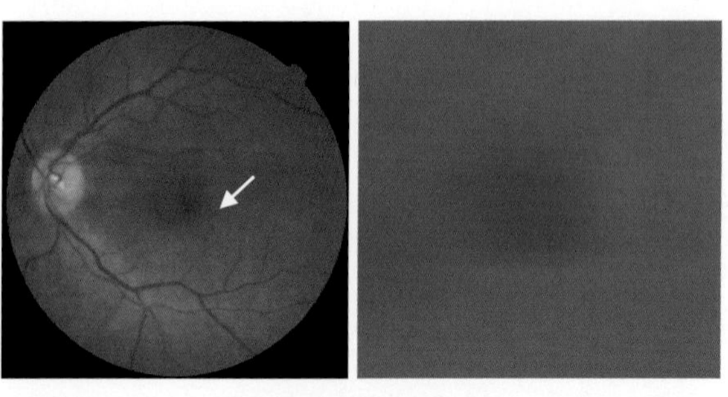

図12.1　眼底画像の例

左画像：矢印は毛細血管瘤．右画像：左画像の毛細血管瘤の拡大画像．

あろう．学習用画像 50 枚，評価用画像 50 枚で構成され，4 名の網膜のエキスパートが毛細血管瘤を判定している．参考文献 1 で，エキスパートの毛細血管瘤の検出感度が 49%のとき，画像当たりの偽陽性数が 1.08 個であることが示されている．評価用画像には 343 個の毛細血管瘤が存在するので，正解率が 43%，F 値（F 尺度，F-measure, 5.3 節参照）が 0.59 となり，毛細血管瘤の検出の難しさがわかる．

12.2　従来型の毛細血管瘤の自動検出処理

ディープラーニングを用いた手法を紹介する前に，**図 12.2**（a）に示す処理の流れのような画像フィルタの出力値のしきい値処理に基づいた手法を紹介する [2]．入力された眼底画像から，図 12.2 の（c）～（e）に例示するように 3 種類のフィルタで毛細血管瘤を強調処理し，それぞれの出力値をしきい値処理で毛細血管瘤とそれ以外に分類する．そして，多数決で毛細血管瘤の 1 次検出候補を決定する．さらに，候補の形状やテクスチャに基づいた 48 種類の特徴量を計算し，機械学習の代表例であるサポートベクタマシン（SVM）で毛細血管瘤を最終判定している．

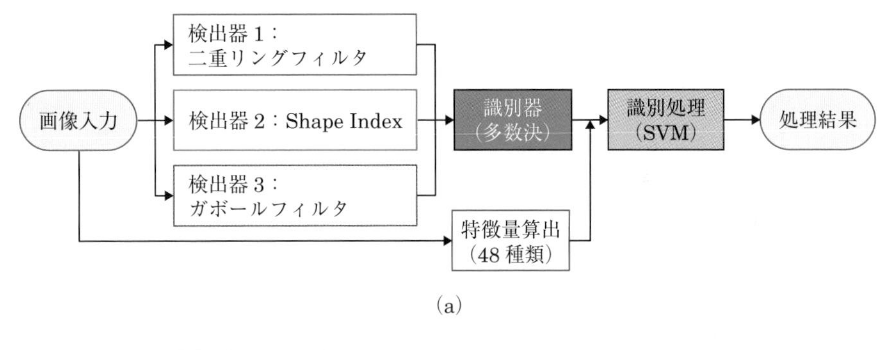

（a）

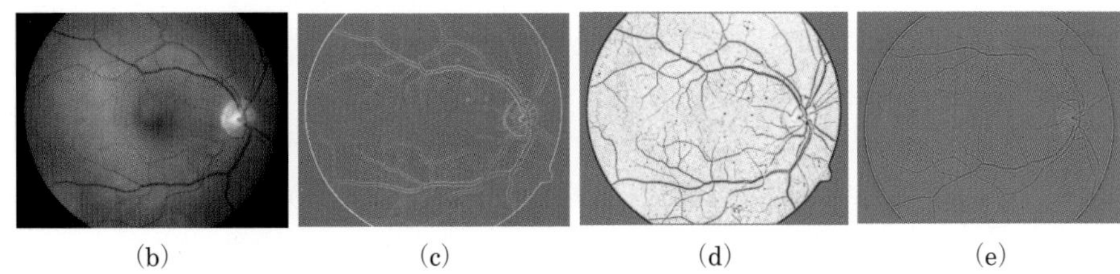

（b）　（c）　（d）　（e）

図 12.2　フィルタリングによる毛細血管瘤検出

(a)フィルタリングに基づいた検出処理の流れ．(b)緑色成分画像．(c)二重リングフィルタ処理後．(d) Shape Index 算出結果．(e) ガボールフィルタ処理後．

12.3　ディープラーニングを用いた毛細血管瘤の自動検出処理

前節で述べた処理において，多数決制で毛細血管瘤候補を判定していた処理をディープラーニングの 1 種である CNN に置き換えた処理 [3] の流れを**図 12.3**（a）に示す．図 12.3（b）に示すように，三つのフィルタで毛細血管瘤を強調処理した眼底画像をグリッドに分割し，グリッド毎（小領域毎）に毛細血管瘤の有無を CNN で判定する．CNN を適用する際，入力画像間の相関を軽減させたり，CNN がよい

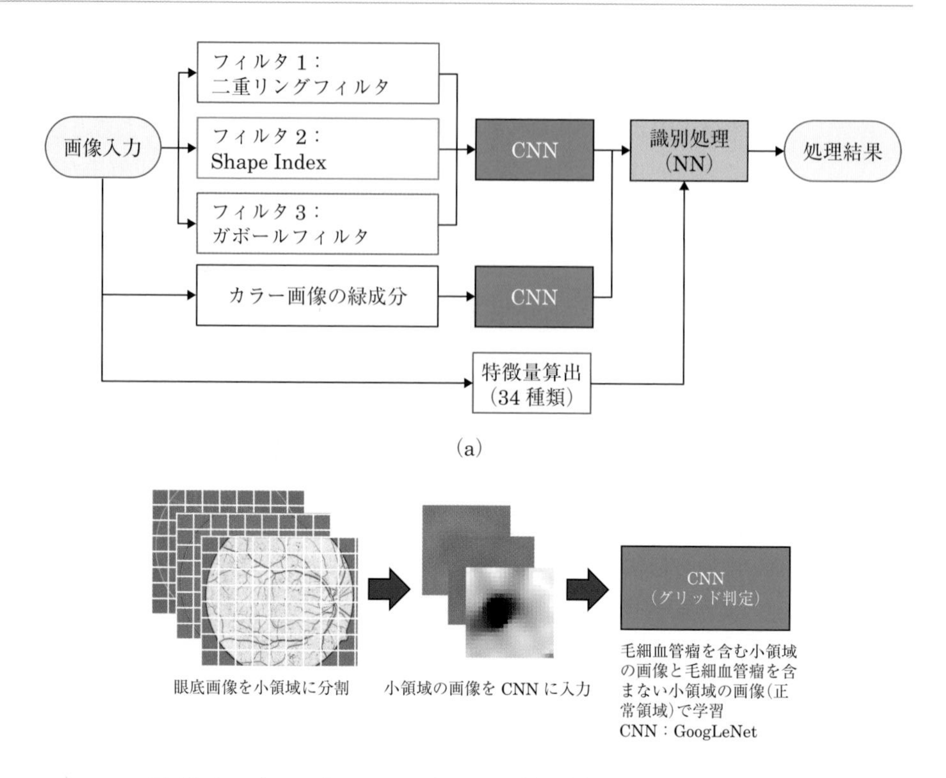

図12.3 ディープラーニングによる毛細血管瘤の検出処理の流れ
(a) 全体の流れ. (b) CNN処理部の詳細.

特徴を学習させたりするために，画像データの白色化を行う必要がある．白色化の手法としてZCA-Whiteningが知られているが，毛細血管瘤の検出では上述のフィルタ処理のほうが良好であった．フィルタ処理によって，CNNが学習過程で特徴抽出しやすくなり，少ない学習データで効率的に学習できるようになる．

紹介する手法において，CNN処理部には2つのGoogLeNet[4]が並列に配置されている．最初のCNNはフィルタ処理で強調処理された画像を入力としており，できるだけ多くの毛細血管瘤を検出する役割を担う．もう一つのCNNにはカラー画像の緑成分を入力させ，拾いすぎた毛細血管瘤を抑制する役割を担う．顔画像や手書き文字の判別用のCNNの場合，画像に強いエッジ，複雑なパターンなどの目立った特徴が含まれているが，毛細血管瘤の画像には顕著な特徴がないため，CNNを多層化するなどの工夫が必要である．最後に，従来型の手法から特徴量を見直した34種類の特徴量を用い，3層のニューラルネットワーク（NN）を用いて偽陽性候補を分類して削除する．

さて，GoogLeNetを簡潔に紹介しておく．GoogLeNetは画像認識コンペILSVRC2014で1位になったCNNのモデルであり，**図12.4**（a）に示すように22層のネットワークで構成されている．特徴としては，図12.4（b）に示すような畳み込み層（convolution layer）を積み重ねたモジュール（Inception）を直列に組み合わせた構造となっている．Inceptionだけに着目すると1つのニューラルネットワークに見えるので，GoogLeNetという1つの大きなネットワークの中に

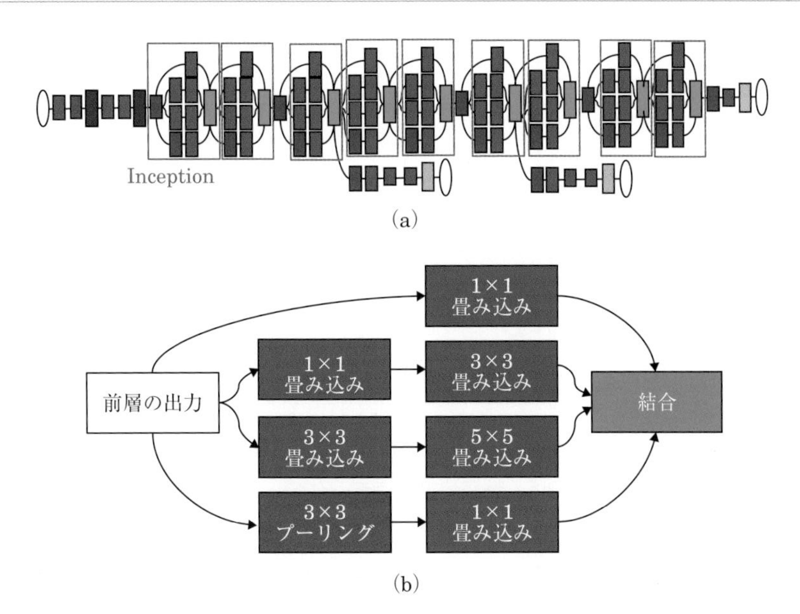

図 12.4　GoogLeNet のネットワーク構造

(a) 全体の構造．青：畳み込み，赤：プーリング，紫：局所正規化（LRN），緑：結合，橙：ソフトマックス，(b) Inception の構成例．

Inception という小さなネットワークが存在することになる[5]．なお，GoogLeNet の Inception は，2 段の畳み込み層による 3 つの特徴マップと，最大値プーリングと畳み込み層による 1 つの特徴マップを結合した特徴マップ群となる．

12.4　毛細血管瘤検出の結果

糖尿病網膜症の検出性能を比較するために公開されているデータベース DIARETDB1（standard diabetic retinopathy database. calibration level 1）[6] を用いて，しきい値に基づく従来型の手法[2] と CNN ベースの手法[3] の性能を FROC（Free-response Receiver Operating Characteristic）曲線で比較する．DIARETDB1 は学習用画像 28 枚，評価用画像 61 枚で構成されており，撮影画角 50 度，1,500×1,152 画素の 24 ビットビットマップ形式である．**図 12.5** に示す FROC 曲線の通り，CNN ベースの手法[3] が従来手法[2] を上回っている．参考までに，FCN（Fully Convolutional Network）とよばれる CNN モデル（U-Net）を用いた手法[7] の結果も図 12.5 に示すが，GoogLeNet の手法の結果を下回っている．参考文献 7 の手法には偽陽性候補の削除処理が含まれていないこと，毛細血管瘤はその領域が不明瞭であってセグメンテーションが困難なことが理由として考えられる．

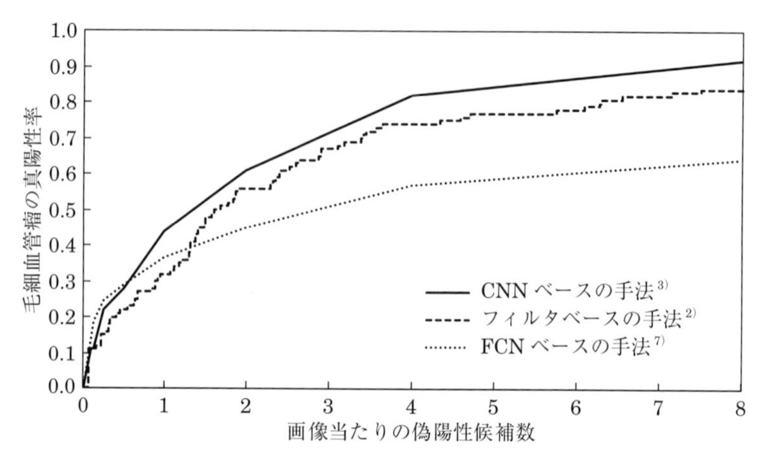

図 12.5　糖尿病網膜症データベース DIARETDB1 を用いた FROC の比較

12.5　糖尿病網膜症の自動分類について

前述した毛細血管瘤の自動検出に対して，眼底画像の糖尿病網膜症の有無を判定する研究開発が積極的に行われている．米国アイオワ大学発ベンチャー企業 IDx 社が開発した IDx-DR[8] は，トプコンの眼底カメラ NW400 で撮影された画像を AI で糖尿病網膜症の有無を判定する装置であり，2018 年 4 月に米食品医薬品局（FDA）が AI 診断装置としては初めて承認されている．

非商用の事例としては，4.7.9 項で紹介した糖尿病網膜症の検出コンペティション[9] が 2015 年に Kaggle で開催され，5 万枚超の眼底画像を用いてさまざまな手法が競い合われた．また，インドの糖尿病網膜症データベース IDRiD を用いたワークショップが国際会議 ISBI2018 で開催され，病変セグメンテーション性能，糖尿病網膜症のグレーディング性能，視神経乳頭の検出とセグメンテーション性能が競われた[10][11]．さらに，ISBI2020 において，第 2 回糖尿病網膜症：グレーディングと画質推定チャレンジがオンラインで開催予定である[12]．2000 枚の通常の眼底画像と，256 枚の超広角眼底画像から構成されるデータベースが用意されている．

糖尿病網膜症のグレーディングは，4.4.1 項で紹介した Neural Network Console 上でもディープラーニングを用いた動作実験が可能であると考えられるので，初心者の学習に適しているといえるであろう．

12.6　今後について

本章では，眼底画像における毛細血管瘤の自動検出に既知の CNN モデル GoogLeNet を適用した事例を紹介した．従来のしきい値処理に基づいた手法よりは検出性能が向上したが，処理の複雑さは軽減されておらず，YOLO[13] のようなオブジェクト検出と種別判別ができるようなネットワークの適用を期待する．今後のディープラーニングを代表とする眼底画像を対象とした AI 技術の発展を期待している．

Chapter 13 病理画像

事例編

塚本 徹哉

病理組織標本のデジタル化とともに，遠隔病理診断としての利用だけでなく，人工知能を用いたさまざまな解析の試みがなされている．病理組織標本は放射線画像と違い，診断業務とは別にデジタル化の作業を行わなければならない．また，検体の処理過程，染色の程度によっても色合いが大きく変わってしまい，解決すべき課題は多い．しかし，近年の深層学習（ディープラーニング）技術の進歩に伴って，画像認識技術の向上には目覚ましいものがある．ディープラーニングを用いた病理診断支援システム（Computer-Aided Detection/Diagnosis：CAD）は，リンパ節へのがん転移の検出と同定，あるいは病理組織診断，腫瘍の悪性度評価，免疫染色のスコアリング，遺伝子変異の推定等，さまざまな分類作業に有用である．また，類似症例検索は，未知の症例の診断や研修医の教育等に力を発揮するものとして期待されている．今後，このようなディープラーニングシステムを有効に活用し，病理画像情報を説明可能な形にするとともに，さまざまな臨床情報を統合することによって次世代の医療に貢献することが肝要である．

13.1 はじめに

近年の医療の進歩に伴って，病理検体数は増加の一途をたどっている．一方で，病理専門医数は 2,000 人あまりと人口あたり米国の 1/5 程度と格段に少ないのが現状である．コンピュータや ICT（Information and Communication Technology，情報通信技術）の高性能化に伴って，WSI（Whole Slide Imaging システムあるいはバーチャルスライドシステム，**図 13.1**）などのデジタルイメージが術中迅速の遠隔診断支援（テレパソロジー），セカンドオピニオン，病理学教育に利用され始めており，従来の顕微鏡を用いたやり方を凌駕しつつある．人工知能，特にディープラーニング技術の急激な進歩は，病理診断において病理医への強力なサポートとなると考えられる．画像解析は，深層畳み込みニューラルネットワーク（Deep Convolutional Neural Network：DCNN）を用いたディープラーニングとの相性がよく，近年，非常に進歩が著しい領域である．

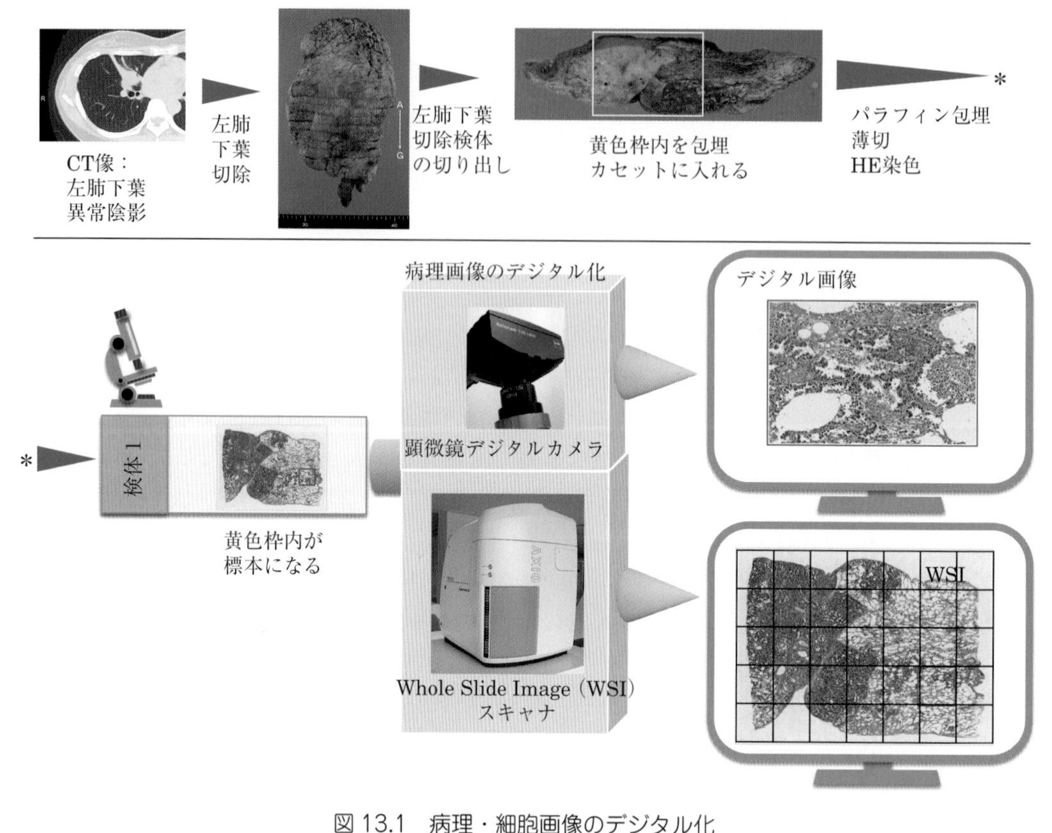

図 13.1　病理・細胞画像のデジタル化

デジタル画像：デジタルカメラで 1 枚の写真を撮る（赤枠の中のみ）．倍率は撮影時の顕微鏡レンズによる．WSI：デジタルカメラで標本全体の写真を撮影し，それぞれを貼り合わせて画像全体をデジタル化する．顕微鏡と同様，低倍率にすれば画像全体（図の黄色枠内）を俯瞰でき，高倍率にすれば細部を観察できる．

13.2　病理学分野で扱う画像と情報

13.2.1　組織・細胞検体の処理と染色

患者から検査のために採取した小さな検体（生検）や治療のために切除した検体（手術検体）を腐敗防止，固定のため，ホルマリン処理（ホルマリン固定）し，エタノールで徐々に脱水した後，パラフィン（ろうそくのロウの様なもの）内に埋める（包埋）．組織診では，パラフィンごと組織を 3 μm ほどの厚さにミクロトームで薄切し，ヘマトキシリン・エオジン染色，種々の特殊染色，あるいは免疫染色等を行い，診断する（図 13.1，**13.2**）．

細胞診では，肺や乳腺の病変部に針を刺して得られた細胞（穿刺吸引細胞診）や，痰や尿中に剥離した細胞（剥離細胞診）をスライドガラスに貼り付けて，パパニコロー染色やギムザ染色等により染色を行う（**図 13.3**）．

切片の厚さ，染色液の違い，作業者の好みなどにより，施設間での染色性の相違は大きく，精度のよい解析のためには，色の標準化等，解決すべき問題は多い．

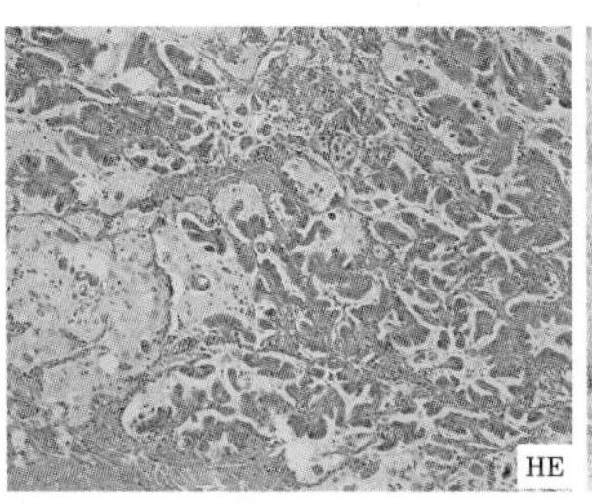

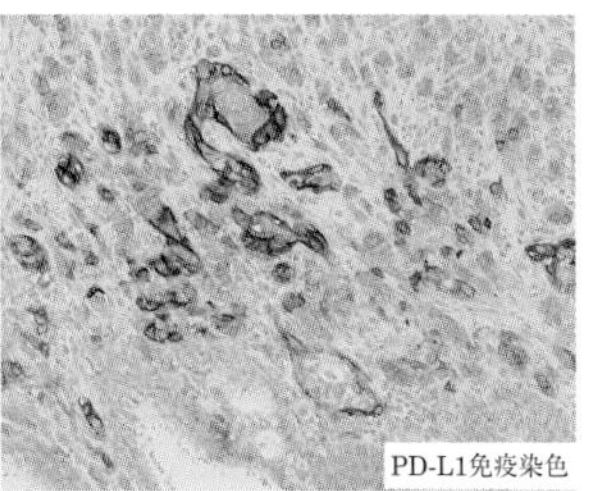

図 13.2　肺がんのコンパニオン診断のための PD-L1 免疫染色

左：肺腺がん（HE 染色）．右：PD-L1 免疫染色．PD-L1 に対して特異的な抗体を切片にかけて反応させると，その部位が茶色に染まり，腫瘍細胞が PD-L1 タンパクをもっているかどうかの判定ができる．この症例では，70％の腫瘍細胞が陽性と判定され，免疫チェックポイント阻害剤の使用の適応と判断された．

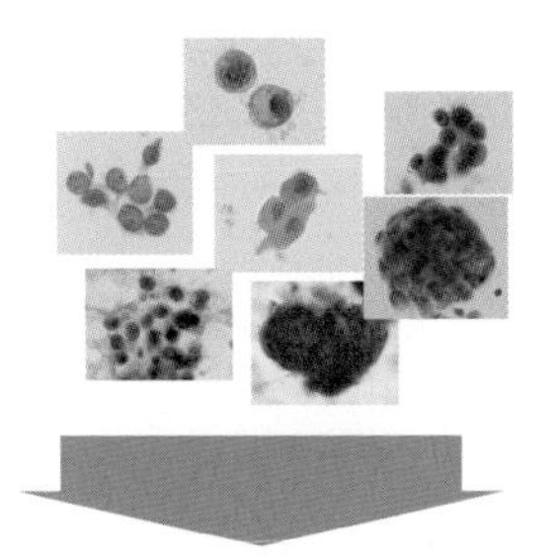

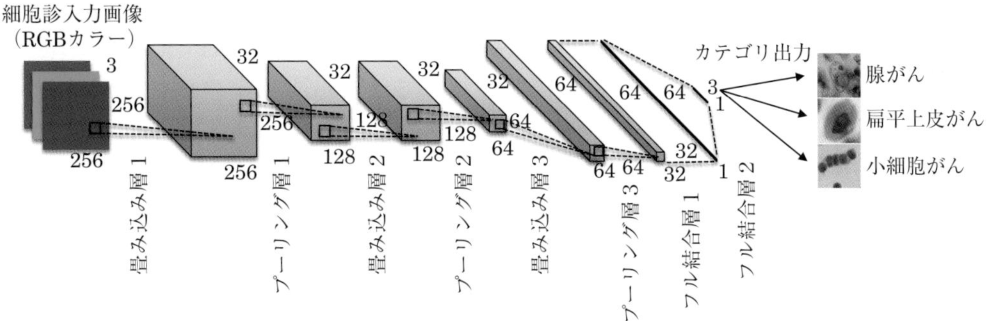

図 13.3　ディープラーニングを用いた肺がん細胞像の分類

パパニコロー染色した肺がん細胞診画像を入力してディープラーニングにより自動分類を行った．

13.2.2　病理画像のデジタル化

組織像，細胞像を顕微鏡に接続したデジタルカメラあるいは WSI スキャナで取り込み，デジタル画像とする（図 13.1）．放射線画像が，診断時，すでにデジタル化され，DICOM[1]（Digital Imaging and Communications in Medicine）フォーマットで保存されるのと違い，病理画像は診断とは別にデジタル化しなくてはならない．また，各社 WSI スキャナのフォーマットの違いも大きな足かせとなっている．しかし，デジタル化できれば，あらゆる病理組織像，細胞像を対象とすること

[1] 米国放射線学会とアメリカ電機工業会が制定した医用画像保存，通信規格（https://www.dicom-standard.org）．

ができる.

13.2.3　データセットと画像に紐付く情報

高い性能を得るためには，質のよいデータセットが必要である[1)]．米国では，The Cancer Genome Atlas（TCGA）[2)]のように画像情報とともに遺伝子異常や遺伝子発現情報が揃ったデータベースが存在する．それぞれの画像には，年齢，性別，既往歴などの患者個人情報がリンクされており，病理診断に伴って，病理あるいは細胞診断名，所見などの情報が付加されている．しかし，病理診断や所見の書き方には，病理医の個人差が非常に大きく，病理システム（Laboratory Information System：LIS）の記載をそのままもってくるだけでは，統一性のあるデータベースの構築が難しい．また，各社のLISのフォーマットにも統一性が乏しい．腫瘍であれば，国際疾病分類腫瘍学ICD-O（International Classification of Diseases of Oncology）[3)]などの局在（topographical code，臓器）と形態（morphological code，組織型，良悪性）などのコードとの紐付け（タグ）が不可欠となると考えられる．

一方，個人情報の保護のために，特定の個人を識別できないように個人情報を加工し，当該個人情報を復元できないようにした情報（匿名加工情報[2]）を用いなければならない．

13.3　コンピュータ支援検出/診断（CAD）への応用

病理診断において，いかに見落としや誤診を防ぐかは重要な課題である．病変が視野に入らない（scanning error），あるいは入っても見過ごしてしまう（recognition error）ことがあり，これらに対しては検出支援型のCAD（Computer-Aided Detection：CADe）が有用と考えられる．一方，病変を認識したが，炎症とがんを誤ったり（over-diagnosis, under-diagnosis），腺がんと扁平上皮がんを誤ったり等，判断を誤ること（decision-making error）がある[4)]（**図 13.4**）．これに対しては，診断支援型のCAD（Computer-Aided Diagnosis：CADx）が期待される．

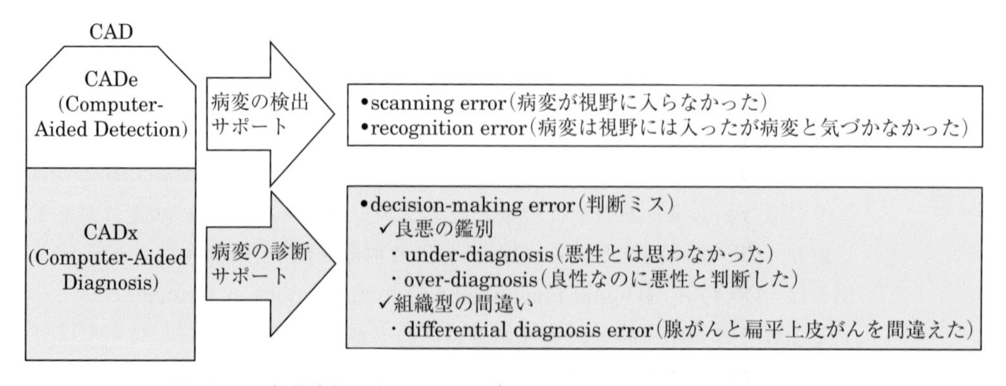

図 13.4　病理診断におけるさまざまな human error と CAD の役割

[2] 個人情報保護委員会 https://www.ppc.go.jp/index.html（2020年1月末日確認）

13.4 病理・細胞診断への応用

13.4.1 ディープラーニングによる病理組織画像解析

スタンフォード大学が開発した大規模データセット ImageNet[5] をベースとした ImageNet Large-Scale Visual Recognition Challenge（ILSVRC）では，物体位置同定（object localization），物体検出（object detection）のタスクを競うものである．2012 年の ILSVRC では，トロント大学の Krizhevsky ら[6]は，初めて畳み込みニューラルネットワーク（CNN）を用いて識別誤り率 0.16 と前年の 0.26 から大幅な改善を行い，CNN が画像識別として脚光を浴びることとなった．

病理診断過程では，①画像内での病変の場所の同定と，②その質的診断の大きく 2 つが必要である．そのための病理組織画像解析技術として，大きな組織内での関心領域（Region of Interest：ROI）としての病変の検出（detection）と領域分割（segmentation）（**図 13.5**），細胞の特徴に注目した細胞の分類（classification）（図 13.3），細胞核に注目した異型度評価，核分裂像数の定量的評価等が挙げられる[7]．

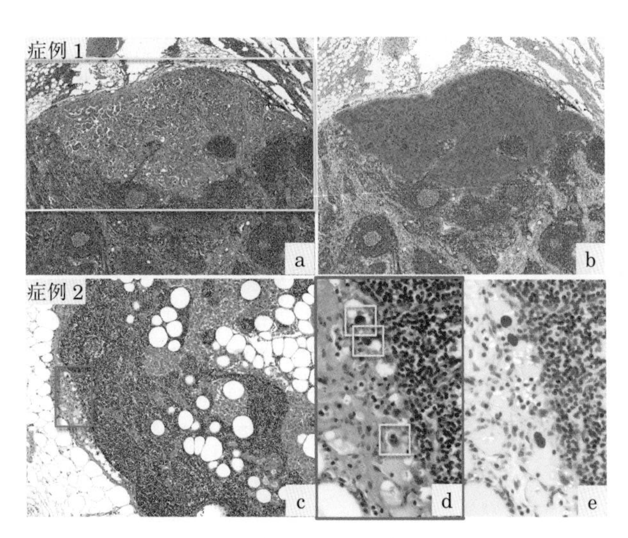

図 13.5 胃がんのリンパ節転移の同定

上段：症例 1．胃がんのリンパ節転移．(a) リンパ節組織内での胃がん組織の検出（detection）（黄色枠）．HE 染色，50x．(b) 胃がん部分の領域分割（segmentation）（赤色部分）．
下段：症例 2．胃がんの微小転移．(c) HE 染色，100x．(d) 胃がん細胞の検出（黄色枠）．c の青色枠の拡大．400x．(e) 胃がん細胞の同定（赤色）．

13.4.2 組織病変の検出と診断

CAMELYON16 では，乳がんリンパ節転移の WSI 画像を用いてその診断精度を競う試みがなされた．5 つのアルゴリズムと 11 人の病理医を比較した結果では，時間の制約がない場合は，コンピュータと病理医に明らかな優劣はなかったが，時間の制約をつけるとディープラーニングの方が病理医よりもその診断精度で勝ったとの結果が得られた[8]．限られた時間の中で膨大な業務量をこなすためには，

CADが非常に有用であることを示唆する研究である.

13.4.3 細胞像の分類と組織型の推定

肺がんでは，近年の化学療法の進歩に伴って，非小細胞がんのなかでも腺がんと扁平上皮がんの分類を厳密に行わなければならなくなってきているが，細胞像からは判定困難な症例が多い．ディープラーニングを用いて，肺がんの主な組織型である腺がん，扁平上皮がん，小細胞がんの分類を試みた結果，71%が正しく分類可能となった．実際には，中間的な細胞像を示すものも少なからずあり診断に難渋する場合が多く，腺がんと扁平上皮がんの区別ができず非小細胞がんに留める症例も多いため，病理医や細胞検査士と比べても遜色のない結果と考えられた[9)]（図13.3）.

13.4.4 腫瘍の悪性度（グレード）評価

Mobadersanyら[10)]は，イソクエン酸脱水素酵素（*isocitrate dehydrogenase 1, 2*（*IDH1*/*IDH2*））遺伝子変異と染色体1p/19qの両欠失および組織学的特徴（核分裂像，核異型，新生血管増殖，壊死）を指標にディープラーニング解析を行い，非常に高い精度でグリオーマの予後[3]予測が可能と報告した.

乳がんでは，がん細胞の核異型の程度や核分裂像数によって悪性度（グレード）の評価を行っている（Nottingham組織学的グレード分類[11)]）が，病理医間によるばらつきが大きいのが現状である．Romo-Bucheliら[12)]は，遺伝子発現検査（Oncotype DX）でエストロゲン受容体陽性と判定された乳がんの核分裂像数のカウントをディープラーニングを用いて行い，リスク評価に再現性が得られたと報告した.

前立腺がんでは，正常腺管の形態から離れていくほど前立腺がんの悪性度の指標であるグリーソンスコア（Gleason score）とよばれる値が大きくなり悪性度が増していく．このグリーソンシステムは前立腺がんの予後予測に有用であるが，病理医間での再現性に問題があるといわれている．Arvanitiら[13)]は，ディープラーニングの手法を用いて正診率：κ 値0.71～0.75と病理医間の再現性に匹敵するデータを得た.

13.4.5 免疫染色のスコアリング

乳がんでは，細胞増殖の指標として腫瘍細胞のKi-67染色率を算出し，化学療法の適応を判断する．Sahaら[14)]は，ディープラーニングを用いて，組織中でKi-67陽性細胞の多い場所（ホットスポット）を選定し，93%の正確率でその陽性率を算出する手法を報告した.

染色体HER2領域の増幅を有する乳がん症例に対して，分子標的薬trastuzumab（Herceptin）が有効である．病理組織学的にはHER2免疫染色により細胞膜に強い染色性を有する症例が陽性と判定される．Vandenbergheら[15)]はディープラーニングを用いてWSIから腫瘍の同定とともにHER2の評価をする手法を開発し，病理医と間で83%の一致率を得た.

[3] 予後：患者の治療後の再発までの期間，あるいは死亡までの期間など.

非小細胞肺がんの免疫チェックポイントのコンパニオン診断[4]のマーカーとして，PD-L1免疫染色が用いられている．Kapilら[16]は，肺生検検体を用いて，敵対的生成ネットワークの一種（Auxiliary Classifier Generative Adversarial Networks：AC-GAN）を用いてPD-L1陽性率の判定を行っている（図13.2）．

13.4.6 遺伝子異常の推定

近年のゲノム医療の進歩に伴って，がんは組織型だけでなく，コンパニオン診断とよばれる遺伝子あるいは分子の異常について検索を行い，それに基づいた分子標的治療薬が使用されるようになってきている．非小細胞肺がんは，特定の遺伝子異常により，特有の組織型を示す場合があり，その特徴をDCNN（inception v3）で分類したところ，AUC0.733-0.856の精度でEGFR，K-RAS，p53などの変異の予測が可能との報告をした．

13.4.7 類似症例検索

病理診断をする際に，稀な疾患に遭遇する場合がある．臨床情報，組織像から診断を推定し，既知の病理画像と見比べて診断を推定することになる．Content-Based Image Retrieval（CBIR）システムは，既存のデータベースから類似画像を呼び出す技術である[18]．Guら[19]は，低倍画像と高倍画像を組み合わせて，効率よく画像を収集する方法を開発している．さらに，Maら[20]は，収集したWSI画像の病変部位（ROI）を自動でマーキングするシステムを開発している．このようなシステムの構築が，難解例の診断補助になることが期待される．

13.5 AIの説明可能性（Explainable AI）

特徴量を自ら設定できることで，飛躍的に進歩したディープラーニングであるが，一方で，どう判断したのかわからないブラックボックスAIに病気の最終診断を任せられるのかとの批判もある．画像のどこに注目したかを可視化する手段としてGrad-CAM（Gradient-weighted Class Activation Mapping）とよばれる手法がある[21]．**図13.6**では，VGG-16をファインチューニングしたアーキテクチャを用いて，肺腺がん，扁平上皮がん，小細胞がんの自動分類を行い，Grad-CAMを適用し，ヒートマップ画像を示している．正解例では，腺がん細胞部分が赤くなっており，そこを注視しているのが可視化されている．今後，このようなAIの判断を説明できるような手法の開発が望まれている．

[4] 分子標的薬の標的となるタンパクの発現量や局在，それをコードする遺伝子の変異などを調べて，薬剤の有効性を調べる検査．

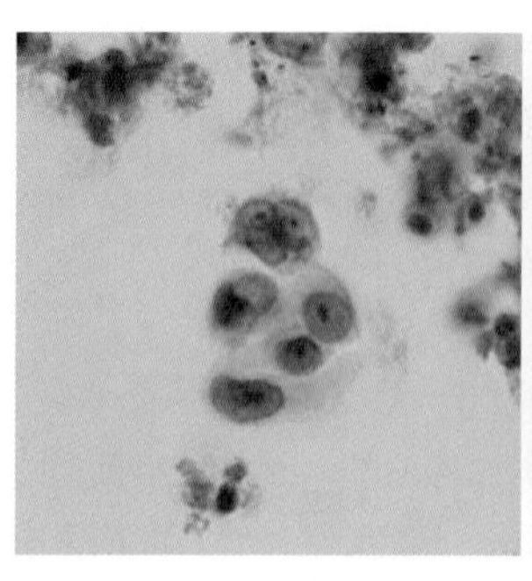
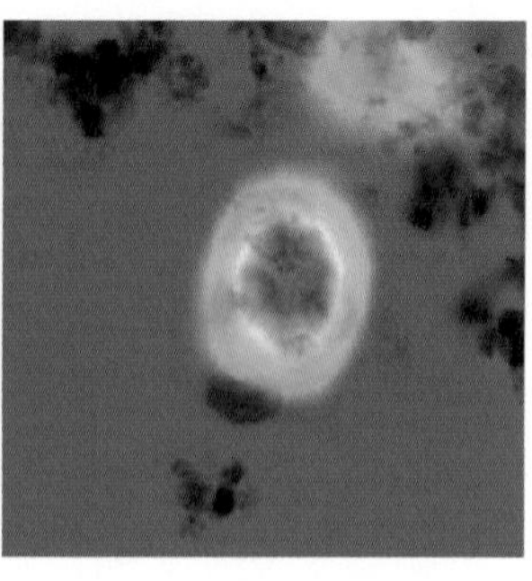

図 13.6　肺がん細胞像の自動分類における注目部位の可視化

左：肺腺がんの細胞像（パパニコロー染色）．正解例．
右：Grad-CAM 解析結果．クラス分類に大きな影響を与えた部分が赤く示されている（ヒートマップ）．

13.6　今後の展望

デジタルカメラによる病理画像のデジタル化のみならず，バーチャルスライド技術の促進によって，スライドガラスのほぼすべての情報がコンピュータに取り込めるようになってきた．一方で，昨今の人工知能，特にディープラーニングを用いた画像解析技術には目を見張るものがある．

今後，コンパニオン診断のスコアリング，核分裂像のカウント，細胞増殖マーカーの発現率など，ある程度決まった解答を出せばよい分野では，ディープラーニングに解析をさせ，病理医はそのチェックを行う体制ができていくのではないであろうか．これによって診断医間の再現性が乏しい現状の打開に繋がるであろう．

類似症例検索技術は，専門科のいない地方の病院や，希少がんの分野で特に有効であろう．また，研修医の教育にも繋がっていくものと考えられる．

ゲノム医療の進歩に伴って，従来の組織診断の範疇を超えた判断が必要となってきている．臨床医と十分なコミュニケーションを取り，さまざまな臨床情報を総合して，より治療に即した判断をしていくことが，今後の病理医に求められていくのではないかと考える．

Chapter 14 大腸内視鏡画像

事例編

森 健策

14.1 はじめに

わが国において，食生活の欧米化によって大腸がんの罹患者は増加傾向にある．最新がん統計によれば，2017年の大腸がん死亡者数は大腸がんが第2位，大腸がん罹患者数は2014年には全がんの中で一位である[1]．一方，大腸がんの5年生存率は約70%程度であり，早期に発見し，治療することが重要とされている．大腸がんのスクリーング検査には，便潜血検査がある．異常が疑われる場合には，大腸内視鏡検査が行われる．

大腸内視鏡検査は大腸内腔に内視鏡を挿入し，大腸内部の様子を観察する検査である．大腸内視鏡検査には，軟性内視鏡とよばれる，柔らかいチューブ状の内視鏡が用いられる．健康診断などで行われる大腸ポリープ検査の場合，がんの前段階である大腸ポリープを発見するために行われる．大腸内視鏡検査の場合，大腸内視鏡を盲腸まで挿入し，順次大腸内視鏡を引き抜きながら，大腸ポリープの存在を診断し，大腸ポリープが発見されたならば，組織採取を行い，採取された標本は病理組織検査に送られ，確定診断がなされる．

最近，超拡大内視鏡とよばれる，通常観察から超拡大観察までをシームレスに行うことのできる新しい内視鏡が開発された[2)3)]．通常観察モードでは．一般的な大腸内視鏡として利用可能であり，超拡大モードでは，細胞レベルでの観察が可能である（**図 14.1**）．超拡大観察時には，大腸内視鏡先端をポリープ表面に接触させ撮像を行う．この超拡大観察を行うことで，組織採集が必要な病理組織検査に匹敵する検査を行うことができる．

大腸ポリープ検査を支援する人工知能システムとしては，(1) 存在診断支援，(2) 質的診断支援，(3) レポーティング支援を備えたシステム，が考えられる．(1) の存在診断支援では，大腸内視鏡ビデオ画像を解析し，大腸ポリープが発見された

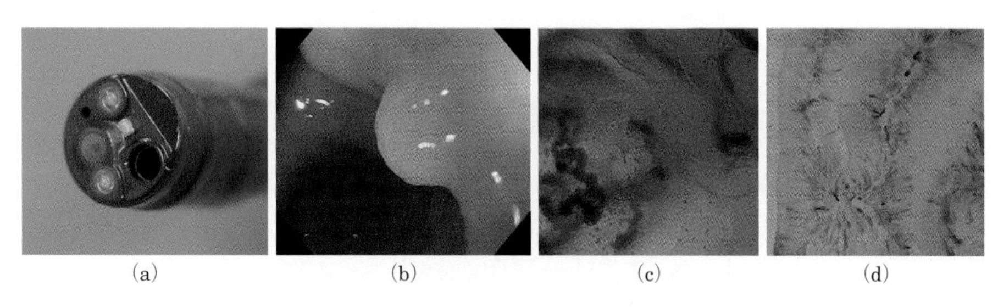

図 14.1 超拡大内視鏡によって撮影される画像例
(a) 超拡大内視鏡先端部，(b) 通常モードでの画像，(c) (d) 超拡大モードでの画像．

ならば，その旨を医師に示すものである．(2) の質的診断支援では，大腸ポリープが発見された場合,そのポリープが腫瘍性であるか否かを判断するものである．(3) のレポーティング支援では,大腸ポリープが発見された際に,その部位がどこであったか，ポリープの大きさなどを記録する機能である．これらは，大腸内視鏡によって撮影されるビデオ画像，あるいは，静止画から機械学習による画像認識によって自動的に認識することが行われる．

14.2 人工知能による大腸内視鏡画像診断支援

14.2.1 対象画像

大腸内視鏡検査を人工知能で支援する場合，その対象としては静止画，動画の2種類がある．静止画の場合には，例えば，撮影された画像に大腸ポリープが撮影されているか否か，あるいは，その画像中での大腸ポリープの位置を検出するものである．超拡大内視鏡画像の場合には，その検査自体が静止画を対象としている．大腸内視鏡検査は，内視鏡によって撮影されるビデオ画像を観察しながら行われるため,ビデオ画像（ストリーム信号）自体をコンピュータに入力し,動画像系列（シーケンス）から，大腸ポリープをリアルタイムに解析し，その結果を提示することが求められる．大腸内視鏡検査は，医師がビデオ画像を見ながらリアルタイムで行うものであり,人工知能等を用いた診断支援はリアルタイムで行うことが求められる．

14.2.2 従来型の画像処理ならびに深層学習を用いた画像処理

大腸内視鏡画像の診断支援を目的とした画像処理手法を考えると，従来型の画像処理と深層学習，とりわけ，畳み込みニューラルネットワーク（以下 CNN）を用いた画像処理の2つに大別できる．前者は，入力画像から，Local Binary Pattern (LBP)，ハラリック特徴などの画像特徴量を取り出したのち，それをサポートベクタマシン（以下 SVM）などの機械学習の方法により，分類を行うものである．一方，深層学習を用いた方法では，入力画像を直接 CNN に入力し，学習過程を経て，ニューラルネットワークが正しい分類ができるようにするものである．どちらの方法においても，画像に対して適切なカテゴリ（例えば，腫瘍性画像，非腫瘍性画像などのカテゴリ）を付与することができる．前者の方法では，適切な特徴抽出器を熟練した研究者が設計することが肝要であり，後者の方法では，CNN が適切な特徴を取り出し，それを分類可能となるようにするためには，大量の訓練データが必要とされる．

14.3 大腸内視鏡検査支援

本節では，機械学習を用いた大腸内視鏡画像検査支援システムについて例示する．

14.3.1 大腸ポリープ自動検出

大腸内視鏡検査中に，ポリープが検出されたことをコンピュータが警告することができれば，大腸内視鏡検査中にポリープを見逃すことを抑制することができる．

大腸内視鏡検査においてポリープ発見を支援するには，(1) 大腸ポリープが含まれるシーンにおいて警告を出す方法，(2) 大腸内視鏡画像において，大腸ポリープが疑われる場所を示す方法，などが考えられる．(1)の手法では，大腸ポリープの場所，範囲などを画像上で直接的に検出する必要はなく，ポリープが検出されたならば警告を出すものである．(2) の方法では，大腸内視鏡画像においてポリープ存在位置を検出し，それを提示するものである．

参考文献 4 に示されている手法では，大腸内視鏡ビデオ画像を 3 次元画像として取り扱うことで，大腸内視鏡ビデオ画像から，大腸ポリープ検出を行っている．この手法では，C3D (Convolutional 3D) とよばれるネットワークを用いて，入力される時系列大腸内視鏡画像 16 枚の中にポリープが存在するか否かどうかを判断する (**図 14.2**)．大腸内視鏡画像ビデオにおいて，ポリープが含まれるフレームを指定した学習画像を作成し，CNN を訓練している．大腸内視鏡検査時には，ビデオ画像がストリーム信号としてコンピュータに入力される．前述のネットワークに，時系列大腸内視鏡画像を入力することで，リアルタイムでの大腸ポリープ自動検出を行っている (**図 14.3**)．

参考文献 5 は，大腸ポリープ自動検出システムの初期的評価結果が示されており，感度 (sensitivity) を 90% としたとき，特異度 (specificity) は 63% であることが示されている．また，内視鏡検査時におけるコンピュータによるポリープ検出結果提示法も示されている[6]．

一方，大腸ポリープ存在位置を検出する手法も報告されている．参考文献 7 では，R-CNN を用いて大腸内視鏡画像において大腸ポリープを検出する方法が示さ

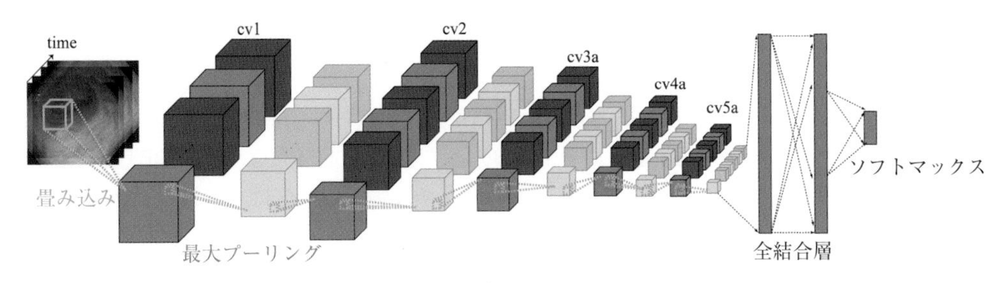

図 14.2　大腸ポリープ検出に用いるネットワーク

図中において cv1 などは畳み込み層とその番号を表す．

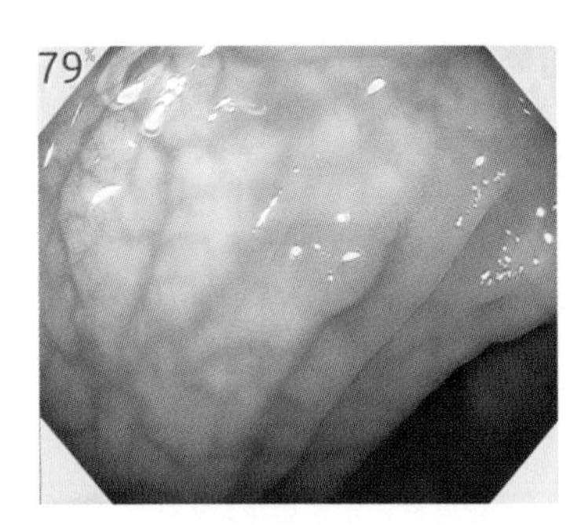

図 14.3　大腸ポリープ検出時の画面例

れている．R-CNN を用いて大腸ポリープを囲うバウンディングボックス（bounding box）を自動的に計算し，それを大腸内視鏡画像上にオーバーレイするようにしている．

2020 年 1 月には，昭和大学ならびに名古屋大学の研究チームが開発した大腸ポリープ検出システムが，医薬品，医療機器等の品質，有効性および安全性の確保等に関する法律に基づく製造販売承認を取得しており，臨床の場での活用が期待される．

14.3.2 超拡大内視鏡画像の人工知能診断

先述のように超拡大内視鏡（超拡大大腸内視鏡）では，超高倍率の内視鏡画像を得ることができる．500 倍程度の超拡大（super magnification）画像を取得でき，光学的なバイオプシー（biopsy）ができる新しいデバイスとして期待されている．超拡大内視鏡を用いた検査中に，発見された大腸ポリープが腫瘍性，あるいは，非腫瘍性であるかを超拡大内視鏡画像をもとに診断することが求められる．しかしながら，医師による超拡大内視鏡画像の診断精度は，熟練医では 90% であるが，非熟練医では 80% 程度であることが知られている．超拡大内視鏡は，病理診断レベルでの診断を可能とする画像を取得できるが，それを正確に診断できるようになるには，その画像を診断する医師のトレーニングも必要となる．コンピュータが超拡大内視鏡画像をもとに，大腸ポリープが腫瘍性であるか非腫瘍性であるかを示すことができれば，超拡大内視鏡による大腸ポリープ検査全体の精度があがると期待される．

大腸ポリープの超拡大内視鏡画像の分類では，テクスチャ特徴量[1]を求め，その特徴量を SVM などの機械学習の方法によって分類する方法，CNN によって分類する方法がある．

参考文献 8 では，ハラリック特徴[2]を用いて超拡大大腸内視鏡画像を腫瘍性，非腫瘍性の 2 つのクラスに分類する手法を示している．ハラリック特徴を用い SVM によって分類した場合の検出精度は 77.3%，CNN によって抽出された特徴量（CNN 特徴）を用いた場合の検出精度は 75.6%，ならびに，ハラリック特徴と CNN 特徴を用いた場合には，78.3% であることが示されている．また，参考文献 9 では，Local Binary Pattern[3]と細胞核から得られる画像特徴を用いて超拡大内視鏡画像を分類する手法を用いて，臨床的な評価を行った結果を示している．この実験では，自動診断システムが，熟練医とほぼ同等の分類精度が得られることが示されている（**図 14.4**）．

一方，超拡大内視鏡画像を CNN を用いて分類する試みも行われている．参考文献 10 では，**図 14.5** に示すネットワーク構造を用いて，超拡大内視鏡画像を分類する手法を示している．このような CNN を用いても，大腸ポリープ表面の超拡大内視鏡を，腫瘍性，非腫瘍性の 2 カテゴリに分類できることが示されている．

なお，超拡大大腸内視鏡画像を機械学習により分類し，診断支援を行うシステムについても，2018 年 12 月 6 日付で，厚生労働省より製造販売承認がなされている．

[1] 画像におけるテクスチャ（模様）を数値化したものである．
[2] テクスチャ特徴の一つであり，GLCM（濃度レベル共起行列）から計算される．
[3] 注目画素とそれに隣接する画素との濃度値の差を特徴量して計算する手法である．

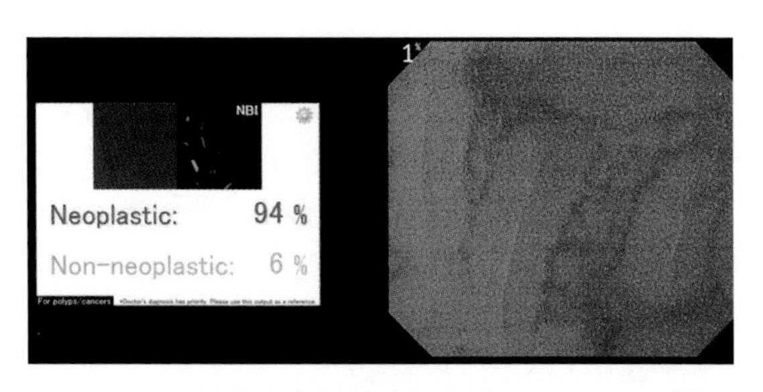

図 14.4 超拡大内視鏡診断支援システム画面例

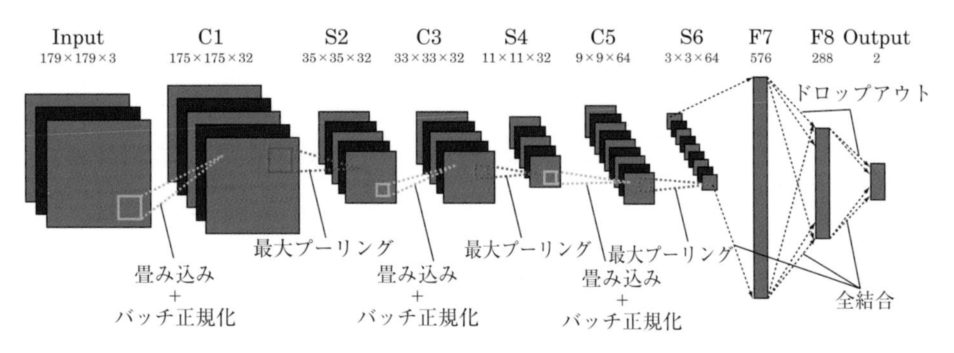

図 14.5 超拡大内視鏡画像を分類するネットワークの例

14.3.3 大腸ポリープサイズ自動推定

大腸内視鏡検査時において，その大腸ポリープの大きさを知ることは，その後の種々の診断過程において重要となる．一般的には，大腸内視鏡の鉗子口から目盛りが記されたワイヤを挿入し，そのワイヤをポリープの横に置くことで大きさ計測を行っている．このような計測を大腸内視鏡画像から行うことができれば，大腸内視鏡検査を支援することができると考える．一方，大腸内視鏡は単眼カメラであるため内視鏡画像からのみ大腸ポリープの大きさを推定することは極めて難しい問題である．深度情報も併せて得られる RGB-D カメラを備えた大腸内視鏡も現在のところ販売されていない．

参考文献 11 では，大腸ポリープが撮影された大腸内視鏡画像から，大腸ポリープの大きさを推定する手法を提案している．臨床的には，10 mm 以上，あるいは，以下が一つの目安となるため，ポリープが 10 mm より大きいか否かを分類（2 分類）する手法を示している．この手法では，まず，大腸内視鏡画像から深度情報を推定する DepthCNN とよばれる CNN を用い，大腸内視鏡画像から深度画像を生成する[12]．そして，大腸内視鏡画像の RGB 画像と深度画像を入力として，入力画像に 10 mm 以上のポリープである確率，10 mm 未満のポリープである確率をそれぞれ出力とする CNN を構築する．学習時には，大腸内視鏡画像とその画像から推定された深度画像，ならびに，大腸内視鏡検査時に測定された大腸ポリープサイズ（10 mm 以上か否か）を教師データとして用いる．この学習によって CNN が大腸ポリープサイズを推定することが可能となる．参考文献 11 によれば，79.2% 程度の精度で大腸ポリープサイズ推定が可能であることが示されている．

14.3.4　大腸内視鏡画像撮影位置推定

先述のように，大腸内視鏡検査は盲腸まで大腸内視鏡を挿入し，順次引き抜きながら大腸内部の観察を行う．その際，ビデオ画像に合わせて，診断レポート用に静止画が10枚程度撮影される．診断レポートにこれらの静止画が添付されるが，これらの静止画に対して，撮影場所のアノテーションを記すことが必要となる．この場合でも，大腸内視鏡画像を入力としてし，その出力を大腸内視鏡撮影部位（部位がカテゴリとなる）とするCNNを構築し，ネットワークを訓練することで，大腸内視鏡画像の撮影位置を自動的に判定することが可能となる．上部消化管を対象としたものであるが，参考文献13では畳み込みニューラルネットワークの一つであるDenseNetを用いて，胃内視鏡画像の撮影位置を同定する手法について示している．

14.4　大腸内視鏡診断支援システムにおけるユーザインタフェース

大腸内視鏡診断支援システムの実現において，そのユーザインタフェース設計も重要である．一般的に，大腸内視鏡診断支援システムは検査中に利用されるリアルタイムシステムである．また，医師の診断が優先されるようなユーザインタフェースが実装されることが望まれる．例えば，ストリーミング映像に対する診断補助情報の提示では，病変位置を直接的に明示するのではなく，画面縁の色を変更や音などによる警告によってポリープが画面内で検出されたことを提示し，ポリープ存在位置を診断する行為を妨げないようにするなどの工夫が必要とされる．

Chapter 15 大腸 CT 内視鏡

事例編

吉田 広行
橘　理恵

本章では，ディープラーニングを用いた敵対的生成ネットワーク（Generative Adversarial Networks：GAN）を大腸 CT 内視鏡の電子クレンジングに適用した事例を紹介する．本方式では，条件付き GAN による画像変換を利用することで，造影残渣を領域分割することなく，残渣を消去（洗浄）したクレンジング画像を直接得ることができる．そのため，従来の領域分割を基本とした方法に比べ，領域分割の誤差に起因するアーチファクトが出にくく，かつファントム画像で学習した結果でも臨床例に適用可能である．以下では，大腸 CT 内視鏡と電子クレンジングの背景説明から始まり，GAN による画像変換の仕組みとその電子クレンジングへの応用，および臨床例への適用結果を説明し，GAN の有用性を解説する．

15.1　大腸 CT 内視鏡と電子クレンジング

大腸 CT 内視鏡は，仮想大腸内視鏡（virtual colonoscopy）あるいは CT コロノグラフィ（Computed Tomography Colonography：CTC）ともよばれ，CT 撮影像による大腸の画像診断法の総称である[1]．臨床上では大腸 CT 検査とよばれることも多い．CT 画像から再構成した 3 次元の大腸内腔を仮想的に「フライスルー」することで，あたかも大腸内視鏡を行うように大腸内壁の読影・診断を行うことができる手法である．

CT コロノグラフィでは，検査前の下剤による腸洗浄を軽減するために，経口造影剤を用いて腸管内の残渣を造影する残渣マーキング（fecal tagging）法を前処置として用いることが多い[1]．これにより，たとえ腸管洗浄が完全ではなくとも，残渣を隣接するポリープや腸壁から区別することが可能になる．電子クレンジングは，この造影残渣を CT 画像の腸管内から画像処理にて取り除くことで仮想的に腸管を洗浄する手法である[2]．これにより残渣に覆われ隠されていた腸内壁やポリープでも，フライスルーを用いて読影・診断することが可能になる[3]．

電子クレンジングの具体的な画像処理法としては，これまで物質弁別法[4]やディープラーニング[5]を使う方法を含めていくつか提案されてきたが，これらはいずれも何らかの形の領域分割法を用いて造影残渣を特定し取り除くことを基本としていた．しかし，領域分割法を用いる方法では，クレンジング・アーチファクトとよばれる，領域分割のわずかな誤差に起因する画像アーチファクトが出やすく，画質の低下および読影の妨げになっていた[6]．

そこで本稿では，ディープラーニングを用いた敵対的生成ネットワーク（GAN）によって，高品質かつ高速な電子クレンジング法を実現した事例を紹介する．本方式は，これまでアーチファクトの原因となっていた領域分割を行わずに，元画像から電子クレンジング画像を直接生成できることを特徴とする．

15.2　敵対的生成ネットワークによる画像変換

GAN は，近年発展著しい画像生成の技術であり，写真のようにリアルな画像をほぼゼロから生成できるという注目すべき特徴をもつ[6)7)]（Chapter 9 も参照）．特に，GAN の一種である条件付き GAN[8)] に基づく pix2pix とよばれる手法は[9)]，汎用性の高い形で画像ドメイン間の変換を実現する手法として知られている．**図 15.1** に pix2pix によって実現されるさまざまな画像変換の例を示す．

このように多彩な画像変換を行うことができる pix2pix であるが，その基本構造は比較的単純である（**図 15.2**）．一般に GAN では，生成器（Generator）および識別器（Discriminator）とよばれる 2 つのニューラルネットワークが拮抗する形で学習が進む．条件付き GAN では，図 15.2 上段に示すように，スケッチ画 x が生成器 G への入力であるとともに識別器に対する「条件」にもなっている．具体的には，このスケッチ画 x に対応する本物の写真を y とした場合，スケッチ画 x とハンドバック y のペア (x, y) が「本物ペア」とラベル付された上で識別器 D に渡される（図 15.2 左）．一方で生成器 G は，スケッチ画 x を元に本物の写真 y に似ているような画像 $G(x)$ を生成することを試みる．この生成された画像 $G(x)$ とスケッチ画 x の組は，「偽物ペア」とラベル付された上で識別器 D に渡される（図 15.2 右）．そこで識別器 D は，入力が本物ペアか偽物ペアかを判定することを試み，その結果が生成器 G にフィードバックされる．このフィードバック・ループを繰り返すことで，生成器および識別器の双方の学習が進む．最終的に生成器 G は本物に酷似した画像を生成するように学習されるため，この生成器 G を元のスケッチ画

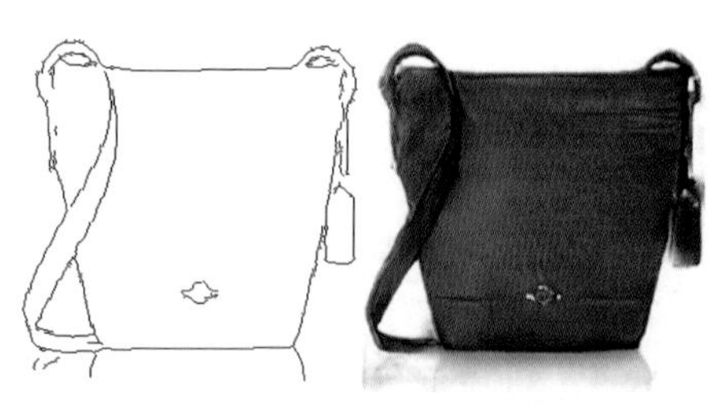

(a) ハンドバックのスケッチから写真へ変換例

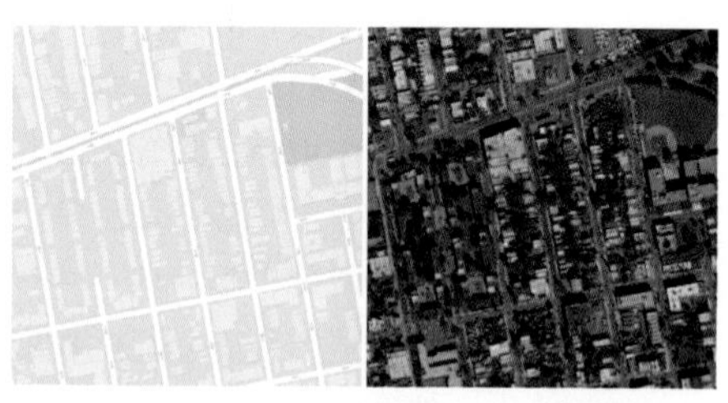

(b) 地図から航空写真への変換例

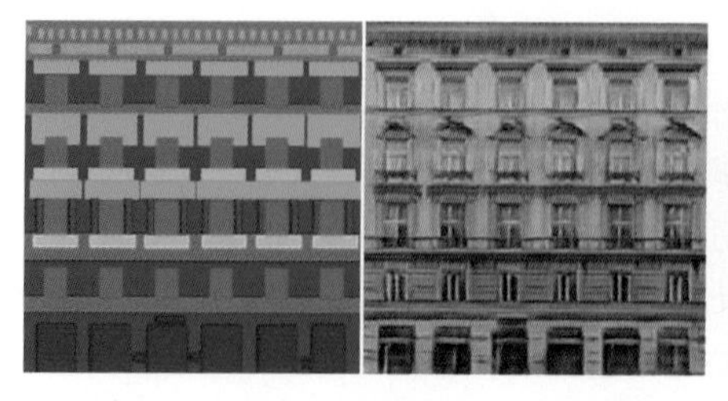

(c) ラベル画像から建築写真への変換例

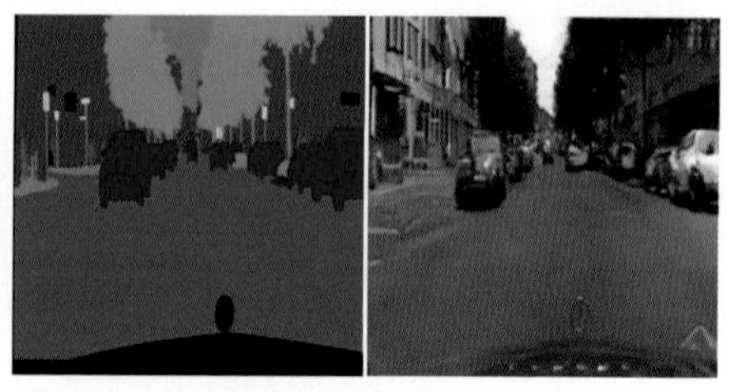

(d) ラベル画像から風景写真への変換例

図 15.1　pix2pix による画像ドメイン変換の例

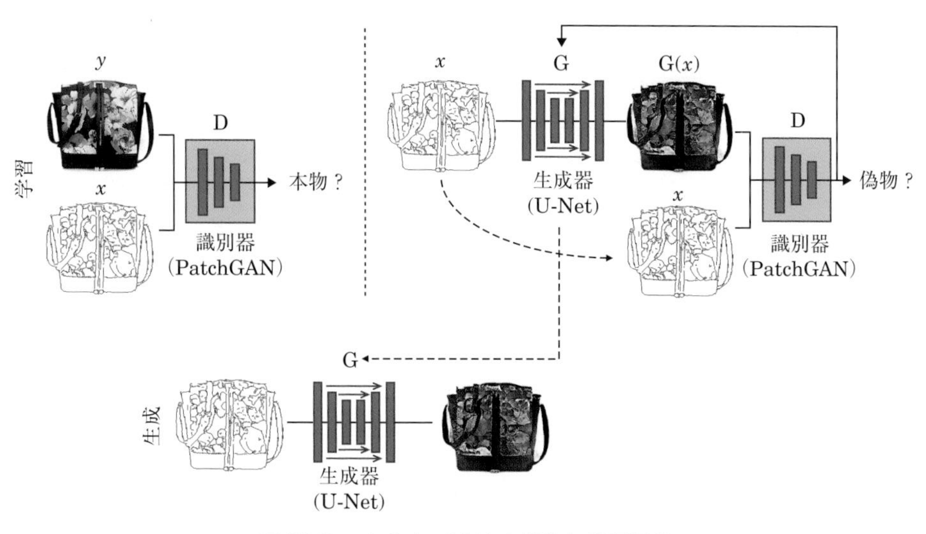

図 15.2 pix2pix GAN の構造と学習過程

に適用することで，本物に近いハンドバックの画像を生成することができる（図 15.2 下段）．

これまで成功している GAN では，ほぼ例外なく畳み込みニューラルネットワーク（Convolutional Neural Network：CNN）が識別器と生成器に用いられている．実際，pix2pix の生成器 G には，近年画像の領域分割手法として頻繁に用いられている U-Net[10] が用いられている（**図 15.3**(a)）．U-Net は，前半のエンコーダとよばれる部分で畳み込みとダウンサンプリングを繰り返すことで画像全体の特徴を取り出し，後半のデコーダとよばれる部分で逆畳み込みとアップサンプリングを繰り返すことで情報の統合を行うとともに元の画像サイズを復元する．これに加えて U-Net では，エンコーダの各畳み込み層を対応するデコーダの畳み込み層と接続することで空間情報を補うスキップ・コネクション法を用いる．これにより，入力画像の空間構造を精密に再現した生成画像を実現している．また，pix2pix の識別器 D には，PatchGAN とよばれるネットワークが用いられている（図 15.3(b)）．これは，画像の真贋判定を画像全体で一括して行うのではなく，小領域（パッチ，patch）毎に行うことで局所的なテクスチャに着目した真贋判定を行うことを可能にしたものである．具体的には，PatchGAN は，通常の CNN と同様な畳み込み層を何段階か重ねることで各小領域のテクスチャ特徴量が格納された「特徴画像」を出力し，それを用いて真贋の判定を行う．

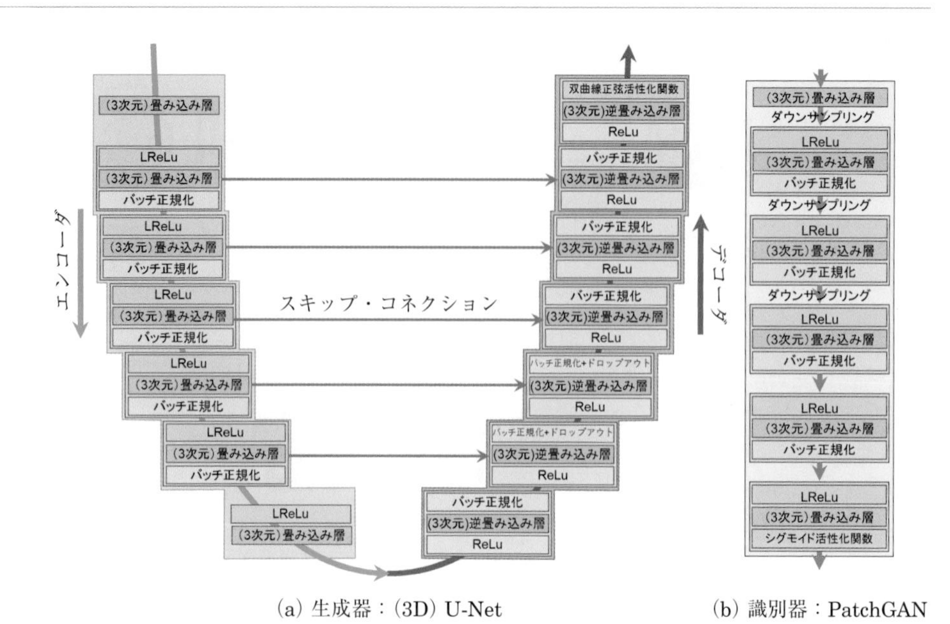

(a) 生成器：(3D) U-Net　　(b) 識別器：PatchGAN

図 15.3　pix2pix と vox2vox における生成器と識別器の構成

pix2pix では（逆）畳み込み層を使い，入出力には 2 次元画像を，また vox2vox では，3 次元（逆）畳み込み層を使い，入出力には 3 次元画像を用いる.
ReLu: Rectified Linear Unit, LeReLu: Leaky Rectified Linear Unit.

15.3　敵対的生成ネットワークの電子クレンジングへの応用

pix2pix の生成器 G および識別器 D における入力と（逆）畳み込み層を，**図 15.4** のカッコ内に示すように 3 次元に拡張することで，3 次元画像間の変換を行う vox2vox GAN を実装することができる．これをさらに自己学習型に拡張することで，冒頭で述べた電子クレンジングを効果的に実現することができる[11]．

vox2vox による自己学習型電子クレンジングでは，初期学習，テスト，学習データの更新，再学習，テストの流れを複数回繰り返すことにより，学習済み生成器 G を生成する（図 15.4）．初期学習としては，大腸ファントムの 3 次元 CT 画像から取り出した小矩形領域と，残渣マーキングを施した大腸ファントムの対応する場所の小矩形領域を「本物のペア」として vox2vox に入力することで，初期の生成器 G を得る．この生成器 G に，電子クレンジングの対象となる臨床画像を入力することで，タギング残渣の一部が除去された画像を得ることができる．2 回目以降は，学習データの中の臨床画像を，前回の学習から得られた電子クレンジング画像に更新した後，再度 vox2vox による学習およびテストを実施する．この処理を複数回繰り返した結果得られる生成器 G を臨床画像全体に適用することで，最終的にすべてのタギング残渣が除去された画像の生成，すなわち電子クレンジングを行うことができる．このように，vox2vox による自己学習型電子クレンジングでは，電子クレンジングの対象画像を用いて自己学習を行う．

初期学習の大腸のファントムとしては，標準線量の CT 撮影で腸管の CT 値を再現するように設定した anthropomorphic colon phantom（Phantom Laboratory, Salem,

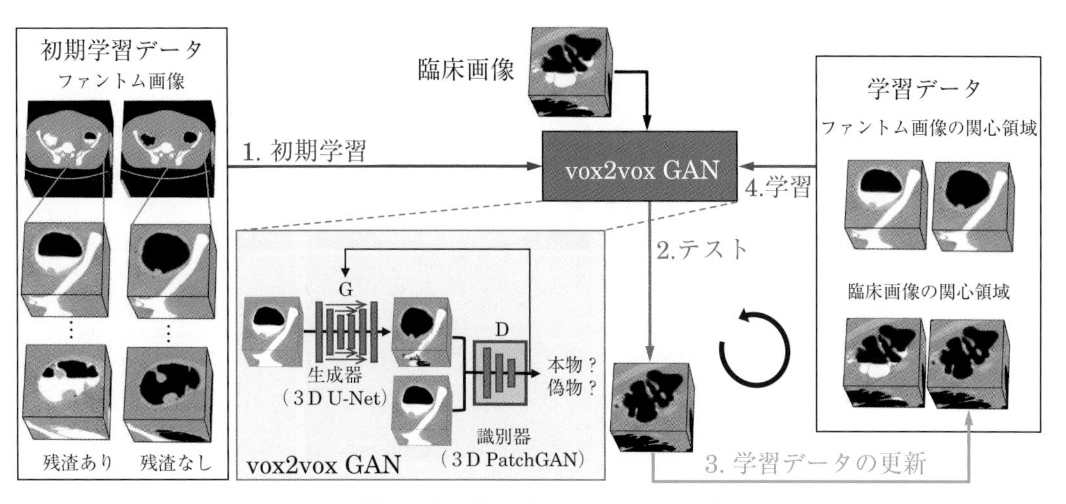

図 15.4 vox2vox GAN の構造と自己学習（電子クレンジング）手法における学習の流れ

NY, USA）を用いた[4]．タギング残渣を模擬するために，ファントム内に 30 g の食物繊維（オオバコ）および 10 g の食用シリアルを 300 cc の非イオン性ヨード造影剤（ヨード含有量 20 および 40 mg/mL）に溶かしたものを挿入した後に，元のファントムとタギング残渣を挿入したファントムを CT 撮影した．その結果得られた CT 画像を Z 方向に線形補間することで 3 次元 CT 画像を得，そこから腸内腔を含む関心領域（128^3 voxels）を取得して「本物のペア」として学習に用いた．また，評価用の臨床例としては，検査前に残便マーキングのために水溶性のヨード系経口造影剤を食事に混ぜて摂取し，クエン酸マグネシウム溶液による軽度の腸管洗浄を実施した後，標準の大腸 CT 検査にて撮影した臨床例を用いた．

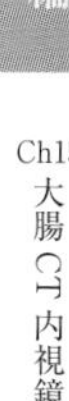

15.4 敵対的生成ネットワークによる電子クレンジング画像の生成

vox2vox の自己学習としては，初期学習を一回，再学習を二回行った．各学習段階で，エポック数 200，学習率 0.00002，バッチサイズ 3 の設定で Geforce GTX1080Ti GPU（NVIDIA 社製）を 3 枚用いた結果，約 12 時間で全学習が終了した．学習が完了した生成器 G を臨床例に適用して電子クレンジング画像を生成するには，一症例あたり約 1 分を要した．

図 15.5 に，vox2vox による臨床例の電子クレンジングの結果を，従来法との比較にて示す．図 15.5(a) に元の横断面像を，(b) に従来法（ランダムフォレストを用いた領域分割法により造影残渣部分を抽出・除去[12]）による電子クレンジングの結果を，また (c) には vox2vox による電子クレンジングの結果を示す．図中上段の横断面像に示すように，電子クレンジングを用いることで従来法および vox2vox 法の双方ともに造影残渣が取り除かれ，残渣に埋没したポリープを仮想内視鏡像で確認することができる．一方で，従来法では造影残渣の一部がアーチファクト（矢印）として残っているが，vox2vox 法ではそのようなアーチファクトは生じておらず，一部視界を遮ることなくポリープを観察できることがわかる．

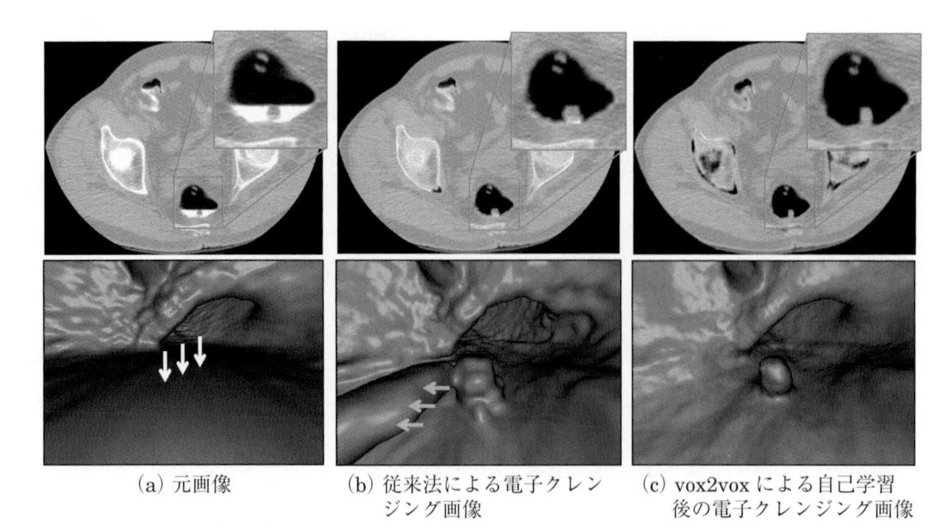

(a) 元画像　(b) 従来法による電子クレンジング画像　(c) vox2vox による自己学習後の電子クレンジング画像

図 15.5　vox2vox による臨床例の電子クレンジングの結果

従来法（ランダムフォレストによる領域分割）に比較して，矢印に示すアーチファクトが生じず，また全体的な画質も向上している．また，vox2vox では，ポリープの形状を損なうことなく造影残渣が取り除かれている．

15.5　まとめと今後の展望

本章では，GAN を大腸 CT 内視鏡における電子クレンジングに適用した事例を紹介した．条件付き GAN による画像ドメイン変換を利用することで，造影残渣を領域分割することなく，残渣を消去した画像を直接得ることができる．そのため，従来の領域分割を基本とした方法に比べ，領域分割の誤差に起因するアーチファクトが出ず，ファントム画像で初期学習した結果の生成器を臨床例に適用可能で，かつ高速に動作することを特徴とする．vox2vox GAN の他にも，学習用の画像ペアを作る必要のない cycleGAN を用いた電子クレンジングも提唱されており，今後の GAN の大腸 CT 内視鏡への応用拡大が期待される．

Chapter 16 乳腺画像

事例編

井上 謙一

マンモグラフィは乳がん検診において中心的な柱となっている．メタアナリシスでは，マンモグラフィ検診で死亡率が低下することが示されており，検診によるメリットが明確にエビデンスとして指摘されている．本章では機械学習の一つであるディープラーニングを用いて，マンモグラフィ画像内に病変が描出されているかどうかを検出する方法を開発したので紹介する．また，この手法を応用し，超音波検査画像でも同様の手法として再利用した結果も併せて紹介する．

現在，複数の医療機関による多施設共同試験で，複数のマンモグラフィ機器でも再現可能か頑健性を検討中である．将来，乳がん検診の場で利用することができれば，検診の質や効率化に寄与すると思われる．

16.1 はじめに

乳がんは現在，日本人女性が罹患するがんで一位となっており，年間 80,000 人以上が罹患する（平成 23 年地域がん登録全国推計）．これは 11 人に 1 人が生涯で乳がんに罹患する計算になり，いまだ増加傾向を示している．死亡率も増加の一途を辿っており，毎年 13,000 人以上が乳がんで死亡している（平成 25 年人口動態統計）のが現状で，その原因の一つに乳がん検診の受診率が低いということが挙げられる．

乳がん検診で死亡率減少効果が唯一証明されているのがマンモグラフィである．受診率が 50%を超えると死亡率が減少すると期待されており，40 歳以上の女性に対し 2 年に 1 回のマンモグラフィによる対策型検診が行われているが，受診率は 30%程度に留まっている．各種キャンペーンなどで検診率の向上を呼び掛けているが，検診率が 80%にのぼるアメリカ等と比較すると未だ隔たりは大きい．

検診マンモグラフィ画像を読影するには，マンモグラフィ読影認定医の認定が必要であり，特定非営利活動法人 日本乳がん検診精度管理中央機構による精度管理がなされている．読影するにあたり，精度を保つため 2 人のマンモグラフィ読影認定医による二次読影を基本としている．他国でも多くは同様の読影方法を採っており，その精度は感度 77～87%，特異度 89～97%と報告されている[1]．精度管理自体は必要なことではあるが，仮に検診率が 50%を超えるようになった場合，読影医の負担，人件費，読影するまでの時間，事務手続きが煩雑などの問題点がある．

16.2 従来の CAD

読影者の負担軽減や人件費の抑制を背景に，CAD（Computer-Aided Detection/diagnosis）とよばれるマンモグラフィの読影を補助するツールが開発されている．1998 年に FDA が R2 Technology 社による最初の CAD システムである Image Checker を認可して以来，現在までさまざまな企業が独自の CAD システムを開発している．CAD を利用することで，がん発見率が 4.92％から 7.62％に改善するという報告[2]がある一方，CAD を使用してもがん発見率は改善せず，むしろ偽陽性による針生検が 19.7％上昇するという報告[3]も見られ，現在のコンセンサスでは，現状の CAD は精度の改善に寄与しないといわれている．そのため CAD の性能向上が喫緊の問題であったが，従来の機械学習による方法では CAD 製作者の手によるルールベースで作成されており，性能が伸び悩んでいた．

そういった中，2012 年に畳み込みニューラルネットワークを用いた画像認識がブレークスルーとなり，一気に画像認識の主流となったのがディープラーニングというアルゴリズムである．現在はこのディープラーニングをベースとしたマンモグラフィ用 CAD が有望視され，世界中で開発競争が激化している．

16.3 ディープラーニングによる CAD

Lévy らはマンモグラフィから腫瘤を検出し，それらの良悪性の判定を AlexNet というニューラルネットワークで検証したところ正診率 89.0%，感度 86.8%，陽性的中率（PPV）90.8%，GoogLeNet で検証したところ正診率 92.9%，感度 93.4%，PPV 92.4%であったと報告している[4]．

ディープラーニング自体はいわゆる分類器であるが，物体認識アルゴリズムを加えることによって画像内の物体の位置と範囲を特定することが可能となった．Al-masni らは物体認識アルゴリズムの一つである YOLO を用いてマンモグラフィから腫瘤を 96.3％の精度で検出し，良悪性の判定を 85.5％の精度で分類したと報告している[5]．

このように，ディープラーニングは CAD の世界を一変させる能力をもっており，現在各種企業がこぞって開発を進めている．現在，アメリカの FDA が認可しているマンモグラフィ用ディープラーニング CAD としては，2017 年 3 月に iCAD 社の Digital Breast Tomosynthesis (DBT) 用の PowerLook Tomo Detection が初めて認可された．その後も 2018 年 11 月から 2019 年 11 月までの間に ScreenPoint Medical 社の Transpara detection and decision support software，CureMetrix 社の CureMetrix cmTriage，iCAD 社の DBT 用 ProFound AI，Hologic 社の DBT 用 3DQuorum Imaging Technology がそれぞれ認可されている．イギリス発で欧州にすでに展開している Kheiron Medical Technologies の Mia も FDA の認可待ちの状況である．日本でも未来投資戦略 2018 として，医療分野での AI の開発を促進するため，日本医療研究開発機構（AMED）を通した産官学での共同研究に対する支援を 2018 年 6 月に閣議決定している．医療データの蓄積と解析により，日本発の精度の高い AI が誕生することが期待される．

16.4 研究内容

筆者も，マンモグラフィのAI診断の可能性を探るべく，2017年から研究を開始しており，一定の成績を収めてきた．その後も様々なアルゴリズムで検証しているが，その初期段階のプロセスを記す．

まずはマンモグラフィを読影する際の所見別に画像を用意した．すなわち，腫瘤，石灰化，構築の乱れ，局所性非対称性陰影（FAD）の4つに対し，それぞれの所見をもつ悪性病変画像，良性病変画像を用意した．ただし，マンモグラフィ画像は高解像画像のため，病変の部分を256×256ピクセルの大きさで切り取り，これを用いることとした（**図16.1**）.

正常乳腺の画像に対しては，所見がないマンモグラフィ画像を256×256ピクセルの大きさで縦10×横8＝合計80枚にグリッド分割した．その際に乳腺が写っていない背景だけの画像は自動的に除くようにして，最終的に2万枚以上もの画像を自動作成した．左右反転画像も自動で作成し，最終的にすべて合計して4万7千枚もの画像を作成した．

ディープラーニングの層の深さは，一般的には深いほど複雑な判定が可能といわれているが，画像枚数に対し余りに深すぎると過学習という問題が起きやすい．したがって，画像の種類や枚数などにより適切な層数を検討する必要がある．筆者の研究ではAlexNetをベースに，畳み込み層＋プーリング層をペアで5層とし，全結合層を1層とした（**図16.2**）．画像のマトリクスサイズは前述した通り256×256ピクセル，学習用画像は3,156画像，テスト用画像は788画像とし，学習用画像を入れ替えながら学習させた（特許出願中）.

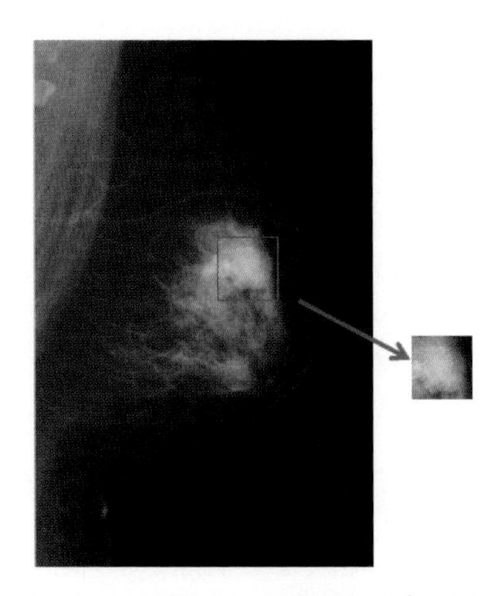

図16.1　マンモグラフィ画像から病変を切り出す

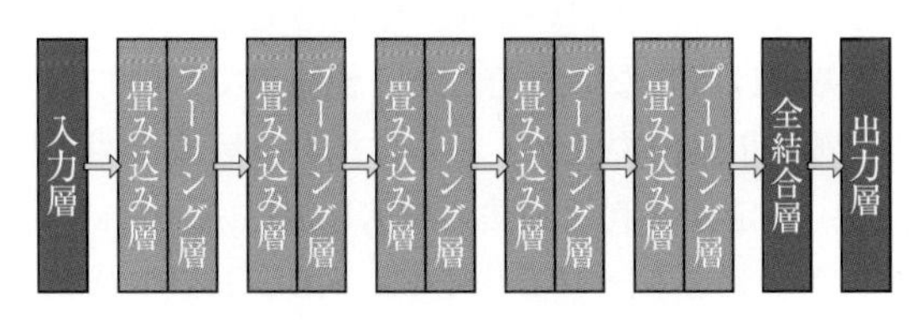

図16.2　ニューラルネットワーク

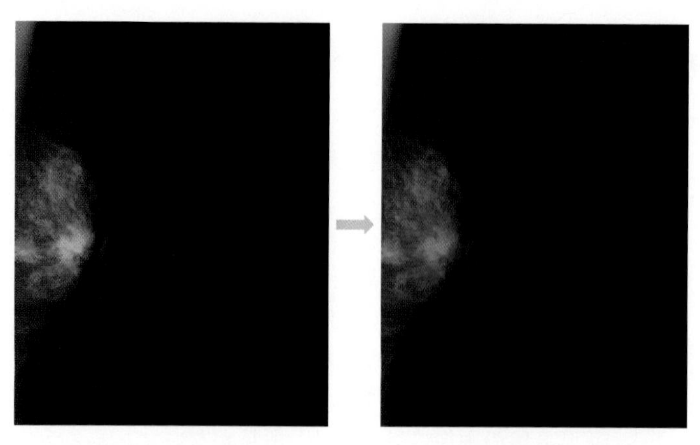

図 16.3　スライディングウィンドウによる乳がんの検出

このモデルを用いて，画像内に乳がんが描出されているかどうかを判定させたところ，正診率 96.6%，感度 93.9%，特異度 99.2%，PPV 99.2%，陰性的中率（NPV）94.2% という精度を達成した．なお感度とは，乳がん画像の内ディープラーニングが乳がんと判定した率であり，特異度とは，乳がんが描出されていない画像のうちディープラーニングが乳がんなしと判定した率である．陽性的中率はディープラーニングが乳がんと判定した画像のうち実際に乳がんが描出されていた率であり，陰性的中率はディープラーニングが乳がんではないと判定した画像のうち乳がんが描出されていない画像の率である．

これを実臨床として利用するために，スライディングウィンドウ（sliding window）という方法を用いた．具体的には，マンモグラフィ画像の上に，先ほど切り出した画像と同じ大きさである 256×256 ピクセルの窓枠を乗せ，その枠内に見える範囲で乳がんが描出されているかどうかを判定させた．窓枠をマンモグラフィ画像内でスライドさせながら随時判定させれば，どこに乳がんがあるかを判定させることができる．乳がんが描出されていると判定した部位に対し，赤く光らせることとした．そうすると，乳がんがある辺りは赤が重なり濃い赤となる（特許出願中）．その検証結果例を下に示す（**図 16.3**）．マンモグラフィ画像では乳頭直下に乳がんを認めるが，ディープラーニングで判定させるとその部位が赤く光る様子が確認できる．

16.5　多施設共同研究

上述した精度はあくまで単施設での検討であり，マンモグラフィ機器や撮影する診療放射線技師の技量やくせなどが比較的安定しているため，高い精度を達成することができる．逆にいえば，学習させたモデルを他の医療機関でも同じように利用できるとは限らない．そこで，他施設でも同じ程度の結果が出ることを証明するため，神奈川県内の乳がん診療に携わる医療機関に呼びかけ，多施設共同試験を開始した．特定非営利活動法人の KBOG（Kanagawa Breast Oncology Group）という乳がん研究グループを中心に，KBOG1701 試験（UMIN000029996）として臨床試験を立ち上げ，現在画像を集積している．近いうちにその結果を提示することで，異なるマンモグラフィ機器による精度の違いが吸収できるかを検証する．

また，医師はマンモグラフィを読影するにあたって認定試験のＡもしくはＢ判定に合格する必要があるが，全国のマンモグラフィ読影Ａ判定相当の認定医に協力を仰ぎ，日本人に特化したマンモグラフィの読影モデルを作成する臨床試験も現在進行中である．「ディープラーニングを用いたコンピュータ自動診断システムの性能評価試験（Deep Learning-based Automated Diagnostic System（DLADS）in classifying mammographic lesions）」，通称 DLADS として 2019 年 9 月より開始，現在，協力機関の募集および画像の収集を行っている．全国のマンモグラフィ画像を多数収集することで高い精度をもつモデルを作成し，正式な医療機器として 5 年後に臨床の場で利用できるようにすることを目標としている．

16.6 今後の展開

国立研究開発法人 日本医療研究開発機構革新的がん医療実用化研究事業（（旧）厚生労働省科学研究費補助金 第 3 次対がん総合戦略研究事業）において，全国レベルで乳がん検診の精度を検討した「乳がん検診における超音波検査の有効性を検証するための比較試験（Japan STrategic Anti-cancer Randomized Trial）」，通称 J-START[6] では，40 歳代に限るとマンモグラフィ単独による読影精度は感度 77.0％，特異度 91.4％，がん発見率 0.33％であった．今後の展望として，現在の全国レベルの平均読影精度を超えるモデルを構築し，全国の医療機関で簡便かつ安価に使用できるように展開させる．そうした場合，ディープラーニングの読影結果を参照しながら医師が読影することで乳がんの見落としを減らすことができ，感度が向上することが期待される．特にマンモグラフィの読影経験が浅い読影医が利用することで，マンモグラフィの読影精度が全国レベルで底上げされ，最終的に検診受診者にとっての恩恵に繋がると期待される．

16.7 超音波検査

前述した J-START では，マンモグラフィ単独では乳がん発見率は 0.33％であったが，超音波検査を追加すると 0.50％と発見率が約 1.5 倍に上昇することから，総合検診の取り組みが全国で行われている．しかし，超音波検査は現在臨床検査技師や認定医がハンドヘルドでスクリーニングしており，人的資源の問題だけでなく客観性に欠けるという問題もある．すなわち，超音波検査を行った際に病変として認識できなかった場合は画像として残らないため，後に検証することが事実上不可能になる．そこで，前述のマンモグラフィと同様の手段を用いて，超音波検査画像で良性・悪性の鑑別を行うディープラーニングも検証した．

病変が描出されている超音波画像を，悪性 236 症例から 386 画像，良性 659 症例から 1,065 画像，正常乳腺組織 174 症例から 1 画像ずつ，計 1,625 枚の元画像を得た．病変のサイズは最大径で悪性病変が 20.9 ± 10.5 mm（3.7〜48.5，中央値 19.1），良性病変が 12.2 ± 6.9 mm（2.9〜50.7，中央値 10.6）であった．病理学的診断は，悪性が非浸潤性乳管がん 8.6％，浸潤性乳管がん 76.8％，浸潤性小葉がん

5.4%，粘液がん 5.4%，その他 3.8% であった．良性はすべてが線維腺腫であった．これらの画像データを，訓練用画像とテスト用画像にランダムに分割した．今回はテスト用画像をカテゴリ毎に各 77 枚ずつランダムに選択することとした．したがって，残りの訓練用画像は悪性 309 画像，良性 988 画像となった．

訓練用画像に関してはデータ拡張（data augmentation）を行った．すなわち，悪性病変画像および良性病変画像に対し病変が中心になるように，元画像から 320×320 ピクセルの画像で切り出した画像を用いた．その際，ランダムに 256×256 ピクセルの画像を切り出し，それをさらにランダムに左右反転させた．こうすることで，画像内で病変の位置がずれ，多彩な画像を作成することができる（**図 16.4**）．理論上は 1 枚あたり（320－256＋1）×（320－256＋1）×2＝8,450 通りの画像が作成可能ではあるが，なるべく似た画像が作成されないよう 100 通り以内に抑えることとした．すなわち，悪性病変画像 309 枚から切り出し，画像を各 60 通りに切り出し，合計 18,540 画像に，同じく良性病変画像 988 枚から切り出し，画像をそれぞれ 30 通りに切り出し，合計 29,640 画像をランダムに得ることができるようにプログラミングした．正常画像に関しては，どこを切り出しても正常のため，随時ランダムに切り出すだけでよいので，元画像 97 枚から各 300 回切り出し，合計 29,100 画像を作成した．したがって，最終的に訓練用画像は 77,280 画像となった．

前述したマンモグラフィの場合は悪性か否かで検証したが，超音波検査の場合，線維腺腫や嚢胞などは健常者でも認めるため，明らかな良性病変は問題なしとしてその場で鑑別する必要がある．そのため超音波検査画像に対しては，マンモグラフィのように悪性か否かではなく，悪性・良性・正常の 3 通りで学習させる必要がある．

これらを前述の AlexNet を発展させた ResNet を用いて学習させた．その際に，マトリクスサイズは前述したように 256×256 ピクセルで，ピクセル値が 0 から 255 の 8 ビットであるところを正規化（normalization）で 0 から 1 までの値に変換させた．また，活性化関数は ReLu を，ただし出力層の活性化関数はソフトマックス（softmax）関数を，確率的勾配降下法は Adam を，ドロップアウト（dropout）は 50% に，各層毎にバッチ正規化（batch normalization）を用いた．最終的な正診率は 78.1% であった．悪性病変に対する精度は感度 72.7%，特異度 93.5%，PPV 84.8%，NPV 87.3% であった．また超音波検査画像を前述のようにスライディングウィンドウ方式でスキャンさせ，悪性病変を赤く，良性病変を青く光らせることができた（**図 16.5**）．

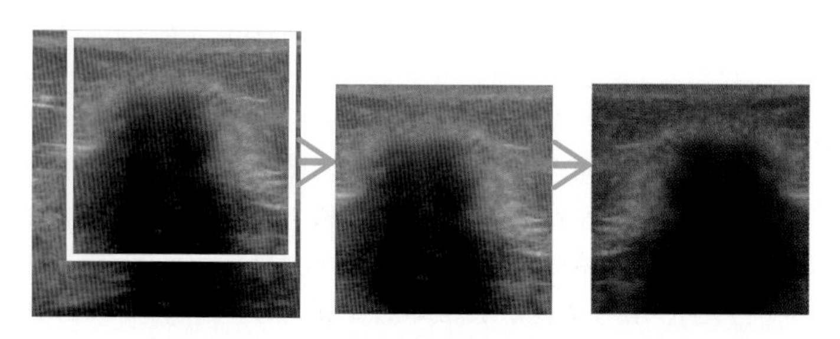

図 16.4　データ拡張（data augmentation）

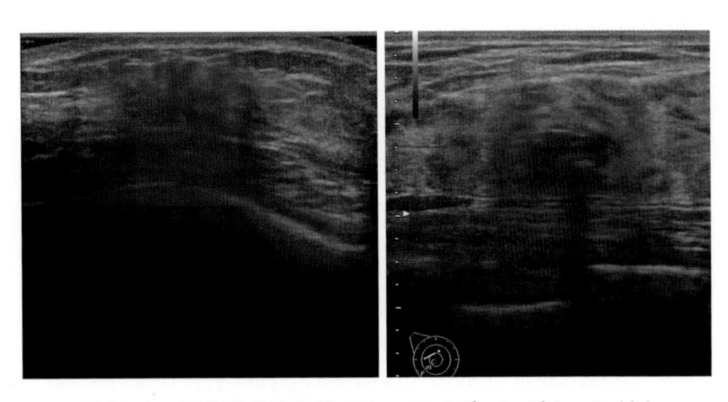

図 16.5　超音波検査画像でのスライディングウィンドウ

16.8　次世代医療に向けて

CAD が 1998 年に FDA の認可を受けてから 20 年が経過した．今後はディープラーニングという新しい技術で画像診断の精度が飛躍的に向上すると見込まれている．それだけでなく，あらゆる検査の高精度化，自動化が進む次世代医療が実現する．そのときディープラーニングが中心的存在となるのは明らかである．したがって，今後はその仕組みと性能，限界を正しく把握し，使いこなすスキルが必要となる．

Chapter 17 歯科 X 線画像

事例編

林 達郎

ディープラーニングは従来型の機械学習に比べて高い汎用性を備えていることが特長である．その応用分野は画像に留まらない．例えば，歯科材料であるブリッジのデザインを支援する試み[1]，ディープラーニングによる高精度なデータ解析に基づいて予約管理システムのキャンセル予測機能を実現した事例[2]が報告されている．

X 線画像の解析では，ディープラーニングに関する話題を含み，歯科の画像解析に関わるコンピュータ技術を題材とした書籍が登場した[3]．また，口腔顎顔面放射線学の分野でディープラーニングが活用された研究に関するレビュー論文が Hwang らによって報告された[4]．この論文では，2016〜2018 年にかけて 25 件の研究事例におけるネットワークアーキテクチャ，トレーニングデータの数，性能評価，長所・短所，研究対象，およびモダリティが事例別に要約されている．全体の傾向としてトレーニングデータ数は増加しているものの，1,000 例未満の小規模なデータセットで正解率が 90% 未満の研究事例が多かった．これは臨床応用で期待される 98〜99% の水準に及ばないことから，さらなるデータセットの規模の拡充の必要性が要望されている．また，すべての研究事例でプライベートデータセットが使われていたことから研究事例間の比較が困難であり，歯科分野におけるディープラーニングの臨床応用のさらなる発展に向けては，公共データセットの構築と標準化が必要であると結論付けられた．

本章では，2018 年以降に報告された歯科領域の 4 つの研究事例を紹介する．文献紹介に留めるが，これ以外にも上顎洞炎の検知[5][6]や第三大臼歯と下顎神経のセグメンテーション[7]に関する研究報告もある．また，本書初版では歯科的個人識別[8][9]とメタルアーチファクトの除去の事例を紹介しているため，これらのトピックについては本書の元となっている「医療 AI とディープラーニングシリーズ　医用画像ディープラーニング入門」を参照されたい．

17.1 歯の検出と歯番の同定

歯の検出と歯番の同定は，歯科医師による歯科 X 線画像の読影をコンピュータで補助する仕組みを構築するために欠かせない基盤技術である．デンタル X 線画像[10]とパノラマ X 線画像[11]を題材に取り組まれた研究事例について以下に示す．

17.1.1 デンタル X 線画像

〔1〕方法と試料

この研究では 2 種類の CNN が活用された．1 つ目の CNN は歯を囲む矩形と歯番の出力を目的に，Inception-ResNet-V2 を特徴量抽出器とする Faster R-CNN が用いられた．2 つ目の CNN は欠損歯の数（0〜3）の出力を目的に，2 層の全結合層で構成されるシンプルなアーキテクチャが用いられた．

手順の概要は次の通りである．

①デンタル X 線画像を 1 つ目の CNN に入力し，歯を囲む矩形と歯番を出力

② 2 つの矩形の重なりが大きい場合は，一方を偽陽性とみなして出力から削除

③検出した歯を歯式のテンプレートにあてはめ，ルールベースで事前に定義したスコアが最も高くなるように歯番を修正

④隣接する歯を囲む 2 つの矩形間の距離を 2 つ目の CNN に入力して欠損歯の数を出力し，検出した歯と欠損歯をテンプレートにあてはめ，ルールベースに基づいて歯番を修正

全部で 1,250 枚のデンタル X 線画像が収集され，訓練に 800 枚，検証に 200 枚，テストに 250 枚の画像が用いられた．

〔2〕結果

2 つの症例に対して「方法と試料」に記載した 4 つの手順を適用した結果の例を**図 17.1** に示す．画像内のカラーで示された枠は歯を囲む矩形の出力であり，枠上部の数値は国際歯科連盟方式の歯式で表される歯番である．症例 1 ではステップ①で 2 つの歯を検出したが，右側の歯を多重に検出した（図 17.1 の症例 1，ステップ①の a を参照）．このとき，歯番 47 と 37 の矩形の確信度は，それぞれ 0.99 と 0.97 であったことから，確信度が低い歯番 37 がステップ②で削除された．歯番 36 と 47 が隣接するのはルールに適合しないため，テンプレートと照合するステップ③とステップ④ではいずれも歯番 47 が 37 に修正された．症例 2 では 3 つ歯を検出したが右側の歯番を間違えており，ステップ②の多重検出削除処理後も解消していない．ここで図 17.1 の症例 2，ステップ②の b に図示されるように，左側の 2 つの歯と右側の歯の間に距離がある．その距離を考慮せず，単にテンプレートにあてはめたステップ③では歯番の修正に失敗したが，距離に基づいて欠損歯の有無を検知し，欠損歯の情報を含めてテンプレートにあてはめたステップ④では正しい歯

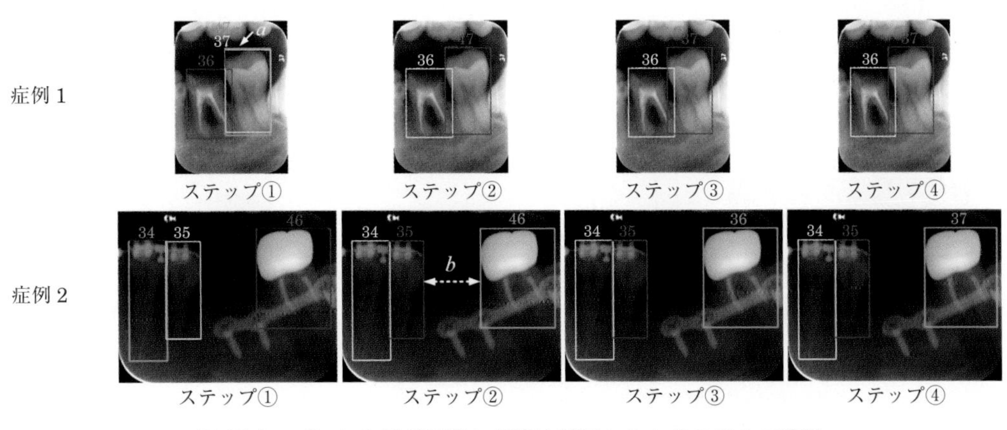

図 17.1　デンタル X 線画像に処理を適用したときの出力の過程
（参考文献 10 の図 3 から改変）

番に修正された．

テスト画像による評価では，歯の検出における感度と特異度はいずれも 0.98 以上，歯番の同定における感度と特異度はいずれも 0.91 以上であった．感度と特異度はステップ②以降の処理で 10％以上改善しており，CNN とルールベース法がうまく融合した事例といえる．

17.1.2　パノラマ X 線画像

〔1〕方法と試料

この研究では 2 つの CNN が活用された．1 つ目の CNN は歯を囲む矩形の出力を目的に，VGG-16 を特徴量抽出器とする Faster R-CNN が用いられた．2 つ目の CNN は個々の歯に対する歯番（国際歯科連盟方式）の同定を目的に，VGG-16 が用いられた．

手順の概要は次の通りである（**図 17.2** 参照）

①パノラマ X 線画像を 1 つ目の CNN に入力し，歯を囲む矩形を出力

②歯を囲む矩形を 2 つ目の CNN に入力し，二桁の歯番を出力

③得られた歯番を歯式のテンプレートにあてはめ，ルールベースで事前に定義したスコアが最も高くなるように歯番を修正

全部で 1,574 枚のパノラマ X 線画像が収集され，学習に 1,352 枚，テストに 222 枚の画像が用いられた．

〔2〕結果

テスト画像による評価では，歯の検出における感度と特異度はいずれも 0.99 以上，歯番の同定における感度は 0.98，特異度は 0.99 以上の優れた性能を示した．

この技術をベースに商用サービスも登場し始めている．Denti.AI[12] は，ディープ

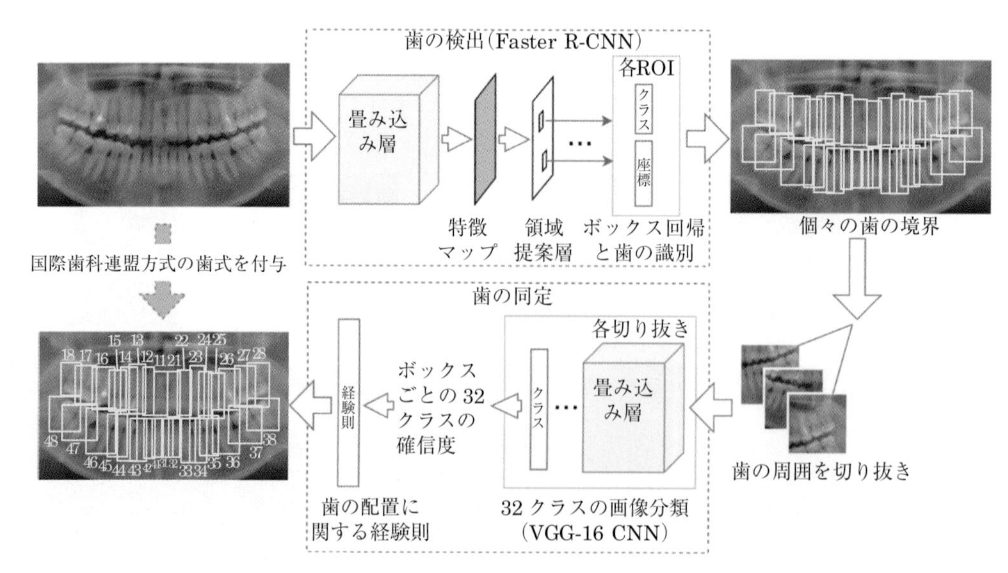

図 17.2　パノラマ X 線画像における歯の検出と歯番の手順の概要

（図面は Tuzoff 氏から提供）

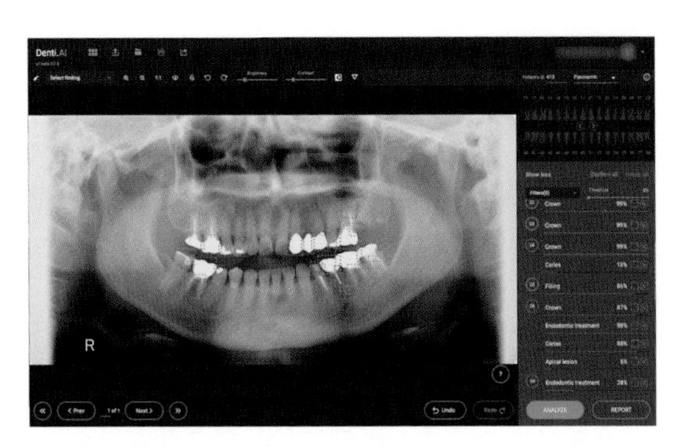

図 17.3 Denti.AI のフリートライアルで解析した結果の一例

ラーニングに基づく解析技術を歯科 X 線画像に適用して歯科医師の読影をサポートするサービスであり，虫歯の自動検出や歯式の自動作成等の機能を具備している．現在は，サービス開始に向けてフリートライアルを実施中である（**図 17.3** 参照）．

17.2 歯の個別領域分割

CNN を用いた代表的な領域分割のアプローチは，画素の 1 つ 1 つにラベルを割り当てる意味論的領域分割である．この意味論的領域分割は，「物体である」または「物体でない」を画素単位で区別するに留まり，物体同士を区別できない問題点があった．これに対して，個別領域分割（インスタンスセグメンテーション，instance segmentation ともいわれる）技術が登場した．個別領域分割は物体検出と意味論的領域分割を統合したようなアプローチであり，それぞれの物体を区別しつつ，物体がある領域が画素単位で分割される．個別領域分割の代表的なネットワークは Mask R-CNN である．

歯の領域分割は，歯科医師による歯科 X 線画像の読影をコンピュータで補助する仕組みを構築するために欠かせない基盤技術である．個別領域分割の技術を駆使して歯科パノラマ X 線画像から歯を領域分割する応用研究が報告されたので，以下に紹介する [13]．

17.2.1 方法と試料

ResNet101 を特徴量抽出器とする Mask R-CNN が用いられた．MSCOCO データセットで学習済のパラメータをそのまま利用し，最上位層のパラメータのみを学習の対象とした．ハイパーパラメータは検証データを元に経験的に設定し，最初の 100 エポックは Adam，それ以降は SGD オプティマイザを使用して学習が行われた．

本研究では，全部で 1,500 枚のパノラマ X 線画像が収集され，訓練に 193 枚（6,987 歯），検証に 83 枚（3,040 歯），テストに 1,224 枚の画像が用いられた．学習には全歯が存在する画像のみを用いたが，テストには欠損歯や処置歯を含む難易度の高い画像も含めて構成された．

17.2.2 結果

2枚のパノラマX線写真に個別領域分割を適用した例を**図 17.4**に示す．左側が入力画像，右側が入力画像に提案法で領域分割した個々の歯を個別の色でオーバーレイ表示した結果画像である．個々の歯が歯冠から根尖に至るまで抽出されており，エナメル質の面積や歯槽骨長など，さらに詳細な歯の解析への応用が期待される．

テスト画像を用いて画素単位で個別領域分割の評価を行い，感度は0.84，特異度は0.99であった．訓練にはわずか193枚の画像しか用いていないにも関わらず，より高難易度のテスト画像に対してこれだけの性能が示されており，ディープラーニングの能力の高さが窺われる．訓練画像の枚数を増やしたときの性能など，さらなる研究の進展を期待したい．

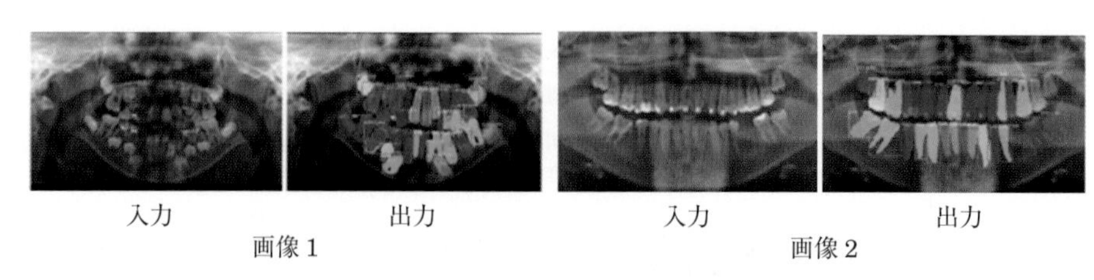

図 17.4 個別領域分割の適用例

17.3 歯槽骨喪失の有無の識別

歯周病は人類史上有病率が最も高い生活習慣病の一つである．歯周病に罹患すると，歯と歯肉との間に歯周ポケットとよばれる隙間ができる．このポケットが深くなるほど歯周病の程度が進んでいると考えられることから，臨床ではプローブという針状の器具を用いてポケットの距離を測定し，歯周病の重症度が判定される．さらに歯周病が進むと歯を支えている歯槽骨が溶けて喪失する症状が現れるが，歯肉の下の状態は肉眼で直視できない．そこで，この歯槽骨の状態を調べるためにX線検査が用いられる．X線画像から歯槽骨の状態を正確に解釈するには高度な読影能力が求められるため，コンピュータ支援技術の開発が望まれていた．こうした背景の下，CNNを活用して歯科パノラマX線画像から歯槽骨喪失の有無を識別する応用研究が報告された[14]．

17.3.1 方法と試料

CNNのアーキテクチャを**図 17.5**に示す．ネットワークは7層で構成される．入力はパノラマX線画像から検査対象歯を内包する関心領域を切り出したセグメント画像，出力は識別（確信度）である．セグメント画像には，次の前処理が加えられた．

①グレースケールに変換

②検査対象歯が上顎であれば180°転換（すべての歯で歯冠 - 根尖の方向を統一するため）

③画素値を0～1に正規化

④マトリクスサイズを64×64画素にダウンサンプリング

パラメータ数は約430万個であり，学習を通じて入力を出力にマッピングするパラメータを獲得した．学習では，訓練に1,456枚，検証に353枚の画像が用いられた．

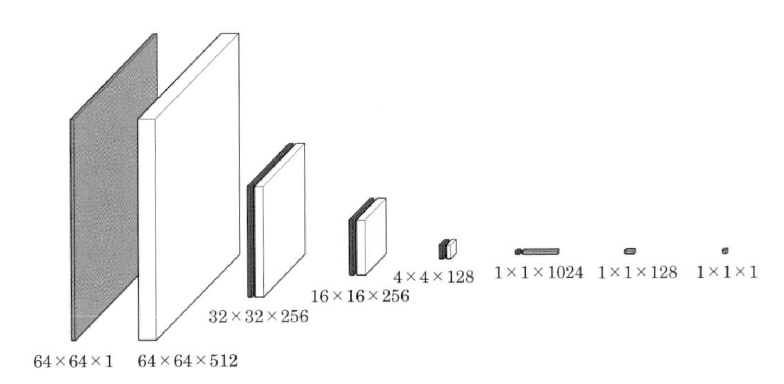

図17.5 歯槽骨喪失の有無を判定するネットワークのアーキテクチャ
（参考文献16のFigure S1から改変）

このネットワークは畳み込み層（白），最大プーリング層（赤），および全結合層（緑）で構成され，入力層（灰）には生の画像データが入力される．畳み込みとプーリング操作の繰り返しにより，大きく複雑な特徴量が得られる．最後のいくつかの全結合層では，獲得した特徴量が歯槽骨喪失の有無への投票データにキャストされる．

17.3.2 結果

歯槽骨喪失を伴った10枚のセグメント画像に推論処理を適用した例を**図17.6**に示す．図17.6の画像における識別の確信度はいずれも0.9以上であった．この結果は，CNNが歯槽骨喪失を強く疑っていることを意味する．歯槽骨喪失の有無のしきい値を0.5に設定したとき，歯槽骨喪失の正確度，感度，および特異度はいずれも0.81であった．6人の歯科医師による比較実験では，正確度，感度，および特異度は，それぞれ0.76, 0.92, 0.63であった．CNNと歯科医師の結果に統計的有意差は認められなかったが，少なくともCNNには歯科医師と同等の識別能力が

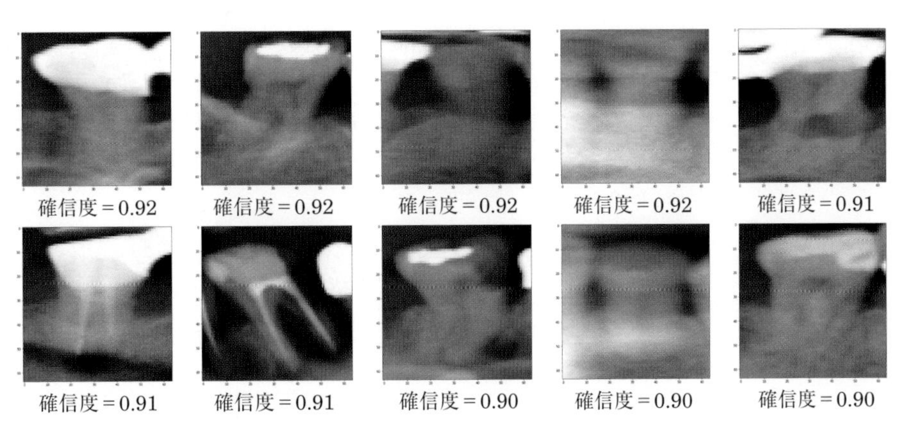

図17.6 歯槽骨喪失の推論処理の適用例
（参考文献16のTrue Positive（Validation fold 1）から改変）

あった．このことから，機械学習ベースの技術でパノラマX線写真における歯槽骨喪失の有無の識別を支援できる可能性が示されたといえる．

17.4 骨粗鬆症

パノラマX線画像は歯科の検査目的で高頻度に撮影されるが，口腔のみならず全身的健康状態との関連性に対する研究も行われている．例えば，Klemetti 等[15]はパノラマX線画像上に描出される下顎骨下縁皮質骨を観察し，粗造の状態に応じて3群に分類する方法を提唱した．この方法が骨粗鬆症スクリーニングに応用できるとして，にわかに注目を集めている．こうした中で，下顎骨下縁皮質骨をCNNで解析し，骨粗鬆症が疑われる患者を検知する技術が報告された[16]．

17.4.1　方法と試料

本研究では3種類のCNNが試行された．3種類のCNNはいずれもAlexNetをベースとし，入力はパノラマX線画像から下顎骨下縁付近の関心領域を切り出した画像，出力は骨粗鬆症疑いの識別（確信度）であった．入力画像には，次の前処理が加えられた．

①マトリクスサイズを1,240×680画素にダウンサンプリング

②下顎骨下縁を中心に1,000×200画素の関心領域を切り出し

③左右でそれぞれ400×200画素の関心領域を切り出し

上記の手順に従い，関心領域を切り出した画像の例を**図17.7**に示す．ここで得られた2種類の関心領域に対し，骨粗鬆症患者を識別する次の3種類のCNNを考案した．

Type 1: ②で獲得した関心領域を入力としてAlexNetを適用

Type 2: 条件はType 1と同じであるが，学習時に関心領域を左右反転した画像も対象に追加

Type 3: ③で獲得した関心領域を入力として左右独立にAlexNetの特徴量抽出部分を適用し，両者の特徴量を結合してから全結合層以降の処理を適用（**図17.8**）．

本研究のデータセットは全部で1,268枚であり，骨粗鬆症と対照の画像がそれぞれ633枚と635枚であった．テストには骨粗鬆症と対照の画像をそれぞれ100枚ランダムに選択し，残りの1,068枚が訓練と検証に使われた．なお，本研究のデータセットは，Klemetti 等の分類を基に歯科医師が目視評価で骨粗鬆症の有無を定義したものである．

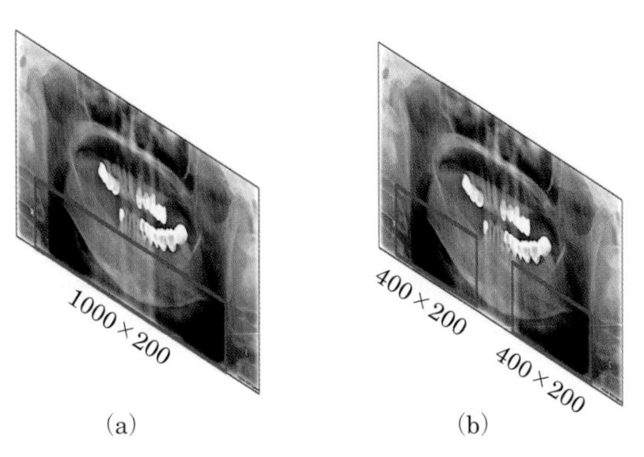

図 17.7 骨粗鬆症検知 CNN に入力する関心領域の設定例（図面は Kim 氏から提供）

(a)：Type 1 と Type 2 の CNN への入力
(b)：Type 3 の CNN への入力

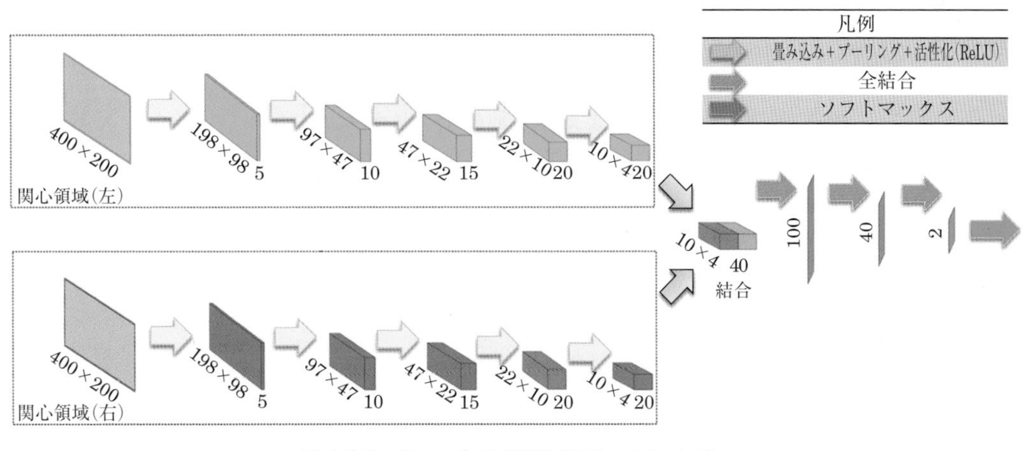

図 17.8 Type 3 の CNN のアーキテクチャ
（図面は Kim 氏から提供）

17.4.2 結果

3 種類の CNN にテスト画像を入力して ROC 解析が行われた．Type 1, Type 2, Type 3 の CNN における曲線化面積は，それぞれ 0.9763, 0.9991, および 0.9987 であった．Type 3 は Type 1 よりも曲線化面積が向上していることから，左右の関心領域で独立に特徴量を算出した効果が現れている．しかしながら，Type 2 は Type 3 をさらに上回っていることから，CNN の性能向上にはアーキテクチャの工夫以上にサンプル数の増加が寄与したといえる．実験では極めて優秀な結果が得られていることから，多施設で撮影したパノラマ X 線写真に対する性能の検討や骨粗鬆症の確定診断が得られた画像との比較など，研究のさらなる進展を期待したい．

Chapter 18 核医学画像

事例編

平田 健司

18.1 核医学画像の特徴

本章では，核医学画像に対するディープラーニングの応用例を紹介する．核医学とは，診断または治療目的に放射性同位元素（radioisotope：RI）で標識した化合物を体内に投与する医学分野である．診断目的のときは，体外から専用のカメラ（ガンマカメラやPETカメラとよばれる）で撮影して画像を得る．治療目的に用いる場合は，大量のRIを投与することでがんに放射線を照射して治療する．治療にもディープラーニングの技術は応用可能であると考えられるが，本稿では核医学画像すなわち診断目的の核医学のみについて取り上げる．

画像ができあがってしまえば，他のモダリティ，すなわち体外からX線を照射して断層撮影するCTや，磁気共鳴を用いるMRI，超音波を用いるエコーなどにおけるディープラーニングと，基本的には同じ考え方でよい．つまり，画像全体をいくつかのクラスに分類するタスク，画像から目的の構造物や腫瘍を検出して矩形領域や腫瘍輪郭を決定するタスク，画像生成・画質改善のタスク等が核医学画像にも利用可能である．

ただし，注意しておくべき事項がいくつかある．一つ目は，解剖学的構造を画像化するCT/MRI/USに比べて，機能的情報を視覚化する核医学画像は空間分解能が低いことである．CTの1スライスの画素数は512×512が一般的であるが，核医学画像の代表であるPositron Emission Tomography（PET）は128×128が多く，画素数が多い場合でも256×256程度である．空間分解能が異なるゆえ，CTの分類に最適であったdeep neural networkが，PETでは必ずしも最適であるとは限らない．

また，核医学画像ではディープラーニング以外のAI技術が古くから数多く使われてきたという事実がある．3つの代表的な核医学診断補助ソフトウェアを**図 18.1**に示す．骨シンチグラフィの診断を補助するBONENAVI®は，全身骨から異常集積部位（画像では周辺骨より黒く表示される）を検出し，そのパターンによって良性か悪性かを提案し，骨転移の広がりを定量する．cardioREPO®は虚血性心疾患等に用いられる心筋血流シンチグラフィの読影を補助する．これら2つには，浅層の人工ニューラルネットワークが使われている．1990年代に開発された3-Dimentional Stereotactic Surface Projection（3D-SSP）は，脳血流画像を解剖学的に標準化した後にnormal databaseとの比較を行って血流低下部位を可視化するソフトウェアである．ニューラルネットワークは使われていないが，異常部位が着色されて表示されるわけであるから，広義のAIといえるであろう．

これらに加えて，核医学検査は種々の生物現象を一般的な物理の単位で定量する

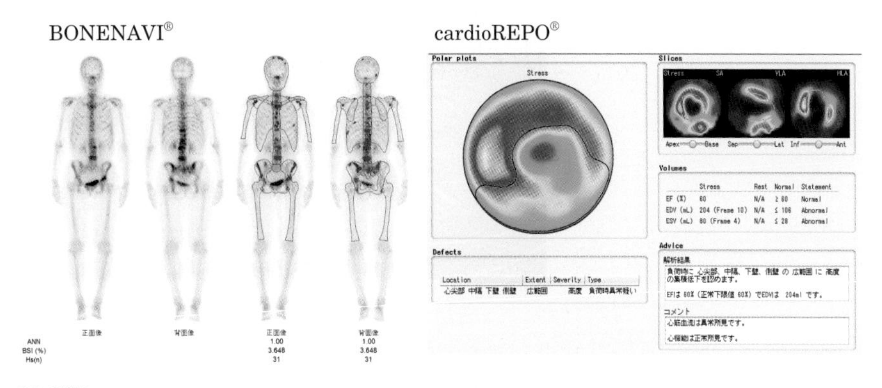

3D-SSP

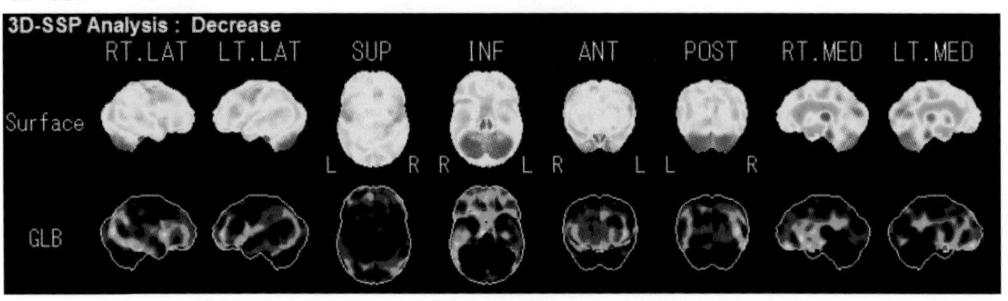

図 18.1　代表的な 3 つの核医学画像診断補助ソフトウェア

骨シンチグラフィに用いる BONENAVI®，心筋血流シンチグラフィに用いる cardioREPO®，脳血流シンチグラフィに用いる 3D-SSP.

ことを得意としている．脳血流は mL/100 g/min（脳組織 100 g を 1 分間に流れる血流〔mL〕），ブドウ糖代謝は μmol/100 g/min として定量できる．また，厳密には定量ではないが，PET で広く用いられる指標である Standardized Uptake Value（SUV）は，小範囲の放射能濃度を投与量と体重とで標準化したものである．「SUV が 10 と高いから悪性度の高い腫瘍を考える」とか「治療前に比べて SUV が低下したから，この抗がん剤は効いている」といった使われ方が一般的である．このように，核医学画像における画素値は定量的な意味をもち，画素値だけで判断してもそれなりの精度をもつ自動診断ができてしまう．

核医学画像に対してディープラーニングを用いた研究を始める際には，このような核医学の側面をよく理解した上で，欠点を補うような用途に用いることが重要ではないだろうか．

18.2　最近の研究の動向

先ほどから何度か登場した PET は核医学画像の代表格であり，特に F-18 標識されたブドウ糖である F-18 FluoroDeoxyGlucose（FDG）を静脈内投与した後に撮影する FDG PET は悪性腫瘍の診断に広く使われている．現在ではほとんどの PET は PET-CT 装置で撮影されるため，位置が一致する PET 画像と CT 画像とが同時に得られる．一般臨床では，各画像を単独で観察するだけでなく，PET をカラー化して CT に重ねた融合画像（fusion とよばれる）を用いて診断行為が行われてい

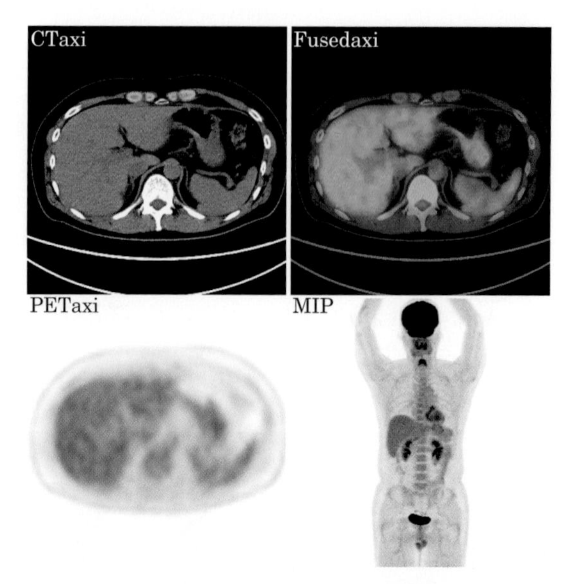

図 18.2　FDG PET-CT の代表例

左上：CT の断層画像，左下：同じスライスの PET 画像，右上：同じスライスの PET-CT 融合画像（CT を白黒のまま，PET をカラー化して融合），右下：PET の最大値投影法（Maximum Intensity Projection：MIP）.

る（**図 18.2**）.

「Deep learning」と「PET」とをキーワードとして PubMed で文献検索すると，144 論文がヒットした（2019 年 12 月 20 日に検索実行）．これは「Deep learning」と「CT」あるいは「MRI」で検索したときの 633 論文，986 論文に比べて少なく，CT/MRI に比べて核医学 /PET では deep learning の研究がまだまだこれからであることがうかがえる．前述した核医学画像の特徴が原因かもしれない．とはいえ，他のモダリティと同様に，ディープラーニングの論文が核医学のハイレベルの雑誌（例えばインパクトファクタが 5 以上であるような雑誌）に数多く掲載されるようになってきている．

もう少し詳しく見てみる．前述の 144 論文のうち，2018 年以降に発表された総

表 18.1　PubMed search の論文数（検索条件は本文参照）

タスク内容	論文数
画像分類	41
（内訳）認知症・変性疾患の診断	23
肺結節の診断	5
悪性腫瘍（肺がん以外）の診断	9
心疾患の診断	4
画像生成・画質改善	26
（内訳）吸収補正	9
画像生成	5
被ばく低減	5
画質改善	7
画像セグメンテーション	14
その他	1
合計	82

説以外の論文で，PET に関係のないものを除くと，82 論文が残った．その内訳は**表 18.1** の通りである．各タスクについて見ていきたい．

18.3　分類タスク

画像を与えると診断名を返すような AI を想定している．診断名，クラス名を返す場合は「分類」，年齢や予後年数など連続した数値を返す場合は「回帰」とよばれるが，両者は出力層付近で若干異なる程度であり，本質的にはあまり変わらない．

対象疾患としては，アルツハイマー病（AD）を含む認知症が最も多く見られた．AD は世界的に注目度の高い疾患で，診断・治療への期待が大きいことが一因であるが，研究者の立場では public database である ADNI の存在が大きい．実際に ADNI のデータをディープラーニングで解析したという論文は多い．

Radiology 誌に掲載された Ding らの論文を紹介したい[1)]．脳を撮影した FDG PET 画像を，AD と Mild Cognitive Impairment（軽度認知機能障害：MCI）と正常例との 3 つに分類する AI が開発された．彼らが用いたのは，2 次元の Convolutional Neural Network（CNN）である Inception v3 である．画像データは ADNI データベースが使用された．

核医学画像だけでなく多くの画像は，3 次元画像として撮影される．3 次元画像を 2 次元の CNN で処理する方法はいくつか考えられる．まず，1 スライスを CNN に入力として与え，1 スライスごとに分類させた後，多数決によって最終診断を決定する方法が考えられる．一方，彼らのアプローチは異なる．脳の全スライスから等間隔に 16 スライスを選択し，これを 4×4 のタイル状に平面に割り付けることで，3 次元の脳を 1 枚の 2 次元画像に落とし込んだ．これを CNN の入力とし，AD/MCI/normal の 3 値に分類した結果を出力させるようにした．AUC（ROC 曲線下の面積）= 0.98 と高い精度が得られたと報告している．この方法に疑問をもつ読者もいるだろう．この方法では，スライス間の位置関係が CNN に与えられない．スライス 1 とスライス 2 の対応するボクセルは，空間内では近接して存在するが，この平面画像の上では遠い 2 点として扱われる．あくまでも full の 3D CNN が普通に使えるようになるまでの一時的な道具と考えるべきであろう．

次に，Human Brain Mapping 誌の Zhou らの論文を紹介したい[2)]．ディープラーニングでは，性質の異なるデータ（画像，文字，音声など）を同一のネットワークに与えることが比較的容易にできる．Zhou らは，ADNI のデータベースから MRI と PET を用いるだけでなく，一塩基多型（Single Nucleotide Polymorphism：SNP）も入力情報に含めることで診断能が向上することを示した．日常診療においては，画像だけで診断されることはなく，年齢，性別，病歴，採血結果等，さまざまな情報を組み合わせて，医師が帰納的・演繹的に推論を行って診断名にたどり着く．マルチモダリティの情報を複合しようという試みは医師の診断プロセスに近い．今後はこのような研究が増えていくだろう．

認知症について多いのが肺結節を扱う研究である．Schwyzer らのものを紹介したい[3)]．PET は CT や US に比べて空間分解能が低いため，小さな病変の描出を苦手としているが，最新の半導体検出器をもつ PET 装置は空間分解能が改善し，画像再構成アルゴリズムの進化も相まって，現在では 10 mm 以下あるいは 5 mm 以下の病変も描出できるようになってきている．Schwyzer らは，57 症例の FDG PET-CT から 92 肺結節を対象にした．すべて 2 cm 以下のサイズである．全 8,824 スライスを結節あり／なしにラベル付けして ResNet-34 に学習させた．結果，AUC＝0.85 の診断能が得られた．ここで，従来法を用いて画像再構成した場合（空間分解能がやや劣る）は AUC＝0.80 であったと報告している．この論文において彼らは，PET において肺結節の検出にディープラーニングは有力であること，またディープラーニングは空間分解能の高い画像と組み合わせると診断能が上がることを示したと述べている．装置（ハードウェア）の進歩は，AI（ソフトウェア）側にもメリットがあるということがわかる．まさに車の両輪である．

核医学の中心的役者として放射性薬剤も忘れてはならない．FDG 以上の診断能を目指して，新規の放射性薬剤が日々数多く開発されている．ここでは，前立腺がんを診断する ^{68}Ga-PSMA PET の画像をディープラーニングで解析したという Zhao らの研究を紹介したい[4)]．FDG と PSMA では集積パターンがまったく異なるため，FDG で学習した AI が PSMA を診断することはできない．彼らは 3 施設 193 症例の PSMA PET 画像を用いて，骨盤の骨転移とリンパ節転移の検出能を調べた．「2.5 次元」の U-Net を用いたと述べている．前述の通り，full 3D の CNN は医用画像ではまだまだ一般的とはいえず，計算負荷低減やメモリ節約のために代替法が用いられる．彼らのいう「2.5 次元」は，axial，coronal，sagittal の 3 断面を学習させたという意味である．検出精度は，骨転移では precision 99%, recall 99%, F1 score（F 尺度，表 5.1 参照）99%，リンパ節転移ではそれぞれ 94%，89%，92% であった．新しい薬剤が登場すると，画像がまったく異なるため，医師が診断できるようになるために一定のトレーニングが必要である．それは開発されてから普及するまでのタイムラグをもたらす．ディープラーニングがこの問題の解決の糸口になるかもしれない．

筆者らのグループの研究を紹介する．FDG PET における心臓への集積に注目した．日常読影では，心臓には生理的集積が多いため，心サルコイドーシスによる病的集積と迷うことが少なくない．そこで AI を利用できないかと考えた．筆者らは，全身の FDG PET-CT 画像の心臓部分を，マニュアルで polar map に変換してから CNN に学習させた[5)]．感度 0.84，特異度 0.87 の診断能が得られ，SUVmax のみを指標とするアルゴリズム（感度 0.47，特異度 0.71）より優れることを証明した．

18.4 投与量低減

近年，放射線被ばくの低減は，放射線科･核医学において最重要のトピックとなっている．特に小児では脳 CT での被ばく量や全身の被ばく量が，たとえ 100 mSv 未満であっても，それぞれ脳腫瘍，白血病のリスクとなることが 2012 年の Lancet 誌で報告された[6)]．

放射線量の低減でもディープラーニングが役に立つ．核医学においては，放射線被ばく量は投与する放射性薬剤の量に比例する．放射性薬剤の量を減らせば，被ばく量は減る．一方，放射性薬剤の量を減らすと，統計ノイズが増大し，画質が悪化する．現実的には，診断可能な最小の薬剤量がガイドラインに記載され，それに基づいて一般診療が行われている．

さて，通常量の薬剤で撮影されたPET画像Aが存在するとする．収集データを加工すれば，薬剤の投与量を減らしたときの収集データをシミュレートすることができ，画像を作ることができる．低投与量をシミュレートして作成したPET画像をBとする．U-Net等の画像生成のネットワークを用いれば，Aが入力されたときにBを出力するように学習させることができる．なお，厳密にはこのシミュレーションは投与量低減ではなく収集時間短縮に相当する．放射線検出器の不感時間を考慮すると，両者は同一ではない．

Schwyzerらは，肺がん50例，正常50例のFDG PET-CTに対して，投与量低減をシミュレートした[7]．低投与量のnoisyな画像をディープラーニングによって画質改善した後に肺結節の検出能を調べた．AUCは，通常量の薬剤を用いたとき0.99，10%の薬剤量をシミュレートしたとき0.98，3.3%の薬剤量では0.97であった．3.3%まで減らしたときの被ばく量は0.11 mSvであり，小児への検査や繰り返し検査の際に大変期待される技術である．

ただし，わずかとはいえAUCすなわち診断能が低下したことは認めるべきである．放射線被ばく量をどこまで下げる必要があるのか，注目している病気の診断に影響するほど減らす必要があるのか，今後議論が必要である．

18.5 吸収補正

近年登場したPET/MR装置には，CTが備わっていないため，CTなしでPETの吸収補正を行う必要がある（吸収補正の説明は紙面の都合で省略する）．一般的には，MRI画像を空気，水，脂肪，骨等にセグメンテーションし，各セグメントに一様のCT値を付与して吸収マップを作成する．ここで，ディープラーニングを使って，MRI画像を入力としてCT画像を生成できれば，より正確な吸収補正が実現する可能性がある．

Bradshawらは骨盤部のPET/MRに対して従来法とディープラーニングとで吸収補正の結果を比較した[8]．PET-CTでのSUVをgold standardとしたとき，ディープラーニングのほうが従来法よりも誤差が小さかったと報告している．CTなしで吸収補正ができるようになれば，PET-CT時のCT線量を減らして被ばくを低減したり，場合によってはCTを省略したりできるようになるかもしれない．

18.6 今後について

他画像と核医学画像の違いに注目しながら，核医学画像に対するディープラーニングの近年の応用例を紹介した．繰り返しになるが，核医学画像は他のモダリティにはない独特の情報を持つ．機能画像でありbiologyを反映した画像である．ディープラーニングはパターン認識技術であり，biologyの知識を基づいて演繹的に診断することはできない．また，核医学にはすでに定着している非ディープラーニングのAIが複数存在する．核医学画像の良い点を活かしつつ，欠点を補うようなディープラーニング開発が重要になってくると思われる．

Chapter 19 放射線治療画像

事例編

角谷 倫之

高精度放射線治療の 1 つである強度変調放射線治療（IMRT）は，複雑な線量分布を作成できる利点がある．その反面，その複雑な線量分布の作成するために放射線治療装置の遮蔽物（MLC）を複雑に動かす必要がある．そのため，IMRT では治療計画通りに装置が照射できるかどうかの検証（治療プラン検証）を事前に行う必要がある．しかし，この治療プラン検証には多くの時間を要し，医療スタッフの業務量増加の要因となっている．

そこで筆者らは人工知能を用いてこのプラン検証結果を予測できる手法の開発を行い，その精度評価を行った．

19.1 強度変調放射線治療の治療プランが計画通りに照射できるかの検証（治療プラン検証）

19.1.1 強度変調放射線治療とは

現在，頭頸部，肺，前立腺症例を含む多くの治療部位の根治的放射線治療には高精度放射線治療法の一つである IMRT による放射線治療が主流となってきている．この技術を用いることで従来の通常照射よりも腫瘍への線量集中性向上および危険臓器への線量低減が可能となった．**図 19.1** に前立腺がんを例に通常照射と IMRT の線量分布図を示すが，IMRT では前立腺に十分な放射線治療を投与しながら危険臓器（直腸や膀胱など）を避けて照射するため複雑な線量分布となる．

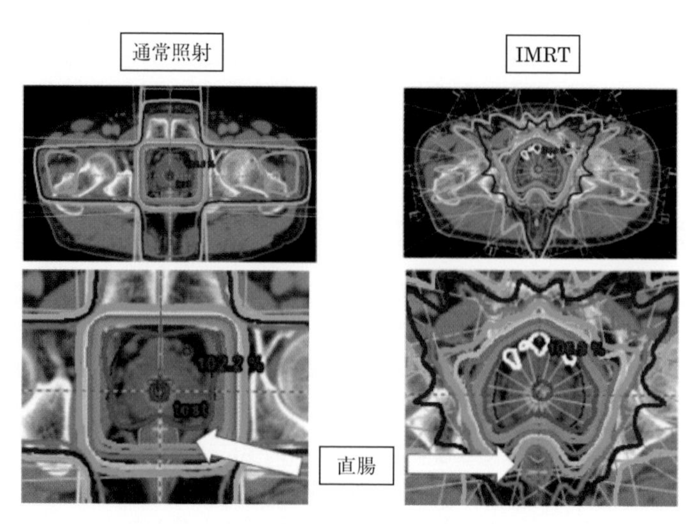

図 19.1　通常照射と IMRT の線量分布の違い

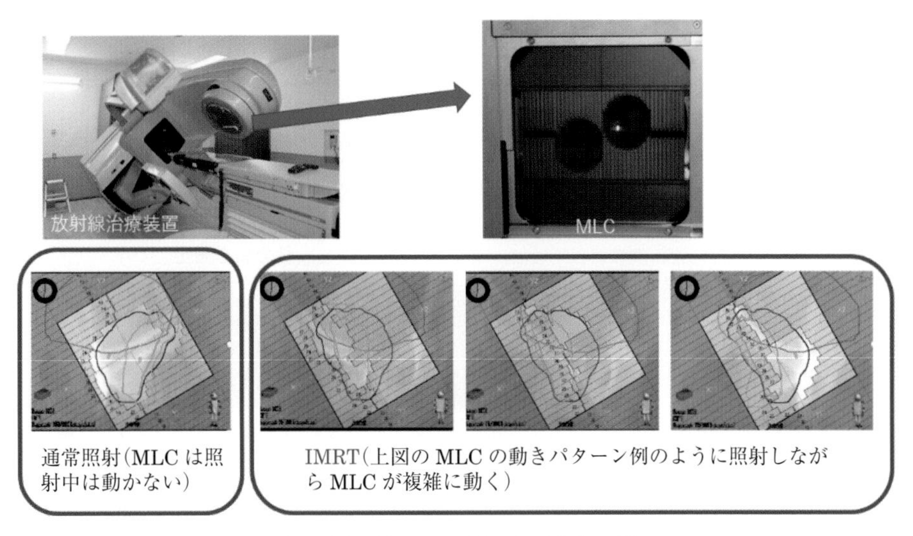

図 19.2　IMRT の MLC の動きの例

このIMRTでは，優れた線量分布を作成するために**図 19.2** に示すような多分割絞り（Multi-Leaf Collimator：MLC）とよばれる放射線を遮蔽する複数の金属板が放射線治療装置に取り付けられている．照射しながらこの MLC を複雑に動かすことで照射野内の放射線強度を変化させることができる．結果として図 19.1 のような複雑な線量分布が作成できるようになる．

19.1.2　治療プラン検証とは

IMRT では急峻な線量分布が作成できる反面 MLC を複雑に動かしながら照射するため正確に照射できているかどうかがわからない問題を抱えている．また，複雑な MLC の動きによって極端な線量分布を作成しているため，MLC が計画通りに動かない場合には予期しない線量が危険臓器に照射されてしまう可能性がある．そこで，IMRT を行う場合には事前にその治療プランが治療装置を使ってきちんと正確に照射できるかどうかを検証する作業（治療プラン検証）を全例行っている．検証方法にはさまざまな方法があるがここでは代表的な方法を説明する．

図 19.3 にその治療プラン検証の概要図を示すが，まず患者の CT 画像を使って計画された治療プランをファントムに照射する．そのファントム中の線量分布をフィルムで測定する．次にそのフィルムが計画通りに照射されている場合にはどのような線量分布になるかを算出するため，計画したプランの CT 画像をファントムに差し替えて線量分布を再計算させる．その得られた計算値とフィルムによる実測値の一致度を見ることで計画通りに治療装置が照射できているかを検証する．

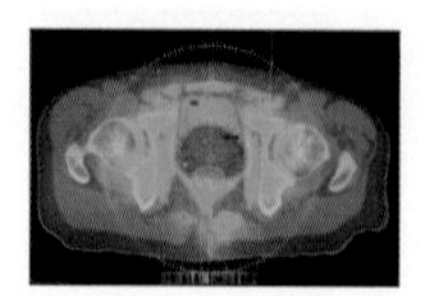
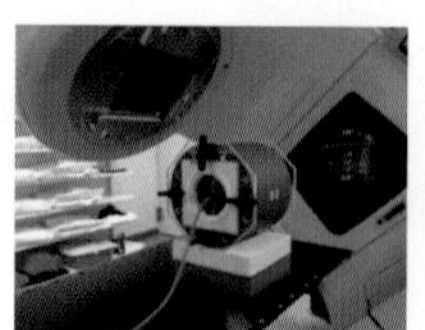
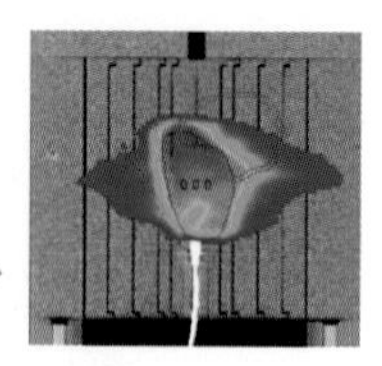

図 19.3　治療プラン検証の概要図

19.1.3　治療プラン検証の問題点

この検証用測定機器（フィルムなど）の準備や設置，得られた結果の解析などを含めると 1 症例あたり 1～2 時間の検証時間が必要となる．ここ 5 年ほどでこの検証作業が必要な IMRT の件数が右肩上がりで増加してきており，医療スタッフ（放射線技師，医学物理士）の業務量増加の大きな要因となっている．

さらに近年では治療回ごとにその患者の状態に応じて治療プランを修正する適応放射線治療（Adaptive RadioTherapy：ART）が普及し始めている．この ART で治療中に治療プランを変更する場合（on-line ART）には即座に治療プラン検証を行う必要があり，実際に測定せずに迅速な治療プランの検証法が必要となってきている [1]．特に MR 装置と放射線治療装置が一体化した装置（MR-Linac など）が国内でも薬事承認され急速に普及すると考えられる．この MR-Linac は on-line ART を積極的に利用できる装置であるため，この治療プラン検証の合理化は早急に解決すべき課題となってきている [2]．

19.2　治療プラン検証結果を人工知能を用いて予測できないか

19.1 節で述べた治療プラン検証を迅速化さらには実測による検証自体を省略することが実現できれば，医療スタッフの業務低減および on-line ART においても治療プラン検証が可能となり，放射線治療分野にもたらす影響は大きいと考えられる．そこで筆者らはこの治療プラン検証の結果を人工知能，ここではディープラーニングを用いることで実現できるのはないかと考えた．特に畳み込みニューラルネットワーク（Convolutional Neural Network：CNN）を用いることで，通常のニューラルネットワークと異なり，空間の情報を維持して処理することができる．そのため，線量分布という空間的かつ複雑な情報を使用することができるため，高精度な予測ができると考えた．

19.3 ディープラーニングを用いた治療プラン検証結果予測システム

筆者らの研究では，まず前立腺に対する放射線治療でこのシステムを構築した[3)]．ただ，原理的には頭頸部や肺など他の部位にでも応用可能である．まず，どのような数値（検証結果）を実際に予測するかについて説明する．繰り返しになるが図19.3に示した従来の実測による検証では，ファントム中にフィルムを挿入してそのファントム中の実際の線量分布を測定し，治療プランから得られる線量分布と実測による線量分布を比較することで治療装置が計画通り照射できているかを検証する．では，その際の計画値と実測値の一致度の評価にはどのような数値が使用されるかであるが，ガンマ評価法という手法が主に用いられる．この評価で得られるガンマパス率を今回の検証結果の予測値として使用する．

この数値について説明すると，まず2つの線量分布の一致度を評価するとき，一般的に用いられる手法として単純に2つの線量分布の線量誤差（例えば3%の許容値）を用いてその許容値を超えている領域がどの程度あるかという評価が可能である．しかし，IMRTの線量分布は非常に急峻であるためフィルムの設置誤差等によるわずかな横ずれ（距離誤差）で大きな線量差が生じてしまい，本来の治療装置が計画通りに照射されたかの検証ができない場合がある．そこで，線量誤差と距離誤差を加味した評価法であるガンマ評価法が一致度の評価に用いられ，例えば線量誤差を3%，距離誤差を3 mm（以下3%/3 mm）でパスする領域（ガンマパス率）がどのくらいあるかで一致度を評価する．3%/3 mmで95%，2%/2 mmで90%などが許容値として用いられ，このパス率を超えれば装置は計画通りに照射できていると判断する．

さて，実際の学習についてであるが，上述したガンマパス率（例えば3%/3 mmで97.5%など）とそのときのファントム中の線量分布（矢状断のみ），計画に使用した3つの体積情報（PTV，直腸，ターゲットと直腸の重複体積），各門の照射線量（Monitor Unit値）の3種類のデータを1セットとしたデータを用いてCNNを学習させる．その学習したCNNモデルに入力データとして新たな検証プランにおけるファントム中の線量分布，体積情報，各門の照射線量のみを入力させることで，プラン検証結果であるガンマパス率（3%/3 mmや2%/2 mm）を予測させることができる．実際に開発したCNNの構造を**図19.4**に示す．上述した3つの入力データを3つの枝にそれぞれ入力する．線量分布は比較的シンプルな構造のCNNを通過させ，さらに残り2つの情報も簡素なニューラルネットワークを通過させる構造となっている．線量分布を扱うCNNの構造も，“畳み込み層＋活性化関数＋プーリング層”を3回繰り返した層となっている．このような単純な構造にすることで各医療施設において汎用PCでも数時間でCNNを学習させることができ，より導入がしやすいと考えられる．また学習や検証において，K分割交差検証法やモデル平均化などを用いることにより，少ない症例数による学習面の不利を補えるように工夫した．

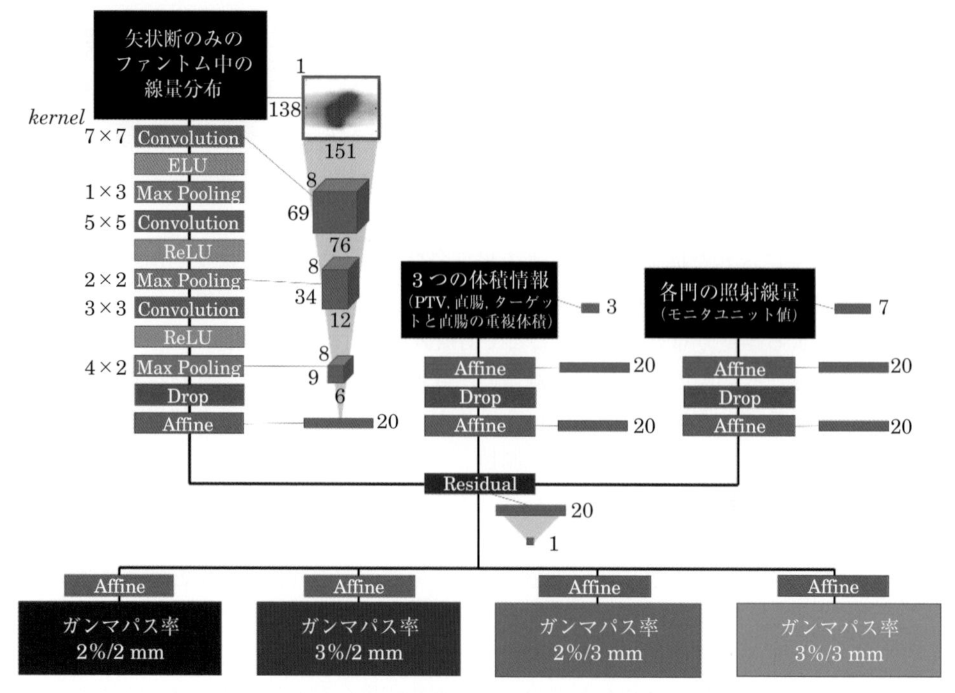

図 19.4　提案手法のモデル模式図

19.4　提案手法の結果と従来法との優劣比較

60 例（$n=40$：検証データ，$n=20$：テストデータ）の前立腺症例を 5 分割交差検証とテストデータを用いて評価した結果，今回提案した手法での予測値と実測値の間に相関性があることがわかった．具体的には，2%/2 mm のガンマパス率の予測では，検証データでは相関係数が 0.73，テストデータでは 0.62 であった．これまでに機械学習を用いた手法も検討されており，線量分布以外の 2 つのデータ（体積情報と各門の照射線量）を用いた機械学習（線形回帰モデル）による予測では検証データでは相関係数が 0.70，テストデータでは 0.36 となり，今回の CNN を用いた手法よりも低い相関係数となった[4)5)]．今回の検討では十分な症例数でないがそれでも高い相関係数を示すことができた．

19.5　今後について

今回，治療プランの検証結果予測に初めて線量分布による深層学習を用いた検討を行った．結果として精度はまだ十分とは言い切れないが，それでも従来の機械学習の結果よりも優れた結果となり，十分将来性を感じる結果となった．今後は，より治療プランの検証結果に関与しそうな因子（プランの複雑さを表す指標や他の体積や輪郭情報など）がないかをさまざまな入力パターンで検証し，さらなる予測精度の向上を図る．また，実際の臨床利用を想定した今後の方針であるが，具体的にこの手法を用いた場合の臨床運用のワークフローについても議論し，より安全で効率よく医療スタッフの業務量低減ができる手法を模索する．

Chapter 20 外科治療応用

事例編

諸岡 健一

外科手術の一つである低侵襲手術は，患者体表に小さな穴を開け，そこから挿入した内視鏡の映像や，あるいはその穴から顕微鏡を通して患者内部を観察しながら行う手術である．患者への侵襲が少なく早期離床・早期退院が可能であり，患者の生活の質の向上に貢献している．一方，低侵襲手術では，術者は臓器を直視・触診できず，また患者体内を写す内視鏡の視野は狭い．したがって，限られた視野の内視鏡画像のみから，患者体内の3次元構造を把握し術具を操作する，などの高度な手技技術や立体感覚が術者には要求され，その肉体的・精神的負担が大きい．

これに対し，ディープニューラルネットワーク（Deep Neural Network：DNN）は，従来のシステムを遥かに凌駕する精度で，画像から対象物を検出・認識することができ，年々DNNを使った新たな研究成果が多数報告されている．このDNNの特徴的な利点を，外科治療，特に低侵襲手術において積極的に活用することで，その安全性や正確性の飛躍的な向上が期待できる．近年，DNNを使った外科治療支援に関する研究が盛んになりつつあり，本章では，低侵襲手術を対象として研究の動向と今後の課題について述べる．

20.1　2次元画像を用いた外科治療応用

20.1.1　概要

DNNの外科治療応用として，内視鏡画像を入力すると，その画像内から腫瘍や術具などの対象物を検出することが挙げられる．これを実現するDNNは，入出力のタイプによって2種類に大別できる．一つは，画像を直接入力し，その中から対象物の領域，あるいは対象物を囲む矩形領域を出力する．もう一つのDNNは，画像から切り出した小領域（以後，パッチ）を入力すると，そのパッチが対象物に含まれる領域かそうでないかを判定する．したがって，DNNの入出力のタイプに応じた学習データを準備する必要がある．

一般的に，DNNの層を深くするとより複雑な問題を解けるといわれている．一方，層が深いDNNの構造は複雑になり，それに伴い多数の学習データが必要になる．一般画像の場合，ウェブなどを通して多くの画像を収集できるが，医用画像や手術動画は症例によっては多数の画像を取得することが困難な場合がある．

この解決法として，データ拡張（data augmentation）技術によって画像を人工的に増やす方法が挙げられる．また，別の解決法として，大量の一般画像を使って構築されたDNN（例えば，VGGやGoogLeNetなど）を利用する転移学習がある．すなわち，これら学習済のDNNの構造やパラメータ値を初期設定とし，対象画像を使って再学習させることで，所望の処理を行うシステムを構築する．転移学習の利点として，基となるDNNは一般対象物の画像特徴を事前に学習したネットワークとみなされ，したがって，少数の医用画像からでも，対象物の特徴を捉えやすい点がある．

20.1.2　画像からの腫瘍・ポリープ検出

DNNの外科治療応用として，内視鏡画像から対象腫瘍やポリープを検出することが挙げられる[1)2)]．その一例として，大腸内視鏡検査の動画から，ポリープや早期がんを判別するシステムが開発されており，その中で，複数の画像からなる画像列を入力とした3次元畳み込みニューラルネットワーク（Convolutional Neural Network：CNN）を使って，ポリープを検出するだけでなく，そのポリープが腫瘍・非腫瘍の診断まで可能となりつつある[1)]．大腸内視鏡に関してはChapter 14を参照されたい．

Sasakiら[2)]は，内視鏡画像から早期胃がんを検出するDNNを構築している．このDNN構築では，正常な胃壁とがんを含む胃壁の画像を多数準備し，各画像から切り出した小領域（以後，パッチを）を学習データとして用いている．また，大規模データセットであるImageNetを使って学習したGoogLeNetを初期のDNNとし，学習データを使って正常胃壁・がんを含む胃壁を分類するDNNを構築した．

20.1.3　画像からの術具検出

別のDNNの外科治療応用として，内視鏡画像から術具を検出するものがある．検出した術具の位置から，術具と各体内組織との立体的な位置関係を把握すること可能である．そのため，周辺の臓器や血管を大きく傷つけることなく確実に腫瘍を摘出でき，内視鏡手術の安全性・正確性をさらに高めることが期待される．また，術具位置を追跡することで，術者の手術手技を評価することも可能となりつつある[3)]．このように内視鏡画像からの術具検出は様々な応用可能性があることから，MICCAI2017にて術具検出のコンテストが開催され，また画像からの術具検出・追跡に関するサーベイ論文[4)]が公開されるなど，研究分野としても注目が集まりつつある．

画像から術具を検出する方法は多数提案されており，その中でCNNに基づく手法として，Faster R-CNNを用いた術具検出がある[5)]．Faster R-CNNは，入力した2次元画像に対し，検出対象となる物体領域を矩形領域として検出し，その物体のクラス識別を行う．人体外における手術トレーニング動画を用いてFaster R-CNNを学習させることにより，術具を囲む矩形領域を推定する．また，セマンティックセグメンテーションのDNN（U-Net，TernausNetなど）を適用することで，術具の輪郭領域を抽出する研究[6)7)]も行われている．さらに，Encoder-Decoder型のCNNを基に，術具領域のセマンティックセグメンテーションと，先端位置などに設定した術具の特徴点の検出を同時に行うネットワークが構築されている[8)]．しかし，これらの手法[5～8)]は生体外で撮影された画像を対象とし，実際の手術動画には適用していない．

著者らは，da Vinci手術ロボットシステムにおいて，CNNにより内視鏡画像から術具を検出するとともに，その3次元位置を推定する手法を構築している[9)]（**図**

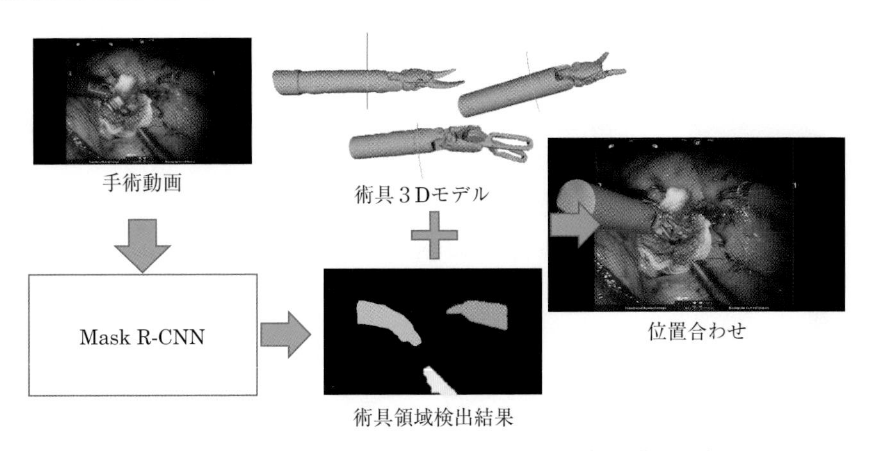

図 20.1　開発した DNN を用いた術具 3 次元位置推定の流れ

20.1）．このシステムで用いる術具は多関節を有し，体内で術具が変形するため，その変形に応じた術具領域検出が必要である．また，術中は血液や組織が術具に付着するため，術具の見え方が変化する．これらの問題に対し，著者らは Mask R-CNN[5] を用いて，術中画像から 2 次元術具領域の検出と，その領域に対応する術具の識別を同時に行う．ここで，Faster R-CNN と異なり，Mask R-CNN は術具の輪郭領域を抽出することができる利点がある．また，Mask R-CNN の構築では，実際の手術動画を使っている．次に，検出した術具領域から 2 次元距離場を構築し，その距離場に基づき 3 次元術具モデルの位置合わせを行う．ここで，ロボット鉗子の有する関節の動きによって形状変化が生じるため，3 次元術具モデルを各パーツに区分し，階層的に位置合わせする手法を開発している．3 次元モデルを導入することで，3 次元位置を得られるだけでなく，臓器や他の術具によって術具の一部が隠れても，その部分を 3 次元モデルによって補間することも可能である．

20.2　3 次元形状情報を用いる DNN の外科治療応用

内視鏡画像や超音波画像から患者体内の 3 次元構造を推定する技術は，安全・確実な手術のためには重要であり，この技術を DNN により実現する研究が行われている．例えば，3 次元 MR 画像から前立腺の 3 次元形状を推定する DNN[10] や，また，CT や MR 画像と比べ，雑音が含まれやすい 3 次元超音波画像に対し，胎児や，その周囲にある胎嚢や胎盤などを同時に抽出し，その 3 次元形状を復元する DNN[11]（**図 20.2**）が構築されている．

また，3 次元情報を扱う別の DNN として，著者らは，DNN により臓器の 3 次元形状モデルの変形を実時間で推定する方法[12] を開発している（**図 20.3**）．まず，術具より臓器に及ぼす外力や，臓器の現在の表面形状などを初期条件として与えると，非線形有限要素法（以後，非線形 FEM）を用いて変形した臓器モデルを推定する．このような「初期条件 - モデルの変形」の組を，初期条件パラメータを変えながら多数作成し，それらを用いて「初期条件に対する臓器モデルの変形」という非線形関係を表す DNN を構築する．シミュレーションでは，初期条件が与えられ

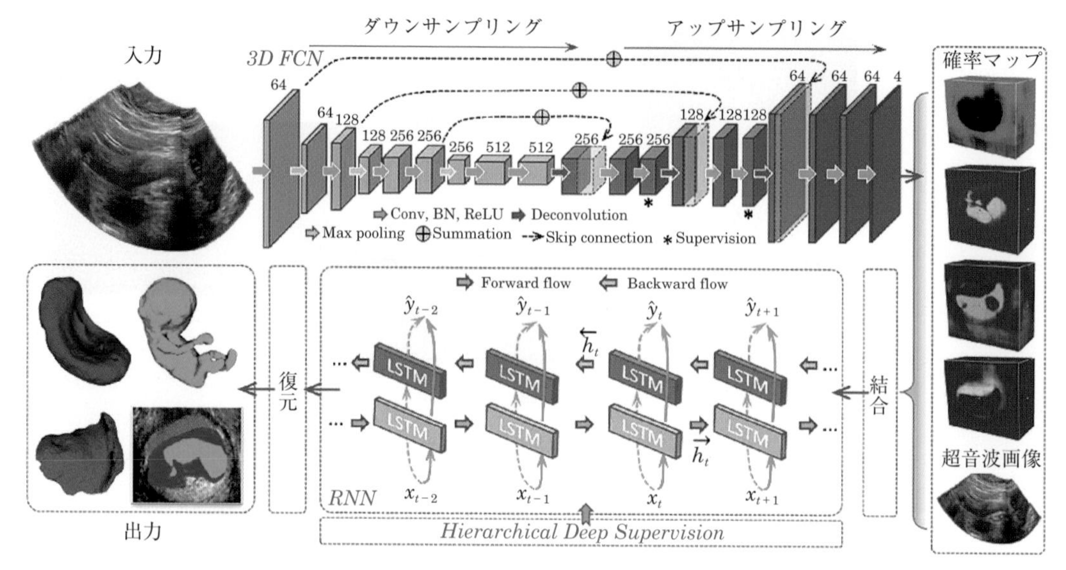

図 20.2　超音波画像からの胎児やその周辺組織の形状復元[11)]

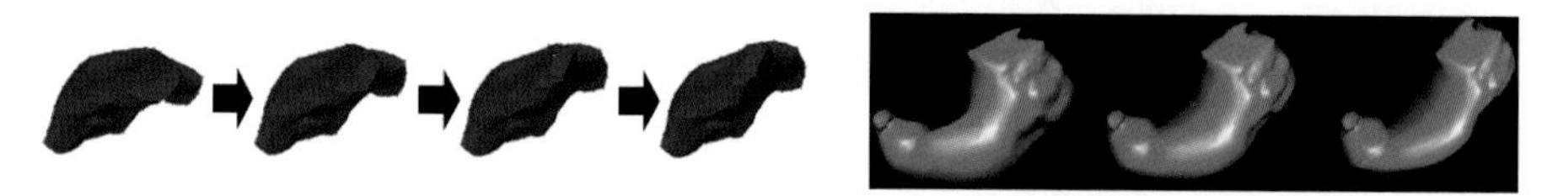

図 20.3　開発したシステムで推定した肝臓（左）と胃（右）の変形例[12)]

ると，学習した DNN は，非線形有限要素解析とほぼ同程度の推定精度と保ちつつ，実時間でモデルの変形を推定する．この技術は，手術シミュレータなどの実時間応答が必要な手術支援システムへの応用などが可能である．

20.3　今後について

本章では，DNN の外科治療応用について，2 次元画像から対象物を検出・認識する DNN と，3 次元形状情報を扱う DNN に分類し，それぞれについて最新の研究を紹介した．多数多様な CT・MR 画像が比較的集めやすいことから，DNN による画像診断に関する研究は幅広く行われている．一方，外科治療時の画像を収集することが難しく，また，動きを伴う臓器や術具を扱うため，画像診断と比べ，DNN の外科治療応用での問題は複雑である．そのため，解決すべき点は多々あり，今後研究が盛んに行われることが容易に予想される．特に，3 次元形状を用いる DNN の研究は Geometric Deep Learning とよばれ，画像処理やパターン認識における新しい研究分野として注目されており，その成果を外科治療へ応用することで DNN の外科治療応用研究のさらなる発展が期待される．

Chapter 21 運動器領域の画像解析

事例編

神谷 直希
佐藤 嘉伸

近年，わが国では，超高齢社会を迎え，運動器疾患の予防・診断・治療の重要性が高まっている．介護が必要になった要因として，骨折・転倒および関節疾患を合わせた運動器の障害は，認知症や脳血管疾患（脳卒中）とならび，上位にランクされ，運動器に関わる組織や疾患の画像解析は，今後ますます必要になると思われる．

ディープラーニングの対象組織としては，骨格と軟骨が多く扱われているが，最近では，加齢や疾患による筋肉量・筋力の低下（サルコペニアと呼ばれる）の問題が叫ばれていることもあり，筋肉も扱われている．疾患への応用としては，骨折，変形性関節症，軟骨損傷・変性などが扱われ，疾患ではないが，骨年齢推定も盛んである．画質改善においては，金属アーチファクト削減，超解像などが行われている．本章では，上記の対象のいくつかに焦点をあて，まず，筋骨格のセグメンテーション研究を紹介し，次に，診断支援の例として，骨折の検出および変形性関節症の重症度分類への応用を取り上げる．最後に，運動器領域に頻出する画質改善の話題としてCT画像の金属アーチファクト削減の研究を紹介する．

21.1 筋骨格セグメンテーション

整形外科学領域における主な関心対象は骨，関節，骨格筋であり，これらの領域を対象としたCAD研究は従来から存在する．そこでは，特に，対象領域の自動認識および自動解析が重要な課題となり，従来型CADでは，モデルを用いたアプローチが多く，計算解剖モデルではさまざまなモデルベースの筋骨格セグメンテーション技術が提案された[1]．近年では，他の領域と同様に，筋骨格セグメンテーションにおいても深層学習が取り入れられており，整形外科領域でも多数の試みがある[2]．

ここでは，AI-CADにおける筋骨格領域のセグメンテーションについて紹介する．

21.1.1 骨格筋セグメンテーション

これまでのモデルベースの骨格筋セグメンテーションでは，対象部位が限定的であった．特に，骨格筋はその形状，体積の個人差が大きく，また，臓器領域との濃淡値も類似しており，難しい課題であった．

深層学習を用いた骨格筋セグメンテーションでは，Hashimotoらが低線量CTにおいて，U-Netを用いた大腰筋のセグメンテーションを2次元断面で実現し，100例において，認識精度を表すIntersection over Union（IoU）が86.0％であった[3]．この研究の対象とする大腰筋は深部筋であり，腹部横断面において，濃淡値分布が類似する隣接臓器・組織領域が多い筋である．しかし，その形状は左右対称で従来のモデルベースの手法でも認識が取り組まれている筋の一つであった．ここでは，2D U-Net によるセグメンテーションで特殊なチューニングをすることなく，従来法より高い認識精度を示した点が注目すべきである．この結果から，骨格筋領域に対するセグメンテーションに深層学習手法の導入も検討すべきであることがわかる．

次に，筆者らが取り組んでいる，従来法ではモデル表現が難しかった表層筋全体を対象とした筋セグメンテーション結果について示す．深層学習にはさまざまな手法があるが，上記の Hashimoto らや他の多くの医用画像におけるセグメンテーションで良好な結果が示されている U-Net を用いた表層筋認識を示す（**図 21.1**）．ここでは，全身の表層筋を対象とし，大島らの手法[4]に基づき，2D U-Net と 3D U-Net の 2 つの手法による同一症例の認識結果を示す．それぞれの図で左側が Coronal 断面における認識結果の一例で，右側がボリュームレンダリングの結果である．黄色が正解と一致した領域，緑色が未抽出，赤色が過抽出である．それぞれ，2D U-Net を用いた手法では Dice 値が 85.3％，3D U-Net を用いた手法では，92.1％の結果となった．ともに比較的良好な結果であるが，2D U-Net では，2 次元断面を入力し，セグメンテーション結果を得るため，スライス間の連続性は考慮されていないため，あるスライスで突然，誤抽出が生じる場合がある．一方，3D U-Net を用いた手法では，連続性が考慮されるため，2D U-Net と比較し，あるスライスで突然誤抽出が生じるという結果は見られず，高い認識結果となった．しかしながら，GPU の制約上，3D U-Net のネットワークに原画像の画像データそのものは入らず，画像データを縮小して学習・認識を行っているという課題があった．そのため，3D U-Net により全身の表層筋を認識するためには，Chapter 6 で述べられているように，3 次元 CT 画像を 2 次元の断面画像に分割してセグメンテーションを行うなどの検討も必要である．

また，最近では，Hiasa らが U-Net をベースにした Bayesian convolutional neural networks により，臀部および大腿部の 19 の筋のセグメンテーションを実現している[5]．これは，20 症例に対し Dice 値が 89.1％という従来のマルチアトラスベースの手法（84.5％）と比較し大きくセグメンテーション精度が改善されている．

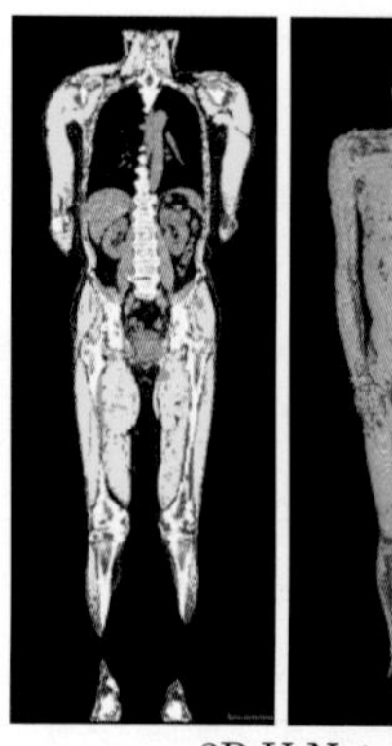
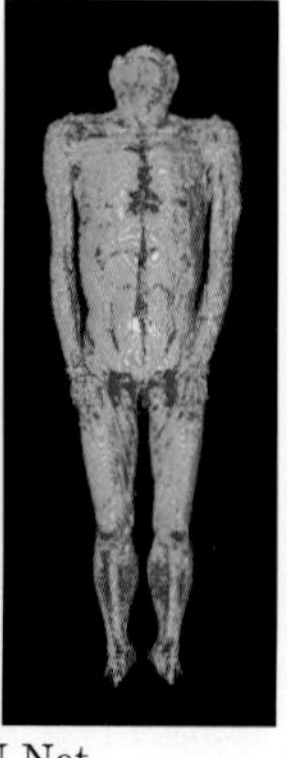
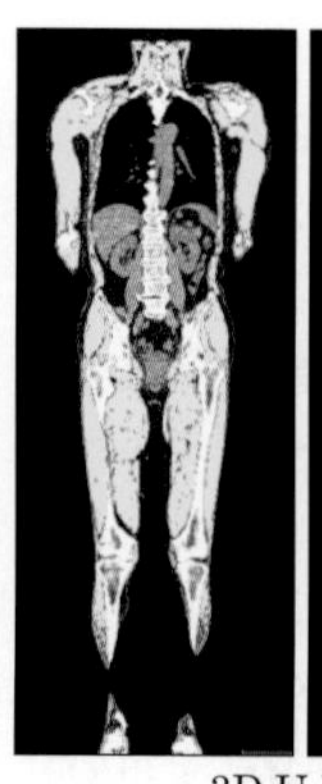
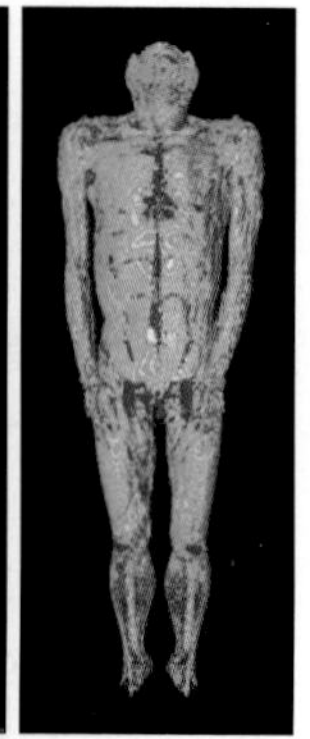

2D U-Net　　3D U-Net

図 21.1　U-Net による表層筋の自動認識結果

Dice（2D U-Net：85.3%，3D U-Net：92.1%）
黄：正解と一致，緑：未抽出，赤：過抽出

21.1.2 骨セグメンテーション

骨領域では骨格筋領域以上に多くの取り組みがあるが，最近では，U-Net ベースの手法で全身の骨セグメンテーションや骨分類が行われている．Klein らは，2D および 2.5D の手法で全身の骨セグメンテーションを実現し，Dice 値は 92％の高い精度であった[6]．若松らは全身 CT 画像を対象とし，U-Net を用いた骨のセグメンテーションを行い，骨のセグメンテーション結果をさらに，上腕，前腕，大腿，下腿に分類した[7]．**図 21.2** に 3D U-Net による全身骨の自動認識および上肢・下肢における 8 つの骨を自動分類した結果を示す．Dice 値は骨の認識が Dice 値 93.1％の精度であり，同様に，左上腕 94.1％，左前腕 90.1％，右上腕 94.3％，右前腕 90.2％，左大腿 95.6％，左下腿 94.6％，右大腿 95.9％，右下腿 95.0％の分類精度であった．

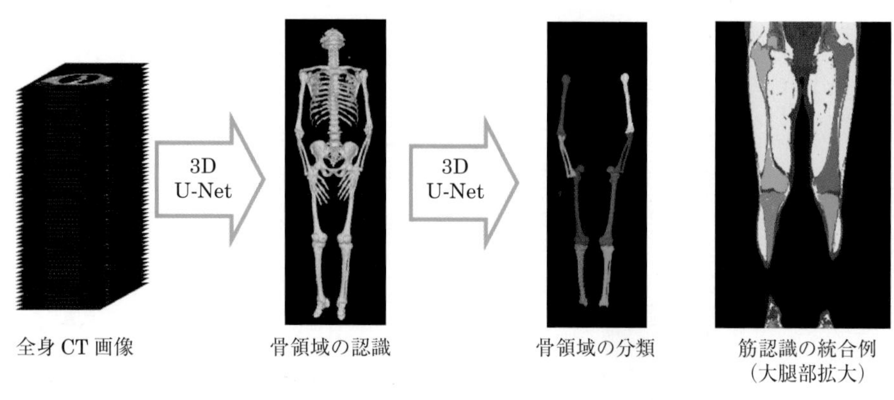

図 21.2 U-Net による骨領域の認識・分類結果と筋認識との統合例

Dice（骨領域：93.1％，骨分類：左上腕 94.1％，左前腕 90.1％，右上腕 94.3％，右前腕 90.2％，左大腿 95.6％，左下腿 94.6％，右大腿 95.9％，右下腿 95.0％）

21.1.3 筋骨格セグメンテーションの今後

前節までに示したように，他の領域と同様に，深層学習は筋骨格セグメンテーションにおいても有効性が示されている．今後は，図 21.2 に示すように，筋セグメンテーションと骨セグメンテーションを統合していかなければならない．特に，整形領域においては，筋の起始・停止部位も重要であり，深層学習により骨上の筋付着部位を認識する取り組み[8]や認識した骨格筋領域から疾患解析を行う例[9]もある．

また，筋骨格セグメンテーションの課題として，質・量ともにアノテーションデータの確保が困難であるという難しさが存在する．それは，これまでに述べた個人差だけでなく，領域の境界が他の臓器領域と比較し複雑である点もある．そのため，詳細は割愛するが，機械学習の一部であるランダムフォレストを反復的に多重解像度で用いることで脊柱起立筋の自動分類を試みた手法などでは，少ない学習データにおいても良好な認識結果を示している[10]ため，学習画像の質・量を考え，従来型 CAD，機械学習，深層学習の選択が必要であると考える．

21.2 運動器領域の疾患検出と分類

運動器領域の最も典型的な疾患の一つは，骨折であり，さらに，変形性関節症，軟骨損傷・変性，脊柱管狭窄症，骨粗鬆症，筋萎縮・変性，骨軟部腫瘍など，多くの疾患で深層学習応用が精力的に進められており，サーベイ論文も出ている[11]．

骨折は最も早期から深層学習が応用された疾患である．骨折は，救急外来にて整形外科を専門としない救急医が診断しなければならない場面が多く，計算器支援の必要性が高い疾患である．骨折検出システムの例[12]を**図 21.3** に示す．U-Net を拡張したネットワーク構造を用い，入力 X 線画像から骨折箇所のヒートマップを出力する．この研究では，深層学習システムの出力結果を評価するのみならず，救急医が本システムを併用することで，シニア整形外科医に近い精度で診断が行えたことを示した点で臨床的意義が高い．

変形性関節症では，Osteoarthritis Initiative というプロジェクトで重症度分類された患者画像データベースが利用可能であったこともあり，深層学習が早期に応用された[13]．3,000 患者（5,960 膝関節）を用い，シャムネットワーク[14]と呼ばれる古典的なネットワーク構造により実装された（**図 21.4**）．5 段階の分類と分類時の

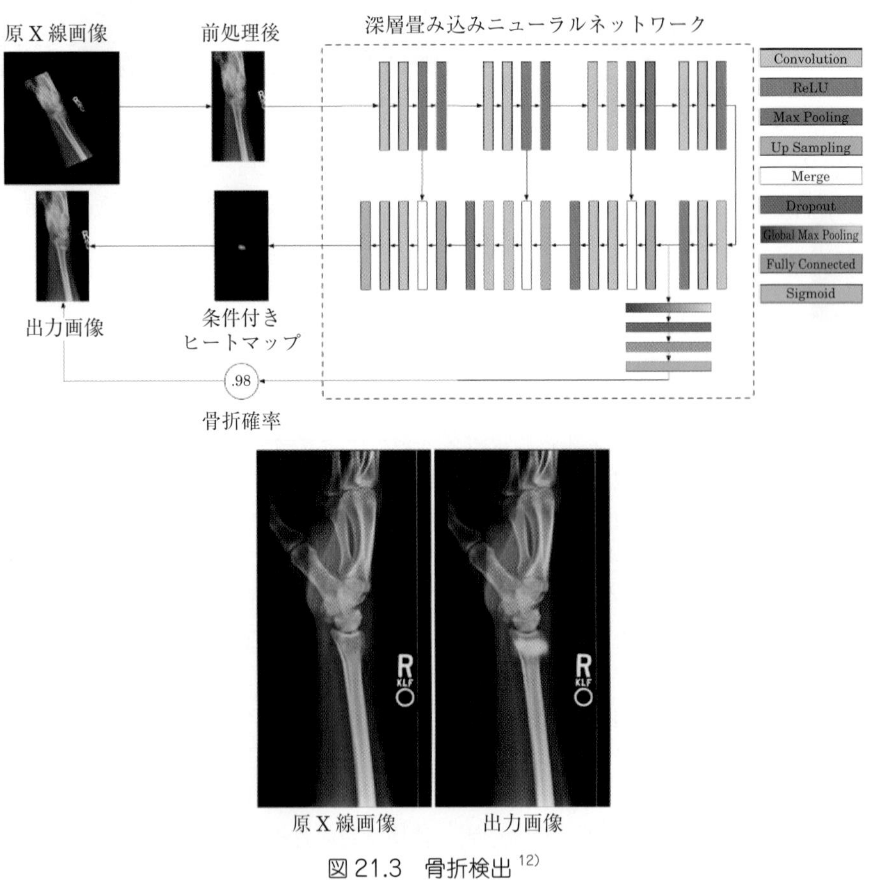

図 21.3　骨折検出[12]
左：処理フロー，右：入力画像とヒートマップ

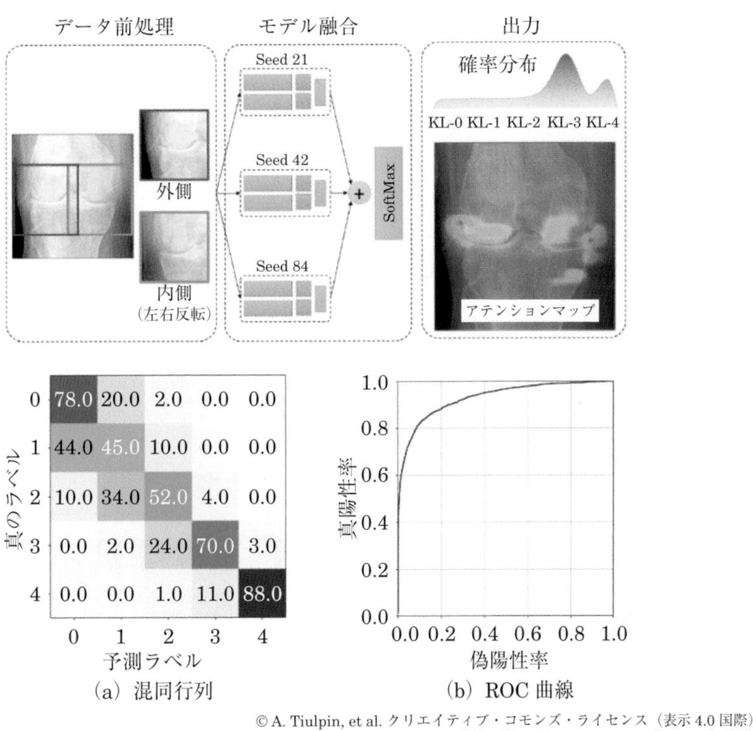

	0	1	2	3	4
0	78.0	20.0	2.0	0.0	0.0
1	44.0	45.0	10.0	0.0	0.0
2	10.0	34.0	52.0	4.0	0.0
3	0.0	2.0	24.0	70.0	3.0
4	0.0	0.0	1.0	11.0	88.0

図 21.4　変形性膝関節症の重症度分類[13)]
左：処理フロー，右：混同行列と ROC 曲線

注目部分（attention map）が出力され，AUC（Area Under the Curve，ROC 曲線下の面積）で 0.93 の精度と報告されている．

運動器疾患への応用は，これまで，骨，軟骨に関する研究がほとんどであったが，筋疾患分類への応用も行われ始めた[9)]．95 編の文献が紹介されている深層学習の筋骨格応用サーベイ論文[11)]でも，筋肉への応用例が一例も示されていないが，超高齢社会にむけて，サルコペニアの問題など，筋肉の重要性が唱えられており，今後の発展が期待される．

21.3　運動器領域における画質改善

運動器領域では，治療のため，人工関節など，金属部品が用いられることが多く，CT 再構成時に発生する金属アーチファクト削減は，特に必要性の高い画質改善処理である．従来，NMAR（Normalized Metal Artifact Reduction）[15)]は，解析的手法として高い性能を示し，CT 画像における金属アーチファクト削減の標準的な方法であったが，近年，深層学習を用いた研究が盛んになっている．

図 21.5 に，NMAR に深層学習（U-Net）を組み合わせたアーチファクト削減を行った後，筋肉セグメンテーション[5)]を行った研究例[16)]を示す．NMAR に U-Net を組み合わせた処理（NMAR refinement U-Net）では，金属アーチファクトのない原画像に仮想的に人工関節を埋め込んだアーチファクト画像を生成し，その生成

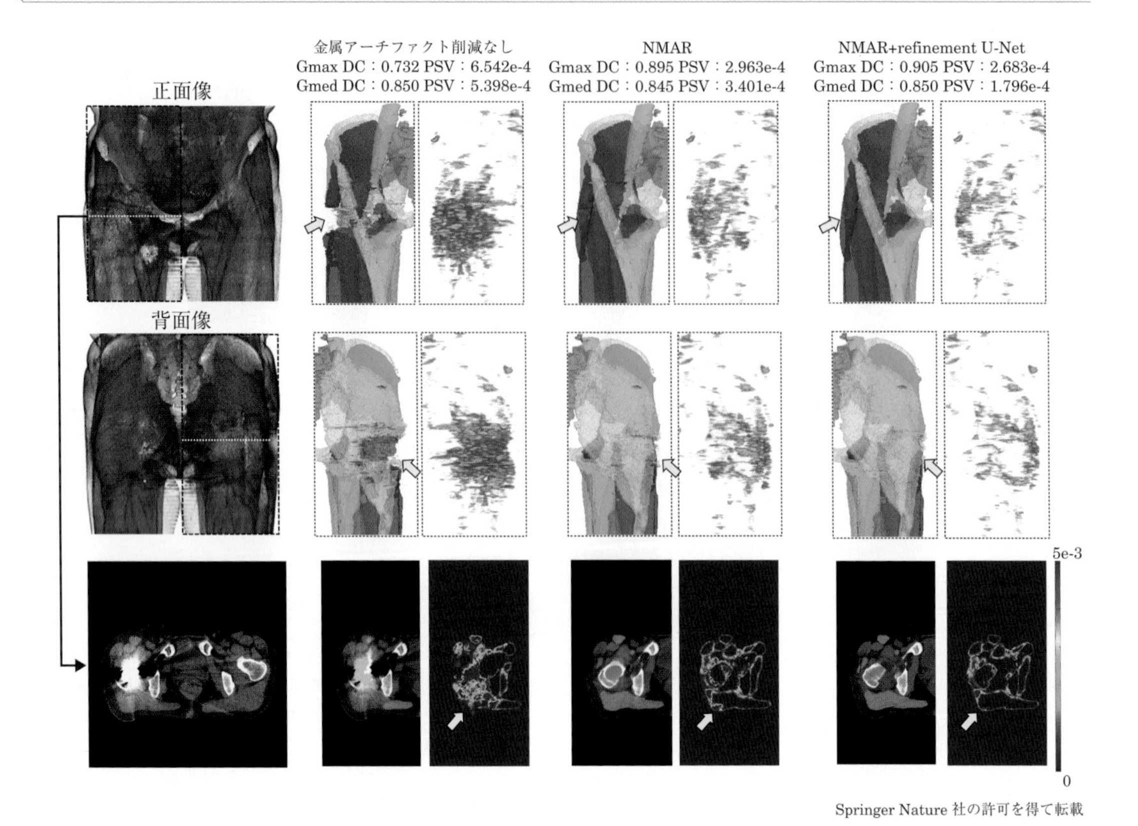

図 21.5　CT 画像における金属アーチファクト除去[16)]

上段と中段：正面像，背面像の 3 次元可視化，下段：断層像．左から，入力原画像，各条件（アーチファクト削減なし，NMR，NMR＋深層学習）での筋肉セグメンテーション（左）と不確実性（右）．不確実性の 3 次元可視化では不確実な箇所が示されており，断層像では赤（青）になるほど高（低）い不確実性を表す．
図中の Gmax/Gmed は大殿筋 / 中殿筋，DC は Dice 値，PSV は不確実性の値を表す．

アーチファクト画像に対して NMAR 処理を施した画像を入力として，アーチファクトのない原画像を出力するように U-Net を学習させた．矢印の部分で，各段階でセグメンテーション精度が改善されている．参考文献 5 のセグメンテーション法では，認識結果の不確実性を出力するが，深層学習を組みわせたアーチファクト削減後に不確実性が減少（確信度が向上）している．これまで，アーチファクト削減効果を客観的に示す方法がなかったが，この不確実性出力は一つの方法として興味深い．

最近では，NMAR を組み合わせることなく，対応関係のない金属アーチファクトあり／なしの画像集合を学習データとして CycleGAN を用いた画像変換による方法[17)]が提案されており，今後が期待される．

Chapter 22 医用画像とRadiomics

事例編

内山 良一

Radiomicsとは，病変の大きさ，形状，濃度などの病変の『表現型』と『遺伝型』の関係を調べる研究である．ポストゲノム研究の進展によって，さまざまな疾患と遺伝子の関係が明らかになり，病変の遺伝型に応じた治療法が開発されつつある．しかし，病変の遺伝子情報を分析するためには，生検を行って細胞を取得しなければならず患者の負担が大きい．もし，画像から病変の遺伝的性質が推定できれば，非侵襲な画像検査で代用できる．ここでは，ディープラーニングを用いて，①画像からがんの遺伝子変異を推定する事例，②患者の生存期間を推定する事例，③術前化学放射線療法が奏効する患者を予測する事例について述べる．①がんの遺伝的性質を反映した分子標的薬の選択，②悪性度が高く早期治療が必要な患者の選択，③至適治療法の提案に役立つことが期待できる．

22.1 Radiomicsとは

22.1.1 ゲノム解析技術の進歩

ヒトのゲノムの全塩基配列（AGCTの並び）を解読するプロジェクトであるヒトゲノム計画は，1990年に始まり2003年に終了した．現在は，ヒトゲノム計画で明らかになった塩基配列（DNA）にコードされているさまざまな情報を解析するポストゲノム研究が進められている．ポストゲノム時代に入り，従来型の数千倍以上の効率で塩基配列を決定することができる次世代シークエンサー（NGS）が開発された．NGSの登場はゲノム研究に質的な転換をもたらしただけでなく，遺伝子解析のコストも急激に低下した．ヒトゲノム計画では約12年の歳月と4,000億円が費やされたゲノムの解読が，2013年には2日で10万円程度になった．よって，遺伝子検査が日常の臨床現場で利用される日も近いと予想される．

22.1.2 Radiomicsとは何か

DNAは自己複製することで遺伝子情報を伝える．DNA上の塩基配列は，RNAポリメラーゼによって転写され，タンパク質合成（翻訳）を指令する（**図22.1**）．病変は，この過程で遺伝子情報が正しく伝わらなかった結果として表れる．画像診断学は，最終的にできた病変の形（表現型）を分類・整理する学問であるから，『表現型』と『遺伝型』の関係性が明らかになれば，従来の診断法や治療法に新しい変化をもたらす可能性が高い．

1個体の遺伝子の総体をゲノム（genome），たんぱく質をプロテオーム（proteome）とそれぞれよぶ．これらは，語尾にオーム（-ome）という言葉が付いてい

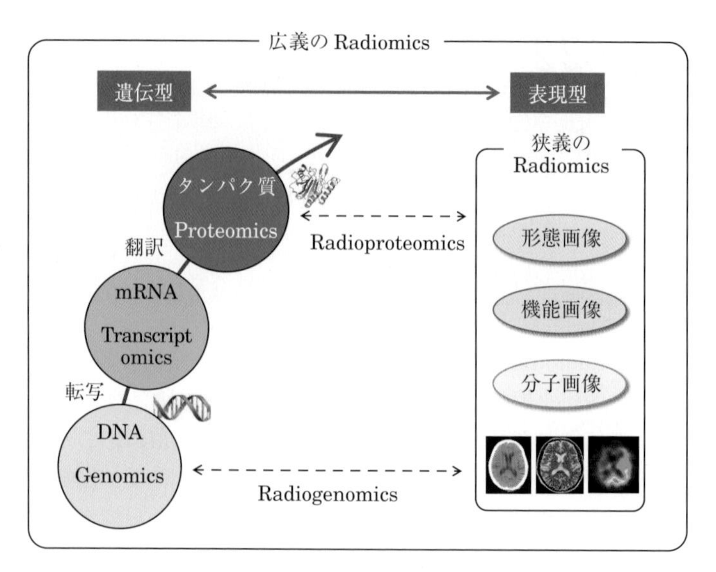

図 22.1　狭義の Radiomics と広義の Radiomics

る．そして，これらの生体成分の網羅的な解析を語尾にオミクス（-omics）という言葉を付けて，Genomics，Proteomics とそれぞれよぶ（図 22.1）．よって，Radiomics とは，医用画像を網羅的に解析する技術を意味する．Radiomics では，大きさ，形状，濃度，テクスチャ，多重解像分解などに関する数百次元の高次元画像特徴量が用いられる．これは，DNA における遺伝子は約 2 万 5 千個存在するといわれているから，病変の表現型と遺伝型の関係を分析するためには，なるべく多くの画像特徴量を計測して比較する必要があるというのが理由である [1]．

22.1.3　Radiogenomics＝広義の Radiomics

Radiomics 研究の進展で明らかになったことは，テクスチャが細胞の活動性の評価に有用であり，がんの遺伝的性質の推定にも利用できることである．しかし，テクスチャなどは，古くからよく知られた画像特徴量であるため，Radiomics は古い技術を新しい言葉で置き換えたものに過ぎない（狭義の Radiomics）との解釈もできよう．この場合には Radiomics とは単に高次元画像特徴量のことを表す．しかしながら，図 22.1 に示すように，Radiomics の概念は，病変の『表現型』と『遺伝型』の関係性を明らかにすること（広義の Radiomics）であるから，従来技術とは意味合いが異なることに注意が必要である．特に，画像と遺伝子の関係を分析する研究を Radiogenomics とよび，画像とタンパク質の関係を分析する研究を Radioproteomics とよんでいる．したがって，高次元画像特徴量（狭義の Radiomics）を用いたがんの遺伝子変異の推定といった研究は，広義の Radiomics 研究として捉えることもできるし，Radiogenomics 研究として表現することも可能である．

22.2 ディープラーニングを用いた Radiomics 研究

22.2.1 がんの遺伝子変異を推定する事例

ポストゲノム研究の進展によって，「がん」と「遺伝子」の関係が明らかになりつつある．例えば，原発性脳腫瘍の 1 つである神経膠腫（グリオーマ）では，低悪性度グリオーマから悪性度が最も高いグリオブラストーマに進展する過程において，IDH1 遺伝子変異が最初に起こることが明らかになった．そのため，IDH1 遺伝子変異の有無を知ることは，低悪性度グリオーマの治療方針の決定に極めて重要である．しかし，脳腫瘍の遺伝子変異の情報を分析するためには，手術をしてがん細胞を取得しなければならず患者の負担が大きい．そこで，非侵襲な画像検査から脳腫瘍の遺伝子変異を推定する研究が行われている[2)]．この研究では，CNN を採用している．CNN は 6 層の畳み込み層と最終段に全結合層を配置している．脳腫瘍患者の MR 画像を CNN に入力し，腫瘍領域を正しくセグメンテーションするように CNN の学習が行われている（**図 22.2**(a)）．CNN の前段ではフィルタリングによる画像特徴量の計測が行われ，後段では分類が行われているから，学習済の CNN の畳み込み層の最終段を取り出せば，CNN による画像特徴量を抽出することができる．この CNN による画像特徴量と従来の腫瘍の大きさ，形状，濃度，テクスチャなどに関する Radiomics 特徴量を比較するために，これらの画像特徴量をそれぞれ入力としたサポートベクタマシン（SVM）を用いて IDH1 遺伝子変異の有無の鑑別実験が行われている（図 22.2(b)）．実験の結果，Radiomics 特徴量を用いた場合には ROC 曲線以下の面積 AUC が 0.857 であり，CNN による画像特徴量を用いた場合には 0.920 であった．したがって，CNN の学習によって獲得した画像特徴量は，従来法よりも優れた画像特徴量であることが示唆された．

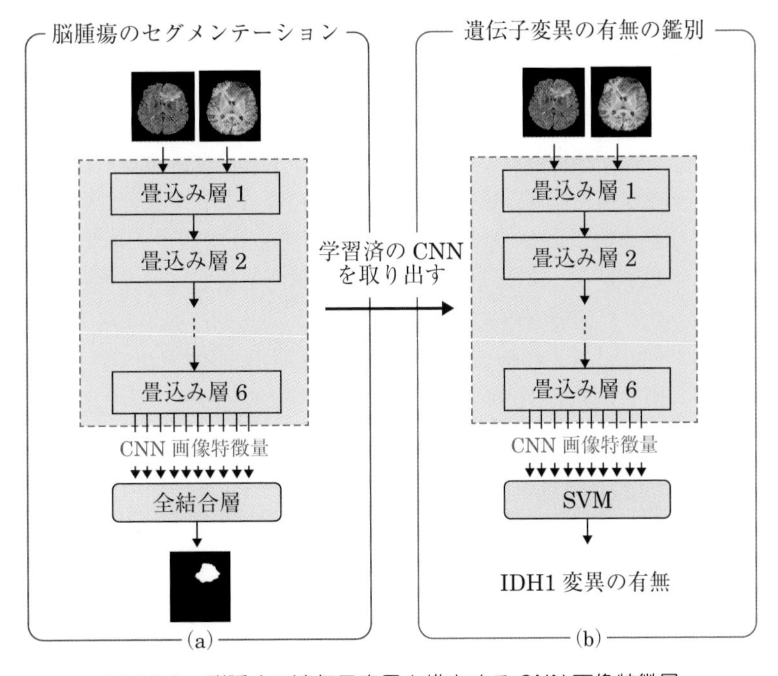

図 22.2　脳腫瘍の遺伝子変異を推定する CNN 画像特徴量

22.2.2 患者の生存期間を推定する事例

ディープラーニングを脳腫瘍患者の予後予測に応用する研究も行われている．グリオブラストーマは医療技術が進歩した現在においても，生存期間の中央値は15か月間と極めて予後が不良である．大学病院や中規模病院では，数か月先まで手術予約で埋まっているのが通常である．そのため，画像から脳腫瘍患者の予後が予測できれば，悪性度が高く早急に手術をしなければならない患者の選択に役立つ．そこで，脳MR画像を入力としたCNN画像特徴量とコックス回帰モデル（横軸に時間，縦軸に生存確率を出力するモデル）によって脳腫瘍患者の生存時間を推定する研究が行われている[3]．この研究では，5つの畳み込み層と3つの全結合層からなるCNNを採用している．まず，ILSVRC-2012データセットを用いて学習を行い，その重みを初期値として用いる転移学習を行っている．つぎに，腫瘍が最大径となるスライス画像を入力とし，腫瘍領域を正しくセグメンテーションするように学習を進める．最後に，学習済の第6層と第7層の全結合層からCNN画像特徴量を抽出する．この操作で抽出されたCNN画像特徴量は数が多いため，患者の生存時間を出力とするLasso（次元を縮小する手法の一つ）によってCNN画像特徴量の選択を行う．この操作によって生存時間と関係するCNN画像特徴量が選択される．最終的に選択された6つのCNN画像特徴量を用いて患者の生存関数（横軸が時間，縦軸が生存確率）を求めて評価を行ったところ，患者群を高リスク患者（時間の経過とともに生存確率が急激に下がる）と低リスク患者（時間が経過しても生存確率がそれほど下がらない）に分割できることが示された．したがって，学習によって獲得したCNN画像特徴量は，患者の予後を予測する情報を含んでいることが示唆された．

22.2.3 術前化学放射線療法が奏効する患者を予測する事例

進行直腸がんは，大腸がんの中でも予後が悪く，術後の再発率も高い．肛門に近い直腸がんを取り除く手術では，人工肛門となることがしばしばある．そのため，術前に放射線療法と化学療法を行って，がんの広がりを小さくしてから手術を行う治療が採用されている．がんの広がりを小さくすることで，肛門を保存できる可能性が高くなり，術後の再発率も低くなることが報告されている．この術前化学放射線療法によって，腫瘍が完全に消失した状態が4週間以上持続する完全奏効する患者が存在する．このような患者群を治療前に予測できれば至適治療法の提案に繋がる．完全奏効する患者を予測するために，畳み込み層を伴わず深層にしたDeep Neural Network（DNN）を用いる方法が検討されている[4]．この研究では，治療計画CT画像の腫瘍領域から大きさ，形状，濃度，テクスチャなどに関するRadiomics特徴量を計測したのち，統計学的検定を用いて完全奏効の患者の区別に有用な28個の特徴量が選択されている．腫瘍の進展度に関するTステージの情報と28個のRadiomics特徴量を入力としたDNNによって患者群を区別した実験の結果，DNNを用いれば80％の精度で完全奏効する患者を選択できることが示された．これは，原発腫瘍の進展度（tumor），リンパ節転移の有無や程度（lymph node），遠隔転移の有無（metastasis）に基づいて腫瘍の進展度を分類するTNM分類に基づく線形回帰を用いた場合（69.5％）やDNNと同じ特徴量を入力としたサポートベクタマシンを用いた場合（71.6%）よりも優れた値であったことが報告されている．

22.3　Radiomics 研究と CAD 研究

ディープラーニングを Radiomics に応用する研究は，まだそれほど多くは行われていない．その理由の 1 つは，症例をがんの遺伝子タイプで分けると症例数が極端に少なくなることが挙げられる．ディープラーニングでは学習に多くの画像データが必要であるため，その課題の解決が必要である．Radiomics 研究と似た研究に CAD 研究がある．**図 22.3** に，Radiomics 研究と CAD 研究の違いを示す．医療は，病変の存在診断，鑑別診断，治療の順番で行われる．CAD 研究では，画像から病変を検出する技術や良悪性を鑑別する技術が開発されてきた．よって，医療の前半を支援する AI と分類・整理できる．一方，Radiomics 研究は，病変の表現型と遺伝型の関係性を調べる研究であるため，病変が発見された後の医療のプロセスを支援するものであり，医療の後半を支援する AI と表現できる．ここで注目すべきは，Radiomics 研究の応用範囲は CAD 研究と同様に広い点である．Radiomics 研究では，画像から，がんの遺伝的性質を推定するサブタイプ分類，再発や転移の予測，生存時間の推定や，その結果に基づいて至適治療法を提案する技術などが開発されている[5]．ディープラーニングは，CAD 研究と同じように Radiomics 研究に対しても適用可能であるため，今後，大きな発展が期待できる．

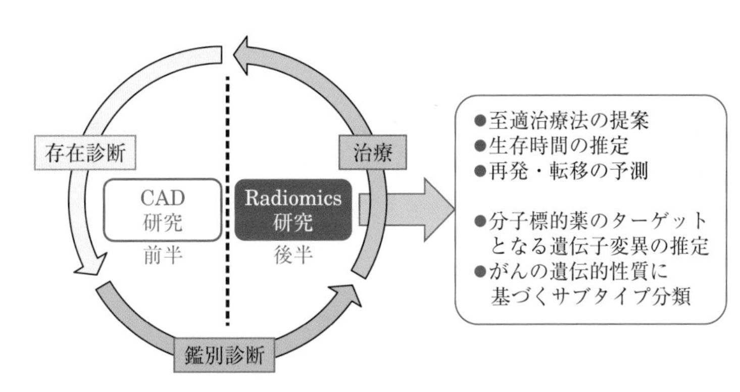

図 22.3　Radiomics 研究と CAD 研究の違い

Chapter 23
CT 画像再構成への応用

事例編

工藤 博幸
森　 和希
鈴木 朋浩

近年，深層学習を CT や PET/SPECT の画像再構成に応用して，雑音が多い投影データや一部が欠損した不完全投影データから高画質の画像生成を行う手法が研究され，商用の CT 装置においても実用化が始まっている．CT 画像再構成への深層学習の応用を先駆的に行った研究は 2016 年頃に発表された参考文献 1, 2 であるが，その後，急速に研究が進み，低線量 CT やスパースビュー CT に最も有効とされていた圧縮センシング（CS：Compressed Sensing）を超える爆発的な大ヒットとなりつつある．本章では，深層学習を適用する雛形の CT 画像再構成問題として，少数方向の投影データのみを測定して画像生成を行うスパースビュー CT，X 線管の電流を落として低線量で測定した投影データから画像生成を行う低線量 CT を取りあげ，深層学習を用いた CT 画像再構成の原理と最近の研究の方向性などを説明する．

23.1　深層学習を用いたスパースビュー CT・低線量 CT の画像再構成

図 23.1 に，深層学習を用いてスパースビュー CT や低線量 CT の画像再構成を行う最も標準的な手法を，模式的に示す．まず，スパースや低線量で測定した投影データ $\mathbf{p}$ に対して通常のフィルタ補正逆投影（FBP：Filtered Backprojection）法で画像再構成を行い，雑音やアーチファクトがあばれた劣化画像 $\mathbf{y}$ を生成する[1]．次に，

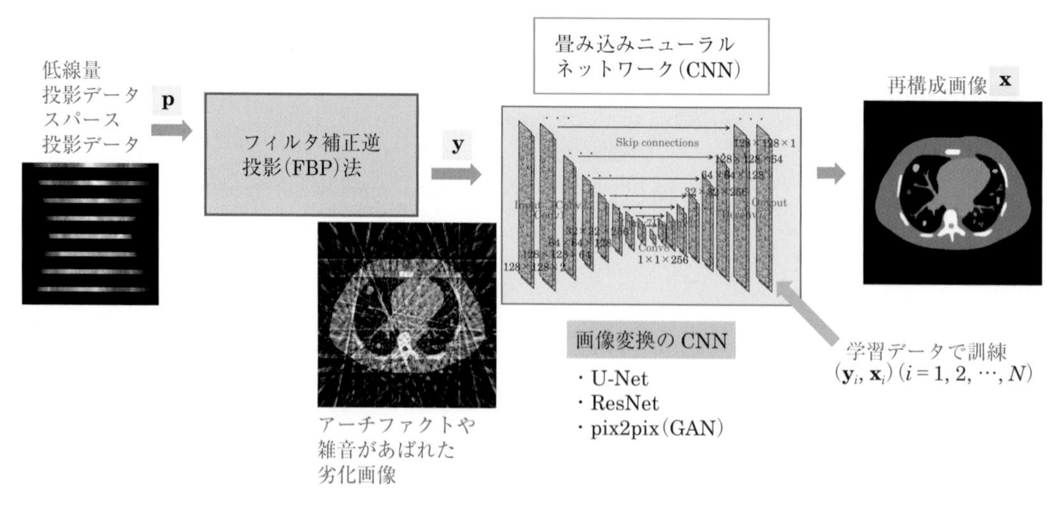

図 23.1　深層学習を用いた CT 画像再構成法の原理を示す概念図

[1] 太字の変数は信号の値やパラメータの値を一列に並べたベクトルを表す．

劣化画像 $\mathbf{y}$ を，画像変換を行う畳み込みニューラルネットワーク（CNN：Convolutional Neural Network）に入力して画質を改善した再構成画像 $\mathbf{x}$ を求める．すなわち，CNN を雑音やアーチファクトを取り除くポストフィルタとして使用する．CNN の構造としては，U-Net, ResNet, GAN に属する pix2pix などがよく用いられる．CNN の学習は以下のように行われる．まず，劣化画像 $\mathbf{y}$ と正解画像 $\mathbf{x}$ の多数のペアからなる学習データ $(\mathbf{y}_i, \mathbf{x}_i)(i=1, 2, \cdots, N)$ を準備する．実際には，同じ被験者を良条件と悪条件で撮影した画像のペアは存在しないため，良条件で撮影した画像 $\mathbf{x}_i(i=1, 2,\cdots, N)$ を準備して対応する劣化画像 $\mathbf{y}_i(i=1, 2, \cdots, N)$ は投影データを測定して FBP 法で画像再構成を行うイメージング過程を計算でシミュレーションして合成する方法が，ほとんどの研究で用いられている．そして，学習は次式の平均二乗誤差（L2 ノルム誤差）を損失関数として最小化することで，最適な画質改善を行う CNN のパラメータ（重み $\mathbf{w}$ とバイアス $\mathbf{b}$）を求める[2]．

$$MSE(\mathbf{w}, \mathbf{b})=\frac{1}{N}\sum_{i=1}^{N}\left\|\mathbf{x}_i-CNN(\mathbf{w}, \mathbf{b})\mathbf{y}_i\right\|^2\left(=\frac{1}{N}\sum_{i=1}^{N}\left\|\mathbf{x}_i-f_{(\mathbf{w}, \mathbf{b})}(\mathbf{y}_i)\right\|^2\right) \tag{23.1}$$

ただし，$f_{(\mathbf{w}, \mathbf{b})}$（●）はパラメータ $(\mathbf{w}, \mathbf{b})$ の CNN の入出力関係を表す関数である．

深層学習の圧倒的な優位性として，FBP 法で再構成した画像を CNN に一回入力するのみで再構成画像が得られ，反復計算を必要とする統計的画像再構成法や CS と比較して計算時間がはるかに短い点が挙げられる．2000 年代以降の CT の画像再構成法は，低線量 CT で実用されている統計的画像再構成法，スパースビュー CT で実用されている CS など逐次近似法にシフトしたが，深層学習はこれを元々の解析的画像再構成法＋ポストフィルタの枠組みに戻すポテンシャルを有する．

23.2　実験例

図 23.2 に上述の手法をスパースビュー CT と低線量 CT に適用した実験例を示す．実験では，腹部 CT 撮影の門脈相の画像のデータセットを用いている．学習データは被験者 58 人の 3D 画像から肝臓が大きく写るスライスを 5 枚ずつ抜き出した合計 290 枚の画像，評価に用いたテスト画像は被験者 16 人の 3D 画像から肝臓が大きく写るスライスを 5 枚ずつ抜き出した合計 80 枚の画像としている．CNN としては U-Net，学習アルゴリズムは勾配消失を避けるトリックであるバッチ正規化（batch normalization）を組み込んだ Adam を用いた．図 23.2 の上段がスパースビュー CT（64 方向投影データ）の再構成画像，下段が低線量 CT（線源からの放射光子数 50,000/bin）の再構成画像である．比較のため，スパースビュー CT のアーチファクトや低線量 CT の雑音を除去するポストフィルタとして有効なノンローカルミーンス（NLM：Nonlocal Means）フィルタで画質改善を行った画像も示す．スパースビュー CT と低線量 CT の両者で，U-Net の方が NLM フィルタよりはるかにうまく画質改善ができている．

さらに，現時点でスパースビュー CT の最も有効な画像再構成は CS に属するトータルバリエーション（TV：Total Variation）であるが，**図 23.3** に 64 方向投影デー

[2] 学習の損失関数としては，L1 ノルム誤差や相互エントロピーもよく用いられる．

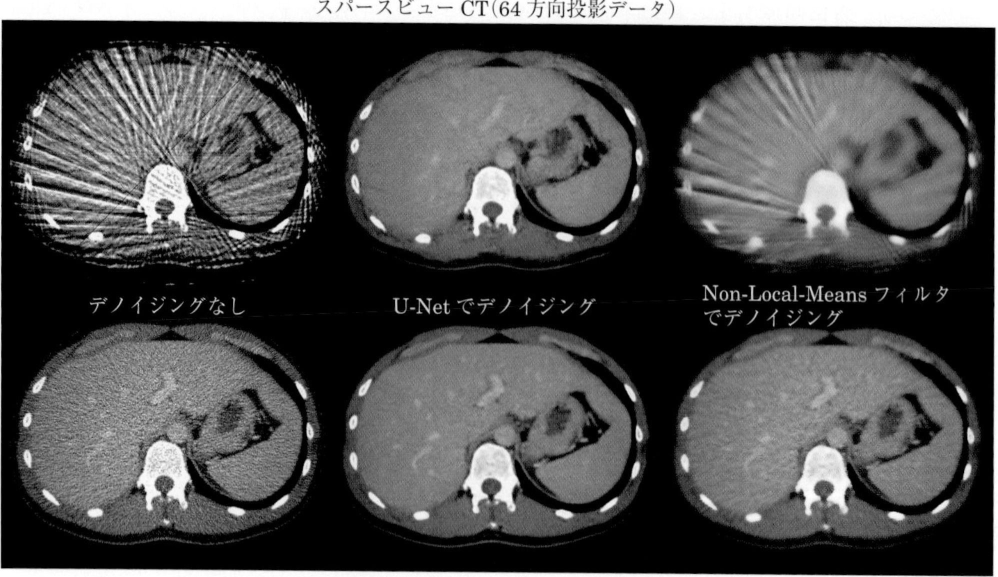

図 23.2　スパースビュー CT（64 方向投影データ）と低線量 CT（放射光子数 50,000/bin）における再構成画像の例

濃度表示範囲［-100HU，280HU］

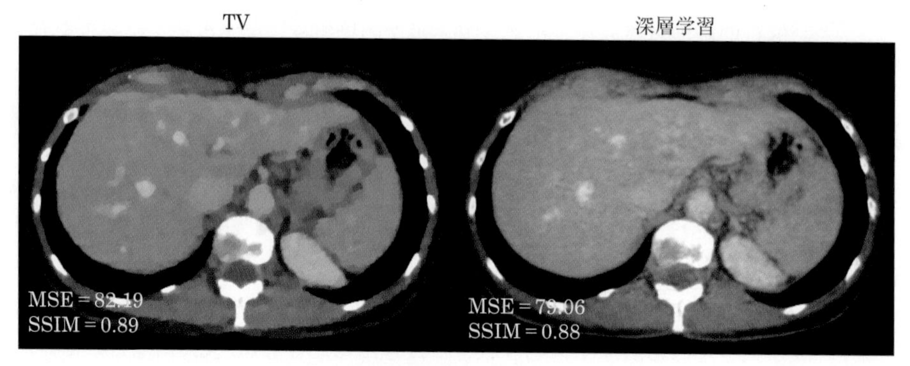

図 23.3　スパースビュー CT（64 方向投影データ）における深層学習とトータルバリエーション（TV）の再構成画像の比較

濃度表示範囲［-100HU，280HU］，画像評価指標として MSE と SSIM の値を記載

タのスパースビュー CT における深層学習と TV の再構成画像を比較した結果を示す．両手法で画像の劣化の仕方が大きく異なる様子が見てとれる．深層学習では，学習データに含まれない構造物や個人差が大きく学習データから学びにくい構造物（特に血管などの低コントラスト構造物）が消失する形で画質劣化が発生する．一方，TV では構造物の消失は比較的起こりにくい反面，画像を階段状の関数で近似することが原因で階段状アーチファクトや滑らかな濃度変化の消失が発生する．各々の手法の原理から予想される理論通りの画質劣化になっている．

23.3 最近の研究の方向性

上述の基本となる手法の画質性能や使い勝手を改善するために，最近どのような研究が行われているかいくつか代表的な方向性を紹介する．まず，通常のCNNは画像を画像に変換する処理にしか有効でなくFBP法のような画像再構成法と組み合わせ画像に変換してからCNNに入力する必要があるが，CNNの構造を投影データ（サイノグラム）から再構成画像を直接求められ形に変更してワンステップで画像再構成を行うAUTOMAPとよばれる手法が注目されている[3]．次に，CNNをポストフィルタとして利用するのではなく，統計的画像再構成法やCSにおける正則化項に埋め込むハイブリッド逐次近似－深層学習型の手法が多く研究されている[4][5]．他には，cycleGANを用いてペアリングされていない学習データしか利用できない環境でも適用可能な手法[6]，CNNの構造や損失関数を改良したり，層の数を増やして性能改善を行う研究[7]，学習に用いるデータのオーギュメンテーション（水増し）の手法を工夫して性能改善を行う研究，腹部CTに代表される多時相撮影に拡張する研究[8]，などが存在する．応用面では，スパースビューCTや低線量CT以外で画質劣化が発生する事例，例えばメタルアーチファクト除去やインテリアCTの画像再構成に応用する研究が精力的に行われている[9]．

最後に，PETやSPECTなどの核医学診断装置においても，統計雑音・体内のγ線吸収・散乱線・コリメータ開口特性に起因するぼけ（部分容積効果）などの画質劣化要因が存在し，これらの影響を深層学習を用いて画像再構成の過程で補正する研究が増えている．

23.4 批判と期待

画像再構成法を構築する三要素は，①画像と投影データを関係づける計測モデル・②画像の統計的性質を表す画像モデル・③雑音の統計的性質を表す雑音モデル，である．しかし，CTの画像再構成は三要素がほぼ明確にわかる既存手法でもうまく解ける問題なのである．このタイプの問題に深層学習を形式的に適用してどの程度の長所が見込まれるだろうか．本当に機械学習や深層学習が威力を発揮する場面は，計測モデルも物理現象が複雑で未知，画像モデルも未知，雑音モデルも未知，すなわち学習データを収集してそこから推定するしか方法がないタイプのイメージング問題である．以上は筆者の持論に過ぎないが，上述のような既存手法で解ける見込みがないイメージング問題への挑戦が今後出てくることを期待する．

Chapter 24 MRI 再構成への応用

事例編

伊藤 聡志

24.1 圧縮センシングと深層学習再構成

深層学習はその性能向上とともにいち早く医用画像処理に応用され，病変検出，雑音除去，X 線 CT と MRI の間の画像種変換など多くの分野で目覚ましい成果を上げている．近年，MRI の画像再構成問題に深層学習が応用されるようになり，大きな注目を集めている．これは，従来までの逐次的な反復的再構成に比べて再構成像の品質と再構成時間の点で大きな優位性があるためである．MRI を主テーマとする国際会議で最も権威があり大会規模も大きい国際磁気共鳴医学会の年次大会（ISMRM annual meetings）において，深層学習の発表件数が年々増え，また，深層学習再構成をテーマとしたセッションが設置されるようになった．Convolutional Neural Network（CNN）をキーワードとする発表件数は，2016 年に 7 件だったものが，2017 年に 54 件，2018 年に 198 件，そして，2019 年には 418 件にまで増えている．このようなブームの背景には，少数の観測信号から画像を再構成する圧縮センシング（CS）が MRI の新たな撮像時間短縮法として注目を集めていることがある．圧縮センシングの再構成に CNN を利用する利点と課題は以下にまとめられる．

《利点》

・反復的再構成法よりも高画質再生が期待できる．
・反復的再構成法で使用するパラメータやスパース化関数の選択が不要になる．
（ADMM-Net のようにスパース化関数の初期値を与える方法もある）
・信号の間引きに対して頑健な再構成が可能である．
・再構成時間が極めて短い．

《課題》

・学習には多くのデータベースと時間を必要とする．
・信号収集パターンがデータセットと学習時とで異なると，画質が低下する場合がある．
・発展途上の方法であるため確立された方法はない．

CS の再構成処理は，これまで反復再構成が用いられ，一般に多くの計算コストを必要とする．さらに再構成に際してはスパース化関数や再構成パラメータの設定など多くの選択に迫られる煩雑さがあった．CS の再構成法に CNN を使用すると，それまでの多くの課題を解決することができる．

再構成法を大別すると，信号の未収集点にゼロデータを充填して再構成された像（ゼロフィル再構成像）と目標画像との対応関係を学習させる image domain learning（**図 24.1**(a)），間引きされた MR 信号空間（k 空間とよばれる）と目標画像との変換関係を学習させる transform learning（図 24.1(b)），および間引き信号と間引きなし信号との間の関係を学習し，逆フーリエ変換により再構成像を得る k-space learning（図 24.1(c)）などがあり，さらに，それらを複合する方法もある．ここでは，image domain learning と transform learning について紹介する．

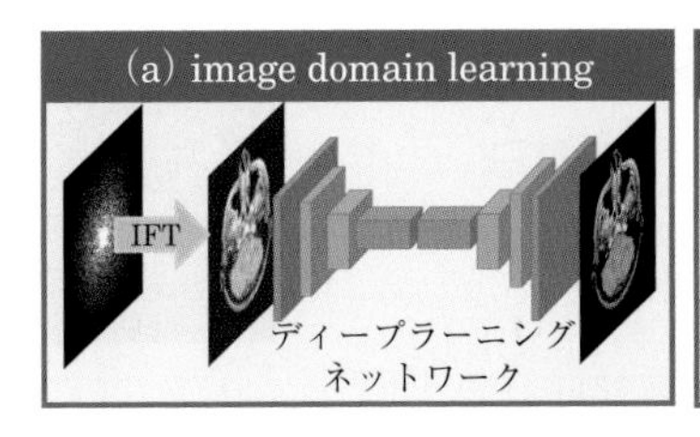

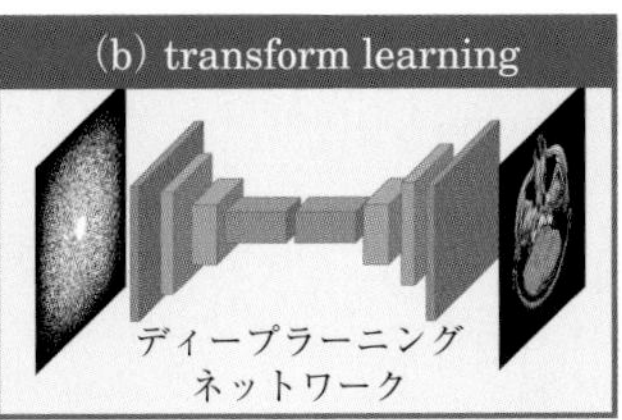

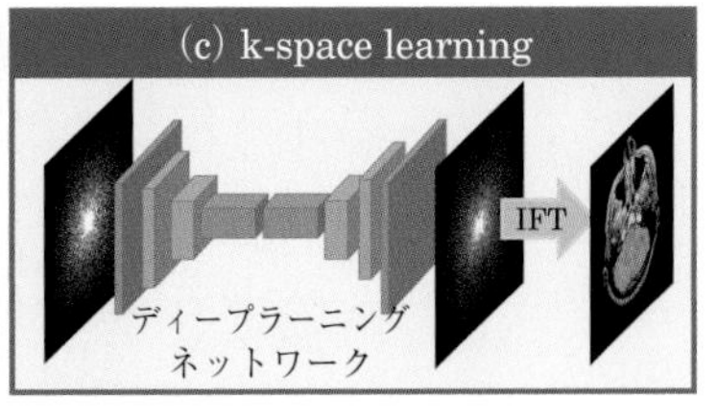

図 24.1　深層学習を利用した圧縮センシング再構成法の分類

24.2 Image domain learning

画像空間における偽像の現れ方を学習する方法である．MR 画像の再構成問題に深層学習を応用した最初の研究は image domain learning であり，Kwon らはパラレルイメージングの再構成に利用した[1]．CS においても最初に深層学習が利用されたのは image domain learning であり[2]，多くの研究報告がある．信号の未収集点にゼロデータを補填して逆フーリエ変換再構成を行うと，再構成像 x_z には，信号収集をスキップしたことにより偽像 v が真の像 x に重畳し，$x_z=x+v$ となる．CNN はこの偽像 v の現れ方 $R(x_z)\approx v$ を学習する．未知のゼロフィル再構成像の入力に対し，$x'=x_z-R(x_z)$ を計算して偽像を除去する[3~5]．

図 24.2 は，スケール変換を行わないネットワーク例であり．**図 24.3** は筆者らの計算結果である．畳み込み層（Conv）とバッチ正則化（BN），ReLU からなる 17 層の CNN を使用して学習を行った．学習に要する時間は，GPU に NVIDIA GeForce GTX 1080 Ti を使用し，2,000 枚の画像の学習に 8 時間を要した．一方，再構成だけに要する時間は 0.02 秒であり，極めて短時間に行うことができた．

CS では，信号間引きによる偽像をランダム雑音状に拡散させるために MR 信号は収集点をランダムに選ぶ間引きを行うことが一般的である．2 次元撮像では，信号収集が低速な方向（図 24.3(a)の横方向）のみランダム間引きが行われている．しかしながら，image domain learning を利用する再構成では，規則的な信号間引きを行う場合でも画像再構成が可能である[6)7)]．この場合は偽像の強度は大きくなるが，画像の“ぼけ”が小さくなり，信号収集率が低い場合はランダム間引きに比べて鮮鋭な画像が得られる利点がある[7]．この点において深層学習再構成は，単に反復再構成を置き換え高速化しただけの方法ではなく，性能的にも異なる再構成法と考えることができる．

敵対的生成ネットワーク（Generative Adversarial Networks：GAN）[8] を使用した画像再構成も行われている．Yang らは，conditional GAN を基本とし，image

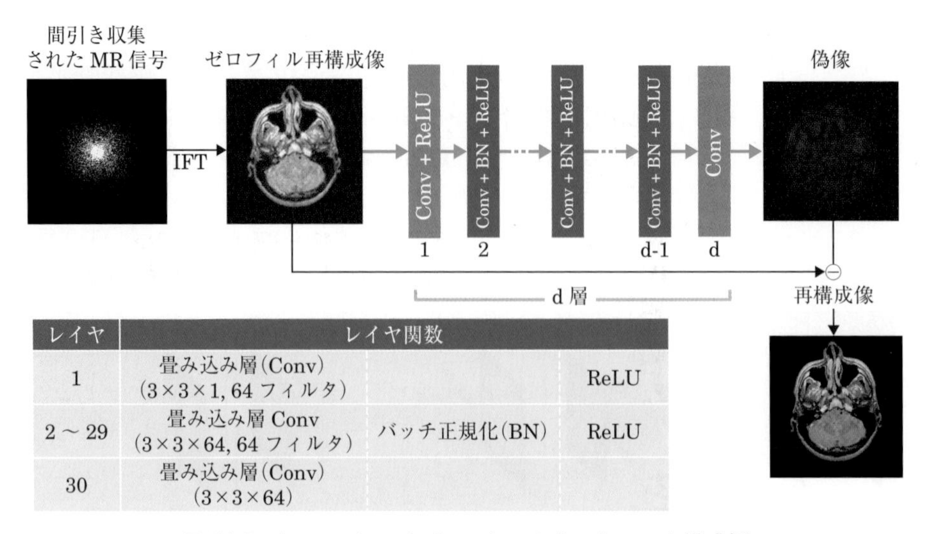

レイヤ	レイヤ関数		
1	畳み込み層(Conv) (3×3×1, 64 フィルタ)		ReLU
2 ~ 29	畳み込み層 Conv (3×3×64, 64 フィルタ)	バッチ正規化(BN)	ReLU
30	畳み込み層(Conv) (3×3×64)		

図 24.2 Image domain learning のネットワーク構成例

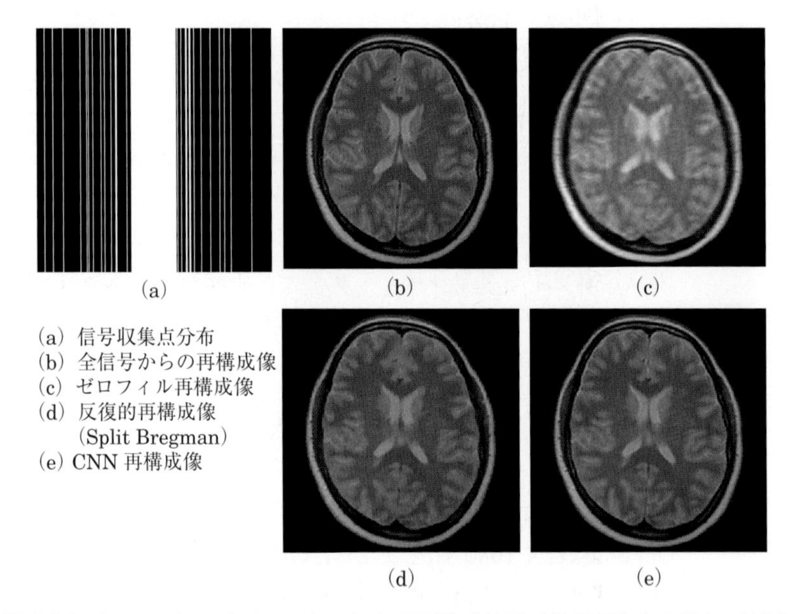

図 24.3 Image domain learning による再構成結果（信号収集率 30%の場合）

domain learning で画像を生成し，それを識別器で真贋判定するネットワークを構成している[9]．**図 24.4** の GAN を使用し再構成した結果を**図 24.5** に示す．(b) と (c) を比較すると図 24.2 の方法に比べてコントラストの弱い部分の表現性能が優れる GAN 本来の特徴が再構成像に現れている．image domain learning の特徴として，多数のフィルタで画像特徴を抽出するので，反復的再構成の選択肢の一つであり，再構成像の画質を左右するスパース化関数を必ずしも必要としないという利点がある．

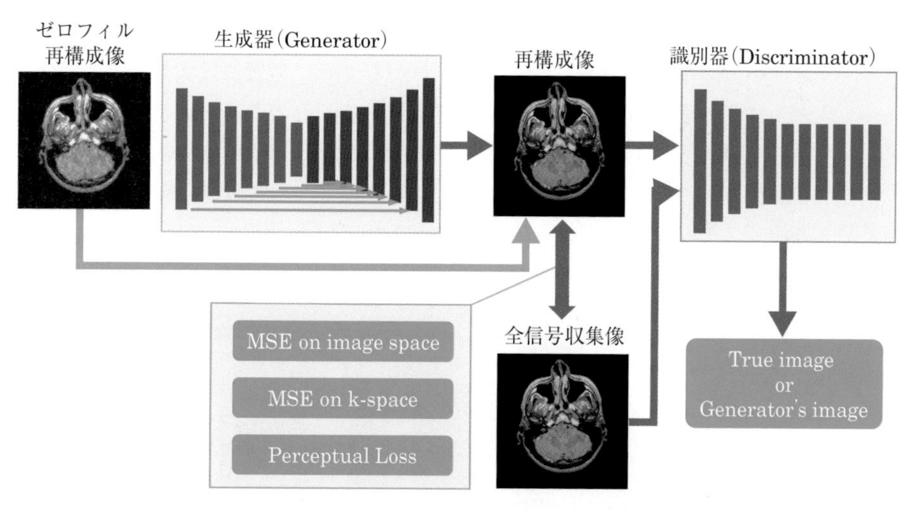

図 24.4　敵対的生成ネットワーク（GAN）を利用した MR 画像再構成

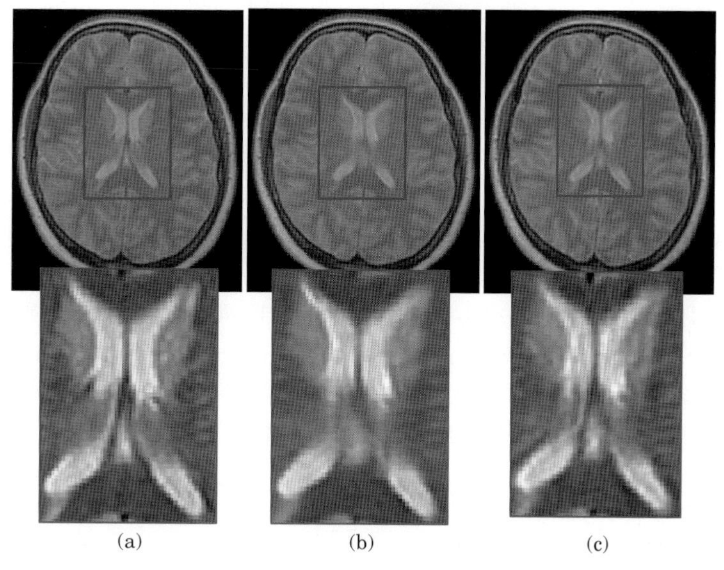

図 24.5　敵対的生成ネットワーク（GAN）を利用した MR 画像再構成例（信号収集率 30%の場合）
（a）全信号収集像，（b）図 24.2 の再構成法，（c）GAN

24.3 k-space learning

センサーである受信コイルで受信した信号と画像空間の再構成像を結びつける関数を CNN 自体が学習する方法である．transform learning の代表的な方法に Zhu らが提案する AUTOMAP がある[10]．AUTOMAP では，間引きされた信号を入力として全信号を収集した場合の再構成像を教師像として学習を行う．すなわち，CNN は一種のフーリエ変換関係を学習する．**図 24.6** は Zhu らの CNN である．フーリエ変換関係を学習する必要があるので，信号はパッチ化を行わず，画像と CNN 間は全結合層となっている．MRI の信号収集パターンには，直交座標系，ラジアル，スパイラルなどがあるが，学習次第でどのようなパターンにも対応できる．一方，全結合層があることからわかるように学習には大量のメモリと画像データ，多くの学習時間を必要とする課題がある．そのため，論文ではメモリ等の観点から128×128画素の再構成像に制限されていた[10]．ISMRM2019では，この問題を解決すべく，2次元フーリエ変換を1次元フーリエ変換の縦続接続に置き換える方法でメモリ消費を抑える方法が提案されている[11]．

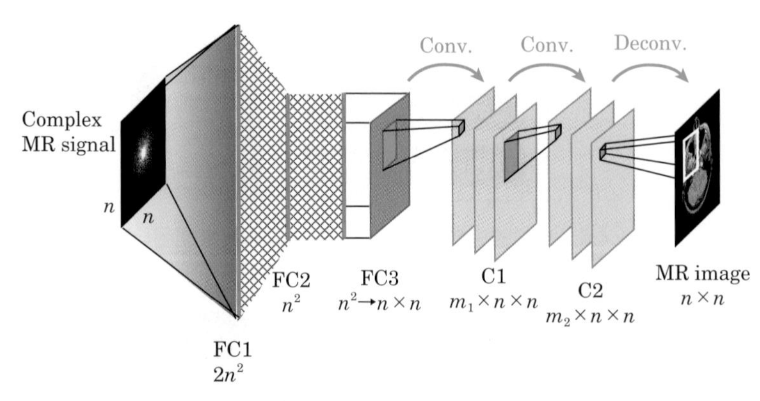

図 24.6 AUTOMAP のネットワーク

間引きされた MR 信号を再生像との関係（一種のフーリエ変換関係）を学習する

24.4 ADMM-Net

圧縮センシングのL1-L2ノルム最小化問題を解く方法に変数分割アルゴリズムの一方法である交互方向乗数法（Alternating Direction Method of Multipliers：ADMM）がある．このADMMの反復処理手順を手本として深層学習のネットワークで表現した方法がADMM-Net[12]である．信号空間と画像を結びつけるネットワークであるが，フーリエ変換やソフトしきい値処理に似た処理を繰り返し実行する点でフーリエ変換関係を学ぶAUTOMAPとは異なる．反復的再構成ではスパース化関数やハイパーパラメータ等は固定したものを使うことが一般的であるが，ADMM-Netでは各反復ステップに相当するステージにおいてスパース化関数の形状，再構成パラメータ，さらにはソフトしきい値処理を近似した関数まで各ステージ個々に学習，調整できる柔軟な構造となっている（**図 24.7**）．そのため，反復再構成に比べ高品質な再構成像が期待できる．スパース化関数は，初期値は離散コサイン変換を使用するが，学習により関数形状は変化する．**図 24.8** に筆者らの計算結果を示す．反復的再構成で19.9秒を要した再構成時間は，0.74秒に短縮化された．図24.8よりADMM-Netの再構成像は誤差が少なく，かつ鮮鋭であり，目標とする全信号収集像（a）に近い像が再生されている．課題として，学習に要する時間は，image domain learningに比べると長くなる傾向があり，25枚の画像の学習に42時間を要した．ADMM-Netを改良し，位相を含む複素画像に対応させたADMM-CSNet[13]や，アルゴリズム的にシンプルな反復的ソフトしきい値法をCNN化したISTA-Net[14]などが提案されている．

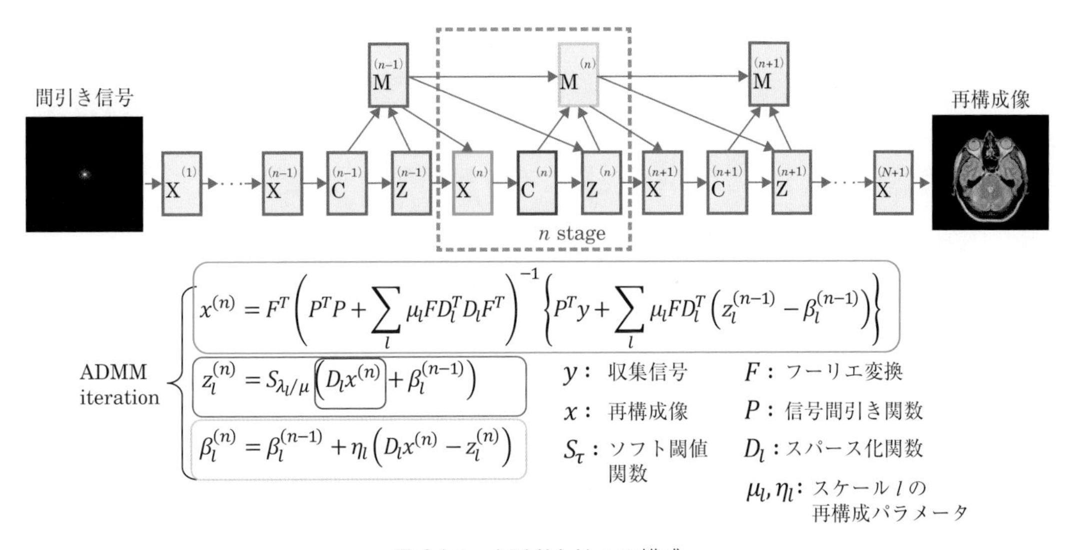

図 24.7 ADMM-Net の構成

反復的再構成式を下に示す．反復式のそれぞれの枠の色がネットワークの演算ブロックに相当する．

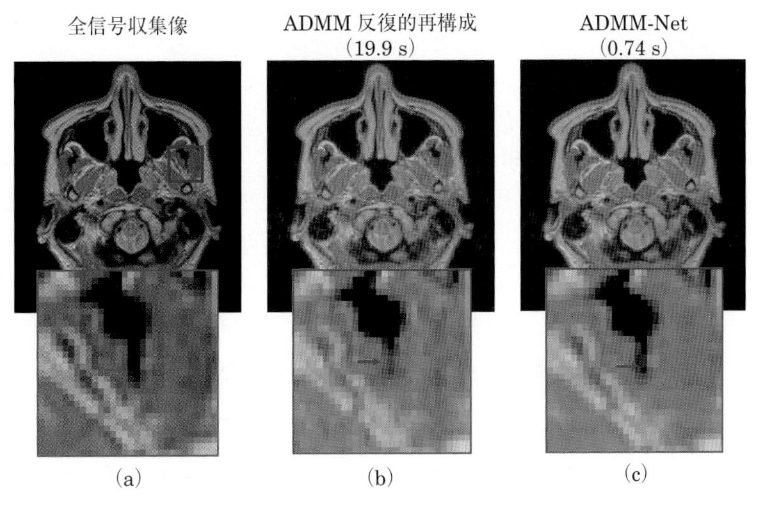

図 24.8 ADMM-Net による再構成結果

ADMM-Net による再構成像（c）は，反復的解法の再構成像（b）に比べて誤差が少なく，かつ鮮鋭な画像が得られている．

24.5 今後について

本章では，深層学習を利用した MR 画像の再構成法をいくつか紹介した．MRI 関係の学会では，標本化定理を満足しない少数の観測信号から画像を再構成する問題がトピックスのひとつになっている．これまでの反復的再構成では，MR 画像にスパース性などの仮定をおくことや，間引き収集された信号のみを利用して画像再構成を行うため情報量の損失によって画像細部の構造が失われる場合があった．深層学習を利用する再構成法では，情報量の損失を膨大な数の画像を学習したネットワークにより補完できるので，従来までの反復的再構成に比べて高品質画像の再生が期待できる．深層学習の利用により MRI の画像再構成分野に新たな展開がもたらされることが期待される．

Chapter 25 MR 画像処理への応用

事例編

玉田 大輝

MR 画像で行われる画像処理は多岐にわたる．病変の評価を目的としたセグメンテーションやレジストレーションといった解析は，代表的な画像処理である．また，MRI 装置上で行われる画像処理として，ノイズやアーチファクト除去，輝度補正等の高画質化処理を挙げることができる．これらの処理内容は，シーケンスや装置の仕様に依存しており，各ベンダーにおける「画質の個性」の要因の一つである．このように近年の撮像手法の多様化・複雑化を背景に，MRI では多くの画像処理が要求される．

深層学習（ディープラーニング，DL）は，MR 画像処理分野でも幅広く応用され始めている．そのほとんどは研究開発段階であるものの，一部は従来の画像処理手法を大幅に超える性能を示すことがわかっている．特に画像診断支援を含むセグメンテーションやノイズ除去手法は，さまざまなグループから提案されており，すでに製品として臨床現場に登場している．

本章においては，上記で挙げた種々の DL を応用した MR 画像処理に関する最新の情報を紹介する．また，MR 画像の高画質化処理について，実際の適用例とともに紹介する．

25.1　DL を用いた MR 画像解析・定量化

DL を用いた画像処理の中でも，病変の検出・予測・定量化やセグメンテーションといった MR 画像解析に応用する事例は，ここでは書ききれないほど数多く提案されている[1]．これらの手法は，主にコンピュータ支援診断（CAD）への活用が目的である．また，非常に多くのスタートアップ企業がその商用化に挑戦しており，いくつかは FDA 承認を得ている．ここではその中でも，特に応用例が多い病変検出・評価，およびセグメンテーションについての事例を紹介する．

25.1.1　病変の検出・評価

病変の検出のアルゴリズムは，画像の構造やコントラストから特徴量を抽出およびその解釈を行うことで実現する．従来は，フィルタリング等の何らかの特徴を抽出する処理を行った後に，決定木法やサポートベクタマシンといった機械学習手法を用いて，クラス分けまたは特徴量のスコアリングを行うような手法が採用されていた．DL が登場したことによって，これらの処理の一部を置き換えることが可能になった．ほとんどのネットワークでは，畳み込みニューラルネットワーク（CNN）にプーリング層を用いて次元を落とし，後半のレイヤーで全結合をする構造を持ったネットワークが採用されることが多い．ただし，この分野は非常に古くから研究開発が行われており，必ずしもすべてのケースでDLが有効であるわけではない．特に学習データが十分に手に入らないような場合においては，従来のモデルに基づいた手法が優秀な性能を発揮する．

非常に多くの用途で，腫瘍等の病変検出および評価が可能となっている[2]．例えば，頭部においては，脳腫瘍のグレーディング[3]やアルツハイマー病の予測[4]が提案されている．その他にも，乳がん[5]や前立腺がん[6]の検出など多くの手法が発表されている．現段階ではマンモグラフィなど他のモダリティに比べて製品開発の動きは活発ではないものの，今後の発展が期待される．

25.1.2 セグメンテーション

MR画像のセグメンテーションは，すでにDLが広く活用されている．ネットワークとしては，**図25.1**(a) のようなオートエンコーダ（自己符号化器，Auto Encoder）およびU-Netとよばれる CNN の一種またはこれらの派生型が用いられる場合が多い[7]．どちらのネットワークも広い受容野をもち画像全体の情報を用いるという点では共通している．単純なオートエンコーダではデータの次元を圧縮した後に元の次元に戻すことで，画像のもつ特徴を抽出する仕組みになっている．U-Netはオートエンコーダの一種であり，次元を圧縮する仕組みに加えて複数のスケールの情報を利用することで，空間的に細かい特徴も捉えることができる．

また，セグメンテーションに代表されるアプリケーションでは，すでにFDAの認可が下りた製品がいくつも登場している．シーメンスヘルスケアは頭部および前立腺のMR画像を対象としたセグメンテーションが実現しており，パーキンソン病の診断や前立腺がん生検の支援が主なターゲットとなっている[8]．その他にも，Arterys社は，DLを用いた心臓MRIのセグメンテーションを開発し，心機能の高精度定量化が実現している[9]．

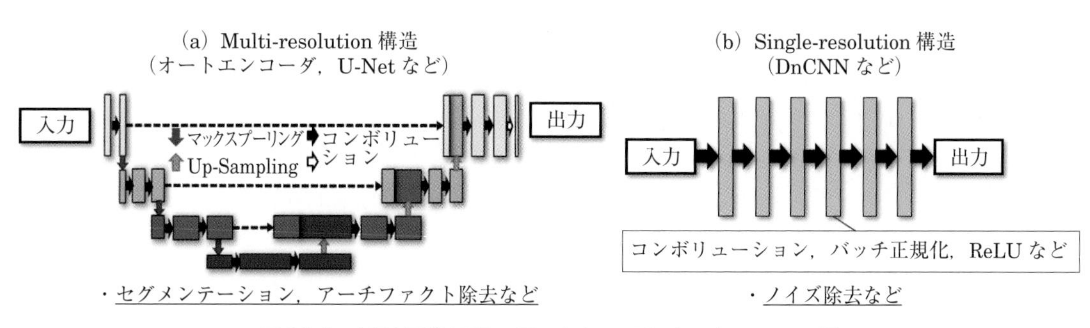

図 25.1 MRI 画像処理で用いられる DL ネットワークの例

(a) 画像全体の情報を使うようなネットワークは，セグメンテーションやアーチファクト除去で広く見られる．(b) 入力のスケールを変えない受容野が狭い CNN 構造は，ガウスノイズ除去や一部セグメンテーションに応用される．

25.2 MR 画像の高画質化

MR画像の高画質化処理は，診断に適した高画質なMR画像を得るために必要不可欠な要素であり，依然として多くの改良が提案されている．打ち切りアーチファクト除去を行う場合，ほとんどのケースで k-space 空間に窓関数を適用することで，画質の改善を行う．また，ノイズ除去に関しても高周波成分を除去するような仕組みが導入される場合がある．このような k-space 空間での画像処理は，計算コストが小さく比較的高い効果が期待できる一方で，取得したデータの一部を除去するような操作であるため，画像ボケが発生するというデメリットがある．ノイズ除去フィルタの一部では，画像空間上で処理が行われる．画像空間上での画像処理の種類は多種多様である．例えば，ノイズ除去性能と先鋭度を両立するエッジ保存フィルタリングは，代表的な画像空間の画像処理である．しかしながら，これらの手法は，往々にして計算コストが高いことが知られている．また，悪条件下のフィルタリングは，テキスチャの変化等予期せぬ画質劣化を引き起こす．このように，従来型の画像処理にはいくつかの問題点が存在する．

DL を用いた MR 画像の高画質化は，近年急速に注目を浴びている．DL の魅力として，従来手法に対する圧倒的な処理の速さを挙げることができる．また，処理結果に関しても，一部では従来手法を上回る性能を発揮している他，アーチファクト除去等のこれまでは実現困難であった複雑な処理も可能にしている．ここでは，ノイズおよびアーチファクト除去に関する研究紹介と実際に適用例を紹介する．

25.2.1 MR 画像のノイズ除去

DL は，さまざまなノイズ成分を除去する手法として極めて有望である[10) 11)]．多くのノイズ除去においては，図 25.1 (b) にあるような Single-resolution の CNN をベースとした手法が採用される．この理由として，MRI で見られるノイズの多くはインコヒーレントな成分であり，画像の局所的な情報からモデルを作成できるという前提がある．

DL を用いたノイズ除去の例として，拡散強調画像（DWI）の事例を紹介する．DWI では，拡散現象をエンコードする操作に由来した信号減衰が発生するため，SNR（Signal-to-Noise Ratio）が低下する傾向にある．そのため，通常の撮像方法よりも大きな信号積算回数が用いられることが多く，比較的長い撮像時間が要求される．ここでは Noise2Noise[12)] とよばれる手法と CNN を組み合わせることで，DWI のデノイズを除去している．

図 25.2 にネットワークと学習の概略を示す．ネットワークの構成は，Zhang らによって開発された DnCNN（Denoising Convolutional Neural Network，ノイズ除去畳み込みニューラルネットワーク）[13)] をベースとしたものを用いた．ネットワークの学習には，Noise2Noise を採用した[12)]．Noise2Noise は，同一の分布をもつノイズが含まれたペアの画像を大量に学習することで，取り得る期待値の平均を出力するようなネットワークを実現する．これはつまり，従来のノイズのあるデータとクリーンデータの対を用いた学習と等価である．ここでは，1NEX で撮像した DWI から作成したパッチ画像（50×50 ピクセル）を用いて学習を行っている．

図 25.3 にデノイズ前後の画像と 9NEX 撮像による高 SNR 画像を示す．図中の PSNR（Peak Signal-to-Noise Ratio）および SSIM（Structural SIMilarity）は，9NEX 画像に対するデノイズ前後の画像の値である．これらの指標から，開発した DL によって画質が大幅に改善していることがわかる．また，1 スライスあたり ms オー

ダーの高速な画像処理を実現している．なお，DL を用いたノイズ除去技術は，MRI ベンダーにおいても開発が進んでいる．例えば，キャノンメディカルシステムズ社は，ほぼすべてのシーケンスに対応したノイズ除去フィルタをリリースしている[14]．今後は臨床用 MRI で広く用いられる技術となると予想される．

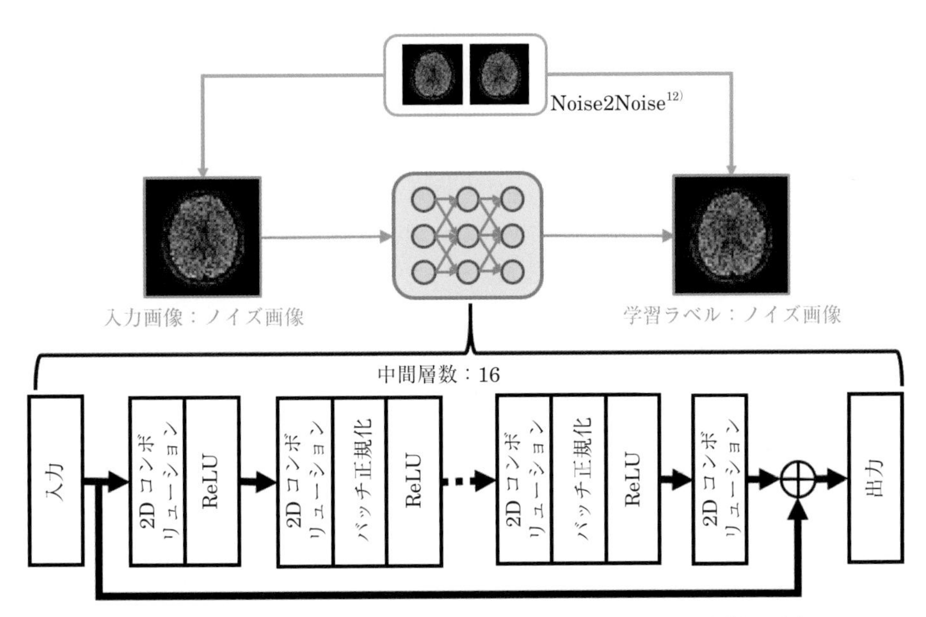

図 25.2　拡散強調画像のノイズ除去に用いたネットワークと学習手順

ネットワークには DnCNN を用いている．学習には，Noise2Noise とよばれるレファレンス画像を必要としない手法を応用している．

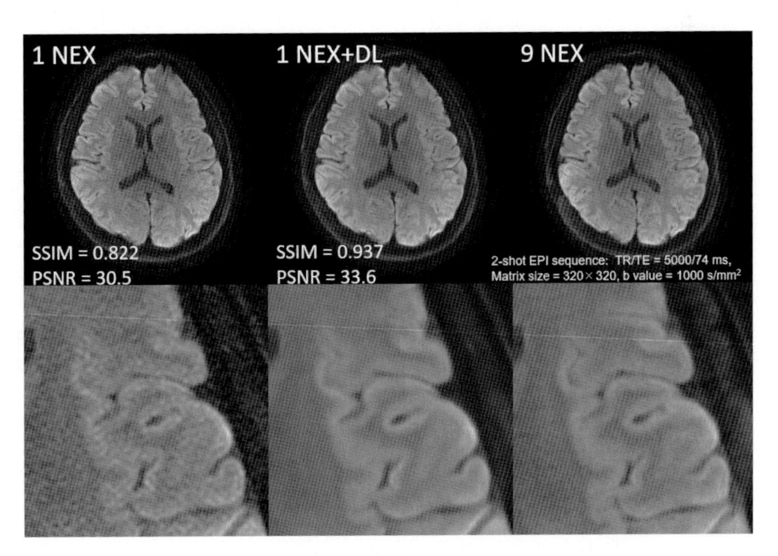

図 25.3　DL を用いた拡散強調画像のノイズ除去結果

小さな積算回数を用いて撮像した画像（画像左）の画質が，画像中央で示す通り大幅に改善されている．9 回積算撮像を用いた画像と比べても，遜色のない画質となっている．

25.2.2 アーチファクトの除去

MRI は，その特有の撮像原理に由来したアーチファクトが発生しやすい．頻繁に発生するアーチファクトの代表として，折り返り，モーションアーチファクトを挙げることができる．これらのアーチファクトは，著しい診断能の低下を招くが，撮像時間や物理的な制限のため，完全に防ぐことは極めて困難である．

DL を用いたアーチファクトの除去は，その多くが研究段階であるものの，いくつか実用的な提案がされている．ネットワークとしては，U-Net をベースとしたものが広く利用されている．ノイズとは対照的に，多くのアーチファクトはコヒーレントな成分であるため，画像全体に渡って影響が出る．そのため，U-Net のように画像全体の情報を用いることで効率的な除去が可能であるといえる．折り返りアーチファクトの除去については，非常に高い精度で画像を復元できることが明らかになっている[15) 16)]．また，いくつかのグループがモーションアーチファクト除去の Feasibility Study に挑戦しており，有望な結果が得られている．その他にも打ち切りアーチファクトの除去などさまざまな提案がされている[17)]．

ここで実施例として，肝臓造影 MRI のモーションアーチファクト除去について紹介する．肝臓造影 MRI では，常に呼吸等の動きに由来したアーチファクトによる画像劣化が問題となる．しかしながら，そのアーチファクトパターンの多様さから，レトロスペクティブにアーチファクトを除去することは，極めて難しいとされてきた．そこで，筆者らは DL をモーションアーチファクト除去に適用し，その有用性を確認した．

図 25.4 に DL を用いたモーションアーチファクト除去のネットワークの概略図を示す．ネットワークとして，GAN のフレームワークを採用した．生成器として，オートエンコーダと U-Net を組み合わせたネットワークを構築した．学習データは，収集済みの MR 画像の k-space 空間にシミュレーションでアーチファクトを追加することで作成した．

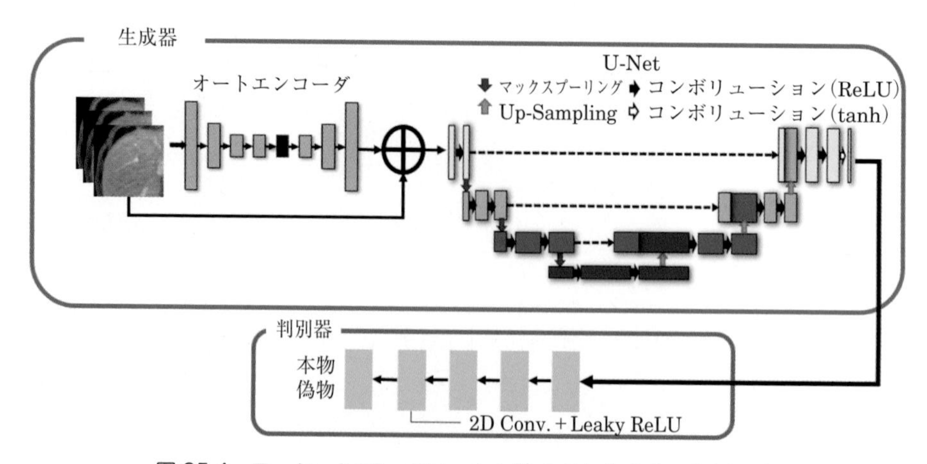

図 25.4 モーションアーチファクト除去のためのネットワーク

GAN を採用しており，生成器としてオートエンコーダと U-Net を接続したネットワークを用いた．入力には，マルチフェーズの 3DSPGR 法を用いて撮像した肝臓 MR 画像を使用した．

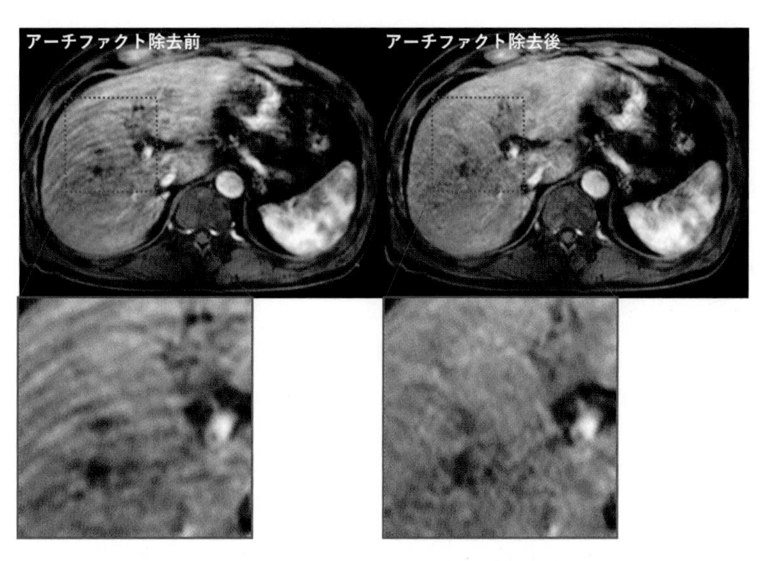

図 25.5　DL を用いたアーチファクト除去を行った結果

呼吸によって劣化した画像（図左）の画質が大幅に改善（図右）している．コントラストはアーチファクト除去前後で変化しないことを確認している．

図 25.5 は，実際にアーチファクトが発生した患者画像に対して，開発した DL ネットワークを適用した結果である．図左は呼吸によるモーションアーチファクトによって劣化した画像である．開発した DL ネットワークを用いることで，図右のように，アーチファクトが大幅に低減することを視覚的評価によって確認した．このように，DL は複雑なアーチファクト除去にも非常に高い性能を発揮することがわかる．その一方で，画像上の基本的構造や病変の見え方の変化の可能性など臨床的な妥当性については，今後の検討が必要である．

25.3　まとめと今後の展望

DL は，MR 画像処理分野においても極めて優秀な性能を示すことが多くの文献から明らかになっている．しかしながら，多くの論文では，サンプル数が小さく，シングルサイトでの検証に留まっている場合が多く，必ずしもすべてが臨床的に有用であるとはいえない．また，DL が優秀な性能を発揮する一方で，処理内容がブラックボックス化されてしまう問題点も指摘されており，処理の妥当性に関する研究が今後必要となる．

これらのいくつかの問題が存在するものの，セグメンテーションやノイズ除去などの一部の手法については，技術的・臨床的な検討がある程度進んでいる．また，ここで示したモーションアーチファクトの除去例からもわかる通り，DL を用いることで従来では困難であったことも可能になっており，まったく新しいアプリケーションが登場する可能性がある．さらに，複数の MRI ベンダーやスタートアップ企業が DL を用いた MR 画像処理手法開発に力を入れているため，今後は臨床現場で DL 技術がより身近なものとなると予想される．

Special Column 1

AI時代における放射線科医

小林 泰之

「こんなことを言うのはたいへん失礼かと思うんですけど，放射線科医と病理医は将来人工知能（Artificial Intelligence：AI）に取って代わられると聞いているので，放射線科医にはなりません．」学生に画像診断の魅力を語り放射線科医としての将来を勧めたときに返ってきた言葉だ．2016年にGeoffrey E. Hinton先生から「5年以内にDeep Learningの方が放射線科医よりも優れるようになるので，放射線科医の教育は止めるべきだ」という衝撃的な言葉を聞いたときのことを思い出す．

ICT（Information and Communication Technology）技術は指数関数的に進化するとされる（**図1**）．将来はこのような世界がやってくるのだろうと思っていた新技術が我々の日常で，皆さんの想像をはるかに超えるスピードで現実となりつつある．YouTubeでMoley社のRobot KitchenやBoston Dynamics社のAtlas等のrobotをご覧になると実感されると思う[1]が，両者ともにすでに一般販売が開始されている．あらゆる最新のIoT技術が医療で活用される時代となることは間違いない（**図2**）．

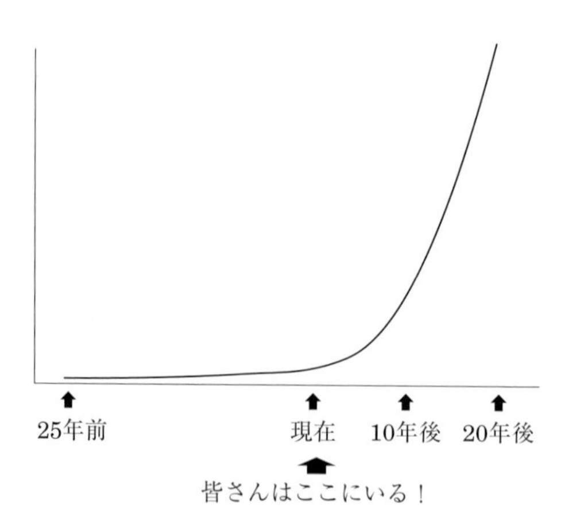

図1　指数関数的な進化の世の中は？

[1] https://www.youtube.com/watch?v=BSBTCOEdLkA&t=2s

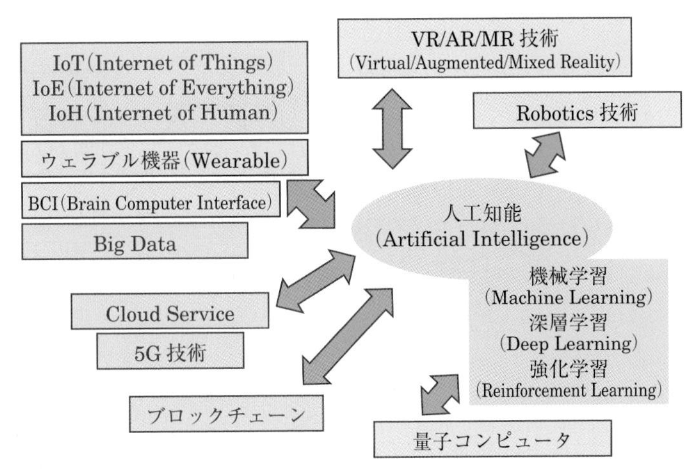

図 2　医療における ICT 活用

医療 AI 論文の増加と AI の民主化

医学領域でも AI に関する論文が急速に増加している[1)]．Google が提供していて誰でも使用できる GoogLeNet を使用して，皮膚病変の写真で melanoma かどうかを判断させたところ，その診断能が皮膚科医と同等であったとの論文が 2017 年 Nature に発表されたのは衝撃的で，彼らは安価なスマートフォンアプリの可能性に言及している[2)]．その後，画像診断領域でも，胸部単純写真[3)4)]，頭部 CT[5)]，頭部 MRI[6)]，骨軟部 MRI[7)]，肝臓 CT[8)9)] など AI 関連の論文が次々と発表されつつある．これらの論文に使用されている AI の多くは，さまざまな企業が無償で提供しているライブラリを利用したものである．“AI の民主化”，すなわち，“誰もが AI を活用できる時代”が急速に進んでいる．上記のライブラリを用いて個人農家の方が AI を活用したきゅうり仕分け機を経費 2 万円で開発した事例もある[2]．我々，医療従事者も AI を活用できる時代がきているのである．

AI とのかかわり方と共創

2017 年の北米放射線学会（RSNA）では，Curtis Langlotz 先生が「AI が放射線科医の代わりになるかという質問に対する私の答えは『ノー』だ．しかし，AI を使用する放射線科医が，AI を使用しない放射線科医に取って代わるだろう」と述べている．これは放射線科医ばかりの話ではなく，「AI を活用する（**）が，AI を活用しない（**）に取って代わるであろう」の（**）の部分には，診療放射線技師，看護師，薬剤師，介護士，事務職員，研究者，企業人などあらゆる職業が，さらには，企業などの団体，行政，国も含まれるのである．

我々が関与するしないに関わらず，AI は確実に我々の業務に活用されるようになる．「将来に AI が診断・治療方針の決定を行う時代がくることは間違いなく，医学は飛躍的に進歩するとともに，医師が時間的・精神的余裕を獲得することによ

[2] https://business.nikkeibp.co.jp/atcl/opinion/15/221102/051100577

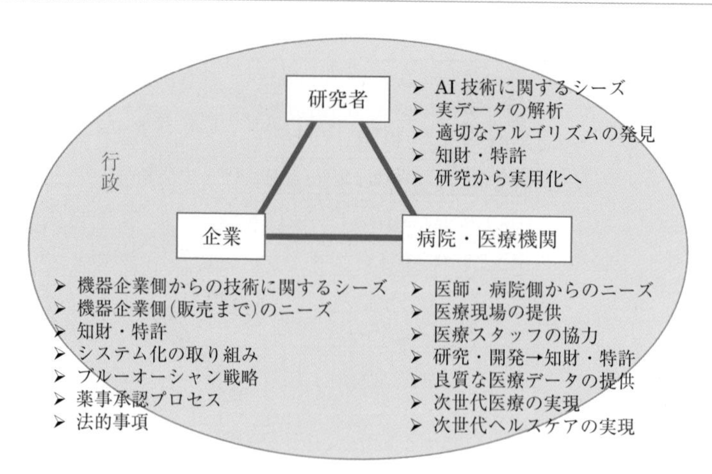

図3　医療 AI 実現のために必要な機構（共創）

り医師の原点“人を癒す”に立ち返ることができる」といわれる．先日，政府は，AI は判断を誤ることもあり得るため，医師の診断を支援する機器と位置づけ，「最終的な診断や治療方針の決定と責任は医師が担う」との原則を医師法上の取り扱いで規定するとの方針を発表した．医師にとっては朗報であるが，米国の FDA は医師不要で網膜病変が診断可能な AI 医療機器を販売する初の認可を 2017 年 4 月に与えている．我々が積極的に AI に関与して，国内の日々の臨床業務に適合するように AI 開発の方向性をコントロールしていかなければならない．

東京大学の松尾豊先生が，日本は AI 後進国で「世界で勝てる感じがしない，敗戦に近い」と警鐘を鳴らしている．残念ながら，日本国内の IT 人材は国際的にも不足しており，2020 年より減少に転ずるとさえいわれている．医療における AI を臨床で活用できるようになるには，医療機関と AI 研究者，企業とのトライアングルを積極的に形成して，共創を推し進めていくことが必要不可欠である（**図 3**）．そのためには，我々が AI に対して興味をもち，どのように医療に AI を活用できるかを問い続けて，企業や研究者とともに進めていくことが必要である．

AI を活用する次世代医療従事者

画像診断では，一般の AI による画像認識とは異なり，現実のアナログの世界を CT/MRI 装置でデジタル・データに変換したものをわざわざ仮想的な画像に戻して放射線科医が診断を行うというプロセスを経ている（**図 4**）．究極的には，AI 時代では画像すら必要なくなるかもしれない．2018 年の北米放射線学会では，頭部 CT で sinogram から画像を再構成することなく，AI を活用して脳出血の診断を行うとの発表があった．我々が AI に対しても興味をもてずにいるままであったら，そのような放射線科医・診療放射線技師が必要とされなくなる将来を感じざるを得ない．我々，放射線科医は，CT/MRI 等のモダリティなど最新技術に触れながら日々仕事をしており，最も AI 等の最新技術に近い位置にいるため AI への親和性も高く，医療 AI 開発に積極的に関与しなければならない．また，これからの放射線科

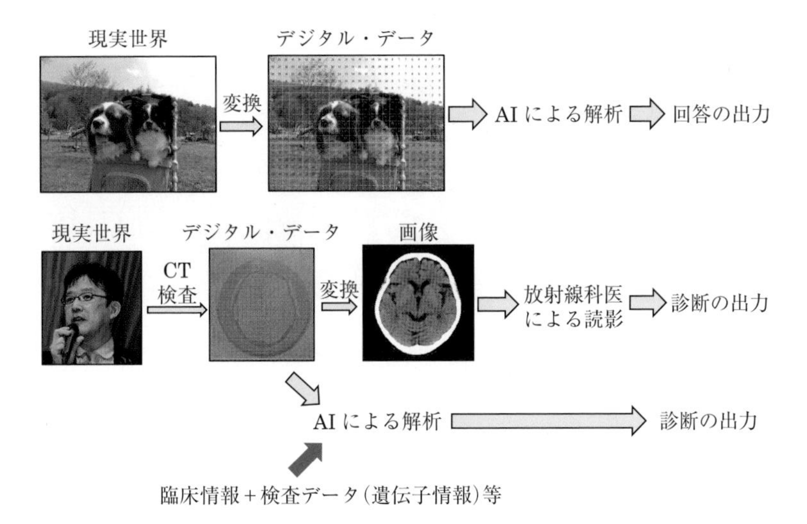

図 4　画像解析：一般の世界 vs. 医療画像

医はどのような存在になるべきであろうか．放射線科医の将来を考えたとき，画像情報のみならず，あらゆる臨床情報や臨床データに AI を活用して解析して診断を下すデータ・サイエンティスト像が浮かんでくる．

Obermeyer らが NEJM の論文[10]の結論で，“他の領域と同様に，医療の世界でも AI の取り組みにより勝者と敗者が出現するであろう．しかし，AI が医療を変革することによる最大の勝者が患者さんであることは間違いないであろう”と述べている．非常に重要な指摘であり，間違いなくこのような未来がこなければならない．我々，医療従事者は患者さんのために AI を活用する次世代医療を実現していかなければならない．これからの AI と共存する次世代医療を創り上げるのは，若い世代の方々である．あらゆる医療従事者が「統計学を学ぶように AI を学ばなければならない」時代である．

Special Column 2

AI 時代における診療放射線技師

寺本 篤司

現在，凄まじい勢いで AI 研究やその実用化が進んでいる．その大きな波は医療界にも押し寄せており，放射線技術も大きな変革のときを迎えている．放射線科医が行う画像診断は AI に取って代わられることが懸念されたのち，医師と AI は協働が重要であるとの見解に変化し，最近ではさまざまな放射線科医発の研究や企業との共同開発の取り組みが報じられている．しかし，同じ放射線技術分野にいる診療放射線技師については，従前からの認識が大きく変化することはなく，「AI という新しい技術が流行っている」程度の認識しかないのが現状であろう．診療放射線技師の取り組む AI 研究の質と量に関しても，臨床系や工学系の研究に比べて大きく見劣りするのが現状である．ここでは，放射線技術に関して実用化が予想される AI 事例を整理し，AI 時代を向かえたときの診療放射線技師の撮影業務や研究のあり方について述べる．

診療放射線技師にも求められる AI 知識

2018 年度の診療放射線技師国家試験には，AI やディープラーニングに関する問題が出題された．選択肢の 4，5 はディープラーニングで利用する人工ニューラルネットワークや畳み込みニューラルネットワークに関するものである．一般に，国家試験は専門職に必要な知識に関して出題されるため，これらの知識は診療放射線技師にとって必要な技術であるといえる．ちなみに現在のところ，他の医療職が受験する国家試験には AI に関する出題はない．診療放射線技師は AI をはじめとした IT 技術・イメージング技術を使いこなしながら診断を支えることのできる唯一の職種であり，今後も医療において極めて重要な役割を担うことになるであろう．

46 CAD について誤っているのはどれか．
1. 病変検出率と偽陽性率は反比例する．
2. マンモグラフィの微小石灰化検出に使用される．
3. テンプレートマッチングは画像認識で利用される．
4. 人工ニューラルネットワークは脳の情報処理を模擬する．
5. 畳み込みニューラルネットワークはディープラーニングに利用される．

（第 71 回 診療放射線技師国家試験より抜粋）

診療放射線技師の業務で活用されうる AI 技術

AI を用いた技術開発は急速に進んでおり，放射線部門にもその波は押し寄せてくる．我々にとって重要なことは，技術革新の方向性を知り，その技術を使いこなすために必要な知識を身につけておくことである．以下に，筆者が論文，雑誌，展示会等で入手した放射線技師の撮影業務に関する人工知能応用技術を紹介しながら，今後の動向についても述べる．

撮影業務の支援

ポジショニングや撮像範囲の設定をアシストする機能は実用化に向けた開発が進んでいる．例えば，現在は CT 装置や MRI 装置で患者を撮影するためには，診療放射線技師が患者の体格を見ながらポジショニングを行い，プレスキャン像に基づき撮像範囲を決定している．最近の画像診断装置の機器展示においては，カメラを装置に搭載して患者の体格を把握し，撮像範囲を自動的に設定する技術や，MRI の撮像面を機械学習によって自動設定する技術が発表されている．これらのインテリジェント化はさらに進むであろう．また，現在の撮像は診療放射線技師の被ばくを考慮しなければならないため，曝射時に患者に介入することは少ない．ここで，ロボットは被ばくの影響がないため，AI 技術とロボット技術が融合すれば，患者を支えながら（ポジショニングしながら）撮影するといった自由度の高い撮影が可能になると思われる（診療放射線技師支援ロボット，**図 1**）．またプライバシーの問題が残っているが，カメラの導入による患者の入退室や着替えの確認等の撮影業務支援システムも実用化されていくと思われる．

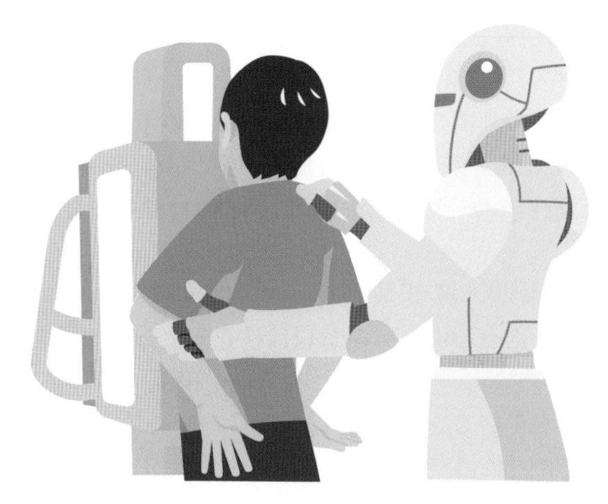

図 1　診療放射線技師支援ロボット

撮影画像の高画質化・被ばく低減

最近のスマートフォンに搭載されるカメラ機能は撮影の失敗が少なくなっており，画質向上も著しい．これはハードウエアの進化だけでなくAIによる画像認識・処理技術の向上が貢献している．X線撮影画像においても少ない被ばく線量で高品位な画像を得ることが求められており，AIが台頭する前からさまざまな技術が開発されてきた．ディープラーニングによってノイズと信号を弁別することでノイズ除去する技術も実用化され装置に搭載されている．また，画像再構成自体をディープラーニングで行う取り組みも見られる．Zhuらは NatureにてAUTOMAPとよばれる方法を提案し，投影データを直接AUTOMAPに入力し，画像再構成を行う手法を提案した．それによって，MRIの不完全データであってもアーチファクトがない，良好な画像が得られることが示されている[1)]．さらに，患者への負担が大きい造影剤を使用する検査において，より少ない造影剤で診断に必要な情報が得られる技術が開発されていくと予想される．

患者誘導・患者確認の支援

患者誘導はAI搭載ロボットによる支援が可能であろう．必ずしもロボットは人の形をしている必要はなく，患者が乗ることができるものでもよい．現在，AI搭載の自律走行する車椅子も開発が進められている．さらに，検査前に実施している患者確認等も，自然言語処理に基づく会話で行うことができ，さらにカルテに顔情報を記録しておくことで個人認証することもできる．これらの技術が病院に導入されることで，診療放射線技師は本来の撮影業務に集中することが可能となる．

検像支援

ディープラーニング手法の中でも，畳み込みニューラルネットワークは画像の分類処理に優れた性能を発揮する．これは画像の確認にも応用可能である．検像プロセスにて行っている，撮像部位がオーダー通りの内容であるか，画質は適切であるか等の判断を自動的に分類するための研究開発がいくつか行われている．また，MRIのアーチファクト有無の判定[2)]や超音波画像の良否判定[3)]などの研究もあり，撮像パラメータの設定や撮影手技の自動化にもつながる技術といえる．

安全管理・業務最適化

造影剤や体内金属の禁忌は検査前に確認作業を行っているが，AIによるカルテ情報のチェックは実現可能であり，確認に要する時間を最小化し確認漏れを減らすことが可能である．

また，撮影室での撮影やポータブル撮影の順序を最適化することで，患者・技師の双方の負担軽減を図ることができる．これは組み合わせ最適化問題の一つであり，「巡回セールスマン問題」として長年論じられてきた（**図2**）．しかし，巡回する拠点が多いほど組み合わせの数は大きくなり，数学的に厳密に解くことは不可能とされた．そのため第2次人工知能ブーム時には，人工ニューラルネットワークの一つであるホップフィールドネットワークを利用した研究が多く行われた．ディープラーニングを用いれば，各拠点の所要時間や優先順位などの制約条件を考慮しな

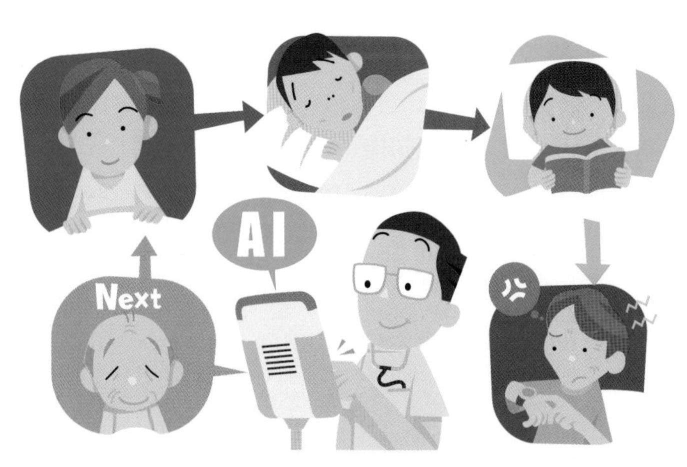

図 2　巡回セールスマン問題の医療応用

がら最適化する手法が開発できると考えられる．

また，放射線部門で使用する装置は，X 線管や検出器など，使用に伴い劣化や故障する部品が多用されており，修理費用も高額である．修理交換の時期を予測したり，故障の予兆を検出したりできれば，装置の停止時間を減らすことができ，メンテナンス費用を最小限に抑えることも可能となる．保守点検のための装置データの収集は各社ですでに行われているが，それらのデータに基づき AI が故障の予兆を自動検知する技術も研究が進められている[4)]．

研究への利用

上述のような業務の AI 化に伴い，日常業務に疲弊していた診療放射線技師は放射線に関するプロとしての本分を取り戻せると思われる．新しい撮影技術，放射線治療技術，画像解析・処理技術を生み出すための研究を，放射線部門内だけではなく医師や工学系研究者と共同で推進することがこれからの時代は求められていくと考える．それらの研究の中で，AI は統計解析と並ぶ基本的なツールとして活用されるようになっていくであろう．

参考文献

基礎編

Chapter 1　人工知能（AI）総論

1）D. Silver, A. Huang, C. J. Maddison, et al.: Mastering the game of go with deep neural networks and tree search, Nature, 529: pp. 484-489, Jan. 2016.
2）Wired 2016/03/10 "Google's AI wins pivotal seconda game in match with go grandmaster", https://www.wired.com/2016/03/googles-ai-wins-pivotal-game-two-match-go-grandmaster/?mbid=nl_31016
3）IBM Watson "クイズ番組に挑戦した IBM Watson", https://www.ibm.com/watson/jp-ja/quiz/index.html
4）IT media エンタープライズ, "血液ガンに侵され, 死を覚悟した女性を人工知能 Watson が救った", http://www.itmedia.co.jp/enterprise/articles/1610/28/news062.html
5）"Rule-Based Expert Systems: The MYCIN Experiments of the Stanford Heuristic Programming Project" Edited by Bruce G. Buchanan and Edward H. Shortliffe,（1984）, Addison Weisley.
6）F. Rosenblatt: The Perceptron: A Probabilistic model for information storage and organization in the brain, Psychological Review 65（6）: pp. 386-408, 1956.
7）M. Minsky, S. Papert: Perceptrons: An Introduction to computational geometry, The MIT Press, Cambridge, 1968.
8）R. P. Gorman, T. Sejnowski: Learned classifications of sonar targets using a massively parallel network, IEEE Transactions on Acoustics Speech and Signal Processing 36（7）: 1135-1140, 1988.
9）C. Cortes, V.Vapnik: Support-vector networks, machine learning, 20, pp.273-297, 1995.
10）G. E. Hinton, R. R. Salakhutdinov, Reducing the dimensionality of data with neural networks, Science, Vol. 313. no. 5786, pp. 504-507, 28 July 2006.
11）A. Krizhevsky, I. Sutskever, G. E. Hinton: ImageNet classification with deep convolutional neural networks, Advances in Neural Information Processing Systems 25
12）本武陽一，庄野逸，田村弘，岡田真人：脳情報科学と人工知能：ネオコグニトロンから Deep Learning へ（特集 脳情報科学が拓く AI と ICT），情報処理 59（1），pp.42-47，2018.
13）神嶌 敏弘：データマイニング分野のクラスタリング手法（1）－クラスタリングを使ってみよう！－" 人工知能学会誌，18（1），pp.59-65，2003.
14）R. S. Sutton, A. G. Barto: Reinforcement learning: An introduction（adaptive computation and machine learning series）, MIT Press, 1998.
15）Enlitic: https://www.enlitic.com/

Chapter 3　ディープラーニング

1）岡谷貴之：深層学習（機械学習プロフェッショナルシリーズ），講談社，東京，2015.
2）Y. Lecun, L. Bottou, Y. Bengio, et al.: Gradient-based learning applied to document recognition, in Proceedings of the IEEE, vol. 86, no. 11, pp. 2278-2324, Nov. 1998.
3）A. Krizhevsky, I. Sutskever, G. E. Hinton: ImageNet classification with deep convolutional neural networks, Advances in Neural Information Processing Systems 25, pp. 1097-1105, 2012.
4）K. Simonyan, A. Zisserman: Very deep convolutional networks for large-scale image recognition, arXiv technical report, 2014.
5）C. Szegedy, W.Lie, Y.Jia, et al.: Going deeper with convolutions, 2015 IEEE Conference on Computer Vision and Pattern Recognition（CVPR）, Boston, MA, 2015, pp. 1-9. doi: 10.1109/CVPR.2015.7298594
6）K. He, X. Zhang, S. Ren, et al.: Deep residual learning for image recognition, 2016 IEEE Conference on Computer Vision and Pattern Recognition（CVPR）, Las Vegas, NV, 2016, pp. 770-778. doi: 10.1109/CVPR.2016.90
7）R. Girshick, J. Donahue, T. Darrell, et al.: Rich feature hierarchies for accurate object detection and semantic segmentation, 2014 IEEE Conference on Computer Vision and Pattern Recognition, Columbus, OH, 2014, pp. 580-587. doi: 10.1109/CVPR.2014.81

8) R. Girshick: Fast R-CNN, 2015 IEEE International Conference on Computer Vision (ICCV), Santiago, 2015, pp. 1440-1448. doi: 10.1109/ICCV.2015.169
9) W. Liu, D. Anguelov, D. Erhan, et al.: SSD: Single shot multibox detector, In: B. Leibe, J. Matas, N. Sebe, M. Welling (eds) Computer vision – ECCV 2016. ECCV 2016. Lecture Notes in Computer Science, vol.9905, pp.21-37, Springer, 2016.
10) J. Long, E. Shelhamer, T. Darrell: Fully convolutional networks for semantic segmentation, 2015 IEEE Conference on Computer Vision and Pattern Recognition (CVPR), Boston, MA, 2015, pp. 3431-3440. doi: 10.1109/CVPR.2015.7298965
11) V. Badrinarayanan, A. Kendall, R. Cipolla: SegNet: A deep convolutional encoder-decoder architecture for image segmentation, in IEEE Transactions on Pattern Analysis and Machine Intelligence, vol. 39, no. 12, pp. 2481-2495, 1 Dec. 2017. doi: 10.1109/TPAMI.2016.2644615
12) O. Ronneberger, P. Fischer, T. Brox: U-Net: Convolutional networks for biomedical image segmentation, Medical Image Computing and Computer-Assisted Intervention (MICCAI 2015), pp.234-241, 2015.
13) F. Hashimoto, H. Ohba, K. Ote, et al.: Dynamic PET image denoising using deep convolutional neural networks without prior training datasets, IEEE access 7:96594- 96603, 2019.
14) N. Matsubara, A. Teramoto, K. Saito, et al.: Generation of pseudo chest X-ray images from computed tomographic images by nonlinear transformation and bone enhancement, Medical Image and Information Sciences, Vol.36, No.3, pp.141-146, 2019.
15) S. Miao, Z. J. Wang, R. Liao: A CNN regression approach for real-time 2D/3D registration, in IEEE transactions on medical imaging, vol.35, no.5, pp.1352-1363, May 2016. doi: 10.1109/TMI.2016.2521800
16) Y. Onishi, A. Teramoto, M. Tsujimoto, et al.: Multiplanar analysis for pulmonary nodule classification in CT images using deep convolutional neural network and generative adversarial networks, International Journal of Computer Assisted Radiology and Surgery, 2019.

Chapter 5　評価する

1) A. Krizhevsky, I. Sutskever, G. E. Hinton: ImageNet classification with deep convolutional neural network, in: Advances in Neural Information Processing Systems, NIPS, vol. 25, pp. 1106-1114, 2012.
2) K. Simonyan, A. Zisserman: Very deep convolutional networks for large-scale image recognition, ICLR, 2015.
3) J. Redmon, S. Divvala, R. Girshick, et al.: You only look once: unified, real-time object detection, arXiv:1506.02640
4) W. Liu, D. Anguclov, D. Erhan, et al.: SSD: single shot multibox detector, arXiv:1512.02325
5) 日本放射線技術学会：医用画像の ROC 解析，ICRU レポート 79（日本語翻訳），日本放射線技術学会出版委員会，2012.
6) 桂川茂彦　編：医用画像情報学，南山堂，2020.

Column 1　大規模学習ニューラルネット（MTANN）

1) K. Suzuki, S. G. Armato, F. Li, et al.: Massive training artificial neural network (MTANN) for reduction of false positives in computerized detection of lung nodules in low-dose computed tomography, Med. Phys., 30 (7), pp.1602-1617, 2003.
2) K. Suzuki, H. Abe, H. MacMahon, et al.: Image-processing technique for suppressing ribs in chest radiographs by means of massive training artificial neural network (MTANN), IEEE Trans. Med. Imaging, 25 (4), pp.406-416, 2006.

Column 4　コンピュータビジョンの動向

1) X. Liu, et al.: Dual residual networks leveraging the potential of paired operations for image restoration, Proc. of CVPR, pp.7007-7016, 2019.

2）Ö. Çiçek, et al.: 3D U-Net: Learning dense volumetric segmentation from sparse annotation, MICCAI, pp.424-432, 2016.
3）D. Mahajan, et al.: Exploring the limits of weakly supervised pretraining, In Proc. of ECCV, pp.181-196, 2018.
4）Y. Bengio: From system 1 deep Learning to system 2 deep learning, Keynote in NeurIPS, 2019, https://drive.google.com/file/d/1zbe_N8TmAEvPiKXmn6yZlRkFehsAUS8Z/view
5）F. Chollet: The measure of intelligence, arXiv:1911.01547, 2019.

応用編

Chapter 6　検出する

1）X. Zhou, R. Takayama, S. Wang, et al.: Deep learning of the sectional appearances of 3D CT images for anatomical structure segmentation based on an FCN voting method, Medical Physics, 44（10）, 5221-5233, 2017.
2）X. Zhou, S. Wang, H. Chen, et al.: Automatic localization of solid organs on 3D CT images by a collaborative majority voting decision based on ensemble learning, Computerized Medical Imaging and Graphics, 36（4）, 304-313, 2012.
3）X. Zhou, T. Kojima, S. Wang, et al.: Automatic anatomy partitioning of the torso region on CT images by using a deep convolutional network with a majority voting, Proc. of SPIE 10950, Medical Imaging 2019: Computer-Aided Diagnosis, 109500Z (13 March 2019).
4）X. Zhou, T. Hayashi, T. Hara, et al.: Automatic segmentation and recognition of anatomical lung structures from high-resolution chest CT images, Computerized Medical Imaging and Graphics, 30（5）, pp.299-313, 2006.
5）X. Zhou, T. Ito, Xin. Zhou, et al.: A universal approach for automatic organ segmentations on 3D CT images based on organ localization and 3D GrabCut, Proc. of SPIE Medical Imaging 2014: Computer-Aided Diagnosis, 9035, 90352V-1 - 9035V-8, 2014.
6）J. Long, E. Shelhamer, T. Darrell: Fully convolutional networks for semantic segmentation, Proc. CVPR, 3431-3440, 2015.
7）X. Zhou, K. Yamada, T. Kojima, et al.: Performance evaluation of 2D and 3D deep learning approaches for automatic segmentation of multiple organs on CT images, Proc. of the SPIE Medical Imaging 2018: Computer-aided diagnosis, 105752C, 2018.
8）S. Thomas, S. Philipp, M. W. Sebastian, et al.: Unsupervised anomaly detection with generative adversarial networks to guide marker discovery, Proc. IPMI, 2017.
9）K. Yan, X. Wang, L. Lu, et al.: Deep lesion graphs in the wild: relationship learning and organization of significant radiology image findings in a diverse large-scale lesion database, Proc. CVPR, pp.9261–9270, 2018.
10）K. Yan, X. Wang, L. Lu, et al.: DeepLesion: Automated mining of large-scale lesion annotations and universal lesion detection with deep learning, Journal of Medical Imaging, 2018.

Chapter 7　分類する

1）四方秀則，木戸尚治：テクスチャ解析とSVMを用いた3次元胸部X線CT画像におけるびまん性肺疾患に起因する異常陰影のパターン分類，電子情報通信学会論文誌 D-II，J91-D(7)，pp.1895-1903，2008.
2）G. Csurka, C. R. Dance, L. Fan et al.: Visual categorization with bags of keypoints, ECCV International Workshop on Statistical Learning in Computer Vision, pp.1-16, 2004.
3）R. Xu, Y. Hirano, R. Tachibana, et al.: A bag-of-features approach to classify six types of pulmonary textures on high-resolution computed tomography, IEICE Transactions on Information and Systems, 96, pp. 845-855, 2013.
4）W. Zhao, R. Xu, Y. Hirano, et al.: A sparse representation based method to classify pulmonary patterns of diffuse lung diseases, Computational and Mathematical Methods in Medicine, 2015, pp.1-11, 2015.
5）D. G. Lowe: Object recognition from local scale-invariant features, Proc. of IEEE International Conference on Computer Vision, 2, pp.1150-1157, 1999.

6）H. Bay, A. Ess, T. Tuytelaars, et al.: SURF: speeded up robust features, Computer Vision and Image Understanding, 110, pp.346-359, 2008.
7）A. Krizhevsky, I. Sutskever, G. E. Hinton: ImageNet classification with deep convolutional neural networks, NIPS'12 Proceedings of the 25th International Conference on Neural Information Processing Systems, 25, pp.1097-1105, 2012.
8）S. Kido, Y. Hirano, N. Hashimoto: Computer-aided classification of pulmonary diseases: Feature extraction based method versus non-feature extraction based method, Proceedings of the IWAIT2017, pp.1-3, 2017.
9）T. Ito, Y. Hirano, S. Kido, et al .: First-reader computerized system for distinction between malignant and benign nodules on thoracic CT images by means of end to end deep learning: convolutional neural network（CNN）and neural network convolution（NNC）approaches, RSNA 2017, 2017.
10）A. A. Setio, F. Ciompi, G. Litjens, et al.: Pulmonary nodule detection in CT images: false positive reduction using multi-view convolutional networks, IEEE Trans Med Imaging. 35, pp.1160-1139, 2016.
11）K. Murakami, S. Kido, N. Hashimoto, et al: Computer-aided classification of diffuse lung disease patterns using convolutional neural network, Computer Assisted Radiology and Surgery, 31th International Congress and Exhibition（CARS2017）, 2017.
12）岡谷貴之：深層学習，講談社，2015.
13）平井有三：はじめてのパターン認識，森北出版，2012.
14）S. Mabu, M. Obayashi, T. Kuremoto, et al.: Unsupervised opacity annotation of diffuse lung diseases using deep autoencoder and bag-of-features, The 4th World Congress of Thoracic Imaging, 2017, J. Thoracic Imaging, 32. W18, 2017.

Chapter 8　推定する

1）S. Belharbi, C. Chatelein, R. Herault, et al.: Spotting L3 slice in CT scans using deep convolutional network and transfer learning, Computers in Biology and Medicine, 87, pp.95-103, 2017.
2）B. Kong, Y. Zhan, M. Shin, et al.: Recognizing end-diastole and end-systole frames via deep temporal regression network, MICCAI 2016, PartIII, LNCS 9902, pp.264-272, 2016.
3）K. Yan, L. Lu, R. M. Summers: Unsupervised body part regression via spatially self-ordering convolutional neural network, arXiv:1707.03891
4）S. S. M. Salehi, S. Khan, D. Erdogmus, et al.: Real-time deep pose estimation with geodesic loss for image-to-template rigid registration, arXiv: 1803.05982
5）S. Miao, Z. J. Wang, Y. Zheng, et al.: Real-time 2D/3D registration via CNN regression, arXiv:1507.07505
6）G. Gonzalez, G. R. Washko, R. S. J. Estepar: Deep learning for biomarker regression: application to osteoporosis and emphysema on chest CT scans, Proc. SPIE Med. Imaging 10574, 105741H, 2018.
7）J. H. Lee, K. G. Kim: Applying deep learning in medical Images: The case of bone age estimation, Healthc Inform. Res. 24, pp.86-92, 2018.
8）R. Poplin, A.V. Varadarajan, K. Blumer, et al.: Prediction of cardiovascular risk factors from retinal fundus photographs via deep learning, Nature Biomedical Engineering, 2, pp.158-164, 2018.
9）C. Muramatsu: Overview of subjective similarity of images for content-based image retrieval, Radiological Physics and Technology, 11, pp.109-124, 2018.

Chapter 9　作る・処理する

1）X. Yi, E. Walia, P. Babyn: Generative adversarial network in medical imaging: A review, arXiv preprint arXiv:1809.07294v1, 2018.
2）C. Ledig, L. Theis, F. Huszár, et al.: Photo-realistic single image super-resolution using a generative adversarial network, arXiv preprint arXiv:1609.04802v5, 2017.
3）P. Isola, J. Zhu, T. Zhou, et al.: Image-to-image translation with conditional adversarial networks, arXiv preprint arXiv:1611.07004v1, 2016.

4) K. Suzuki, H. Abe, H. MacMahon, et al.: Image-processing technique for suppressing ribs in chest radiographs by means of massive training artificial neural network (MTANN), IEEE Transactions on Medical Imaging, vol. 25, no. 4, 2006.
5) M. Gusarev, R. Kuleev, A. M. Khan, et al.: Deep learning models for bone suppression in chest radiographs, 2017 IEEE Conference on Computational Intelligence in Bioinformatics and Computational Biology (CIBCB), 2017.
6) M. T. McCann, K. H. Jin, M. Unser: Convolutional neural networks for inverse problems in imaging: a review, IEEE Signal Processing Magazine, pp.85-95, 2017.
7) C. Dong, C. C. Loy: Image super-resolution using deep convolutional networks, arXiv preprint arXiv:1501.00092v3, 2015.
8) E. Plenge, D. H. J. Poot, M. Bernsen, et al.: Super-resolution methods in MRI: Can they improve the trade-off between resolution, signal-to-noise ratio, and acquisition time?, Magnetic Resonance in Medicine 68, pp.1983-1993, 2012.
9) M. Abdel-Nasser, O. A. Omer: Ultrasound image enhancement using a deep learning architecture, proceedings of the international conference on advanced intelligent systems and informatics 2016, Advances in Intelligent Systems and Computing 533, 2016.
10) I. Sánchez, V. Vilaplana: Brain MRI super-resolution using 3D generative adversarial networks, 1st Conference on Medical Imaging with Deep Learning (MIDL 2018), 2018.
11) L. Gondara: Medical image denoising using convolutional denoising autoencoders, arXiv preprint 1608.04667v2, 2016.
12) Q. Yang, P. Yan, Y. Zhang, et al.: Low dose CT image denoising using a generative adversarial network with wasserstein distance and perceptual loss, arXiv preprint arXiv:1708.00961v2, 2018.
13) X. Yi, P. Babyn: Sharpness-aware low dose CT denoising using conditional generative adversarial network, arXiv preprint arXiv:1708.06453v2, 2017.
14) K. Armanious, C. Yang, M. Fischer, et al.: MedGAN: Medical image translation using GAN, arXiv preprint arXiv:1806.06397v1, 2018.
15) T. C. W. Mok, A. C. S. Chung: Learning data augmentation for brain tumor segmentation with coarse-to-fine generative adversarial networks, arXiv preprint arXiv:1805.11291v2, 2018.
16) M. Frid-Adar, I. Diamant, E. Klang, et al.: GAN-based synthetic medical image augmentation for increased CNN performance in liver lesion classification, Neurocomputing, 321, 2018.
17) Y. Onishi, A. Teramoto, M. Tsujimoto, et al.: Automated pulmonary nodule classification in computed tomography images using a deep convolutional neural network trained by generative adversarial networks, BioMed Research International, 2019.
18) C. Bowles, R. Gunn, A. Hammers, et al.: Modelling the progression of Alzheimer's disease in MRI using generative adversarial networks, Proceedings Volume 10574, Medical Imaging, 2018.

Chapter 10　診断を支援する

1) 藤田広志：実践 医用画像解析ハンドブック，pp.518-533，オーム社，東京，2012.
2) 藤田広志：AIがもたらすCADシステムの変革，INNERVISION，32 (7)，pp.10-13，2017.
3) 藤田広志：CAD実用化20周年に見る新潮流— AI-CADの動向，INNERVISION，33 (7)，pp.58-62，2018.
4) 藤田広志：乳房領域へのAI応用の歴史とこれから，臨床画像，35 (10)，pp.1129-1138，2019.
5) L. B. Lusted: Logical analysis in roentgen diagnosis, Radiology, 74 (2), pp.178-193, 1960.
6) G. S. Lodwick: Computer-aided diagnosis in radiology. A research plan, Invest. Radiol., 1 (1), pp.72-80, 1966.
7) K. Doi: Computer-aided diagnosis in medical imaging: Historical review, current status and future potential, Comput. Med. Imaging Graph., 31, pp.198-211, 2007.
8) Y. Gao, K. J. Geras, A. A. Lewin, et al.: New frontiers: An update on computer-aided diagnosis for breast imaging in the age of artificial intelligence, AJR Am. J. Roentgenol., 212, pp.300-307, 2019.

9) J. J. Fenton, S. H. Taplin, P. A. Carney, et al.: Influence of computer-aided detection on performance of screening mammography, N. Engl. J. Med., 356 (14), pp.1399-1409, 2007.
10) 坂本真樹：坂本真樹先生が教える人工知能がほぼほぼわかる本，オーム社，東京，2017.
11) 松尾　豊：人工知能は人間を超えるか　ディープラーニングの先にあるもの，KADOKAWA，東京，2015.
12) F. Beyer, L. Zierott, E. M. Fallenberg, et al.: Comparison of sensitivity and reading time for the use of computer-aided detection (CAD) of pulmonary nodules at MDCT as concurrent or second reader, Eur. Radiol., 17, pp.2941-2947, 2007.
13) T. Kyono, F. J. Gilbert, M.van der Schaar: Improving workflow efficiency for mammography using machine learning, J. Am. Coll. Radiol., 17, pp.56-63, 2020.,
k.ai/guides/deep-learning-healthcare/fda-artificial-intelligence-regulating-future-healthcare/
14) 薬生機発 0523 第 2 号通知 別添 4，人工知能技術を利用した医用画像診断支援システムに関する評価指標，令和元年 5 月 23 日.
15) 経済産業省：医用画像診断支援システム（人工知能技術を利用するものを含む）開発ガイドライン 2019（手引き），https://www.meti.go.jp/policy/mono_info_service/healthcare/report_iryou_fukushi.html
16) R. Goldenberg, N. Peled: Computer-aided simple triage, Int. J. Comput. Assist Radiol. Surg., 6 (5), pp.705-711, 2011.
17) V. Gulshan, L. Peng, M. Coram, et al.: Development and validation of a deep learning algorithm for detection of diabetic retinopathy in retinal fundus photographs, JAMA, 316 (22), pp.2402-2410, 2016.
18) R. Poplin, A. V. Varadarajan, K. Blumer, et al.: Prediction of cardiovascular risk factors from retinal fundus photographs via deep learning, Nature Biomedical Engineering, 2, pp.158-164, 2018.
19) FDA Cleared AI Algorithms,
https://www.acrdsi.org/DSI-Services/FDA-Cleared-AI-Algorithms

Chapter 11　医療を取り巻く世界

1) 厚生労働省，医療機器の配置及び安全管理の状況等について，
https://www.mhlw.go.jp/file/05-Shingikai-10801000-IseikyokuSoumuka/0000130336.pdf
2) CSRankings: Computer Science Rankings, http://csrankings.org/
3) 医療産業集積ピッツバーグのビジネスモデル UPMC，キヤノングローバル戦略研究所(CIGS)，
http://www.canon-igs.org/column/macroeconomics/20120912_1515.html
4) DEPARTMENT OF HEALTH AND HUMAN SERVICES
Food and Drug Administration 2018-11880.pdf
https://s3.amazonaws.com/public-inspection.federalregister.gov/2018-11880.pdf
5) G. Bianconi, R. Mehra, S. Yeung, et al.: Vision-based prediction of ICU mobility care activities using recurrent neural networks. In NIPS workshop on Machine Learning for Health (No. POST_TALK), 2017.
6) A. Haque, M. Guo, A. Alahi, et al.: Towards vision-based smart hospitals: A system for tracking and monitoring hand hygiene compliance. arXiv preprint arXiv:1708.00163, 2017.
7) M. Guo, A. Haque, J. Jopling, et al.: Viewpoint invariant convolutional networks for identifying risky hand hygiene scenarios. In Workshop at NIPS on Machine Learning for Health (No. POST_TALK), 2017.
8) A. Jin, S. Yeung, J. Jopling, et al.: Tool detection and operative skill assessment in surgical videos using region-based convolutional neural networks. arXiv preprint arXiv:1802.08774, 2018.
9) A. Haque, M. Guo, A. S. Miner, et al.: Measuring depression symptom severity from spoken language and 3D facial expressions. arXiv preprint arXiv:1811.08592, 2018.
10) 匿名加工情報とは．個人情報保護委員会，https://www.ppc.go.jp/personal/tokumeikakouInfo/
11) 匿名加工情報に関する事業者の義務　平成 28 年 11 月(平成 29 年 3 月一部改正)
個人情報保護委員会　個人情報の保護に関する法律についてのガイドライン
（匿名加工情報編）guidelines04.pdf，https://www.ppc.go.jp/files/pdf/guidelines04.pdf

12）次世代医療基盤法の施行について．首相官邸，健康・医療戦略推進本部，
https://www.kantei.go.jp/jp/singi/kenkouiryou/jisedai_kiban/houritsu.html

13）医療分野の研究開発に資するための匿名加工医療情報に関する法律について．内閣官房健康・医療戦略室　内閣府日本医療研究開発機構・医療情報基盤担当室，
https://www.kantei.go.jp/jp/singi/kenkouiryou/jisedai_kiban/pdf/sanko.pdf

14）J. C.Mazura, K. Juluru, J. J. Chen, et al.: Facial recognition software success rates for the identification of 3D surface reconstructed facial images: implications for patient privacy and security, Journal of digital imaging, 25 (3), 347-351, 2012.

15）厚生労働省，医師の働き方改革に関する検討会，中間的な論点整理（骨子案），
http://www.mhlw.go.jp/file/05-Shingikai-10801000-Iseikyoku-Soumuka/0000191052.pdf

16）厚生労働省，保健医療分野におけるＡＩ活用推進懇談会報告書，
http://www.mhlw.go.jp/stf/shingi2/0000169233.html

17）総務省　平成28年版 情報通信白書　Enlitic（人工知能（AI）による悪性腫瘍の検出），
http://www.soumu.go.jp/johotsusintokei/whitepaper/ja/h28/html/nc133130.html

18）平成29年度次世代医療機器・再生医療等製品評価指標作成事業　人工知能分野審査WG報告書, http://dmd.nihs.go.jp/jisedai/Imaging_AI_for_public/H29_AI_report_v2.pdf

19）日本銀行，ITを活用した金融の高度化に関するワークショップ（第3期）（第1回「デジタルレイバー（RPA）」），https://www.boj.or.jp/announcements/release_2017/data/rel171201a2.pdf

Column 5　深層学習による脳動脈瘤診断支援AI

1）Deep learning for MR angiography: Automated detection of cerebral aneurysms, Radiology, 290:1, pp.187-194, 2019. doi: https://doi.org/10.1148/radiol.2018180901

Column 7　AIと倫理，薬事ガイドライン

1）薬生機審発0523第2号通知別添4，人工知能技術を利用した医用画像診断支援システムに関する評価指標，令和元年5月23日．

2）経済産業省，医用画像診断支援システム（人知能技術を利用するものを含む）開発ガイドライン（手引き），2019.

3）医政医発1219第1号通知，人工知能（AI）を用いた診断、治療等の支援を行うプログラムの利用と医師法第17条の規定との関係について，平成30年12月19日．

4）松野：薬機法等の一部を改正する法律案の概要と論点，立法と調査，412，pp.41-69, 2019.

Column 8　IT/AIの医療への実装　AIホスピタルのモデルを目指して

1）https://www8.cao.go.jp/cstp/society5_0/index.html

2）https://www.nibiohn.go.jp/nibio/part/promote/files/SIP-AI-hospital.pdf#search='AI%E3%83%9B%E3%82%B9%E3%83%94%E3%82%BF%E3%83%AB'

Column 9　中国・韓国におけるAI事情

1）国立研究開発法人　科学技術振興機構，中国総合研究・さくらサイエンスセンター：中国における人工知能研究開発の現状と動向，国立研究開発法人　科学技術振興機構，中国総合研究・さくらサイエンスセンター，サイエンスプラザ，2018.

2）E. Xiao: Baidu（百度）のディープラーニングフレームワーク「PaddlePaddle」は，人工知能開発競争で中国にどのように貢献するか, Tech in Asia, 22 3 2017, https://thebridge.jp/2017/03/baidus-deep-learning-framework-give-china-leg-ai-race.（参照2020年4月）

3）J. NOVET: Alibaba's Aliyun cloud launches DT PAI, an artificial intelligence service, VB, 24 8 2015，https://venturebeat.com/2015/08/24/alibabas-aliyun-cloud-launches-dt-pai-an-artificial-intelligence-service/.（参照2020年4月）

4）HuiyiHuiying: Smart digital file with AI, LISIT, 2018.

5）Nature, AI and big data healthcare in Korea, Springer nature, https://www.nature.com/collections/jfbahfhhhi.（参照 2020 年 4 月）
6）J. Lee, S. Jun, Y. Cho, et al.: Deep learning in medical imaging: General overview, Korean J. Radiol., 18（4）, pp.570–584, 2017.

事例編

Chapter 12　眼底画像

1）M. Niemeijer, B. V. Ginneken, M. J. Cree, et al.: Retinopathy online challenge: Automatic detection of microaneurysms in digital color fundus photographs, IEEE Transactions on Medical Imaging, 29（1）, pp.185-195, 2010.
2）Y. Hatanaka, T. Inoue, K. Ogohara, et al.: Automated microaneurysm detection in retinal fundus images based on the combination of three detectors, Journal of Medical Imaging and Health Informatics, 8（5）, pp.1103-1112, 2018.
3）宮下充浩，畑中裕司，小郷原一智，他：畳み込みニューラルネットワークを用いた眼底画像における毛細血管瘤の自動検出，Medical Imaging Technology, 36（4）, pp.189-195, 2018.
4）C. Szegedy, W. Liu, Y. Jia, et al.: Going deeper with convolutions, IEEE Computer Vision and Pattern Recognition（CVPR）, pp.1-9, 2015.
5）M. Lin, Q. Chen and Y. Shuicheng: Network in network, arXiv:1312.4400, 2014.
6）T. Kauppi, V. Kalesnykiene, J. K. Kamarainen, et al.: Diaretdb1 diabetic retinopathy database and evaluation protocol, Proceedings of 11th Conference on Medical Image Understanding and Analysis 2007, pp.61-65, 2007.
7）P. Chudzik, S. Majumdar, F. Caliváa: Microaneurysm detection using fully convolutional neural networks, Computer Methods and Programs in Biomedicine, 158, pp.185-192, 2018.
8）M. D. Abràmoff, P. T. Lavin, M. Birch, et al.: Pivotal trial of an autonomous AI-based diagnostic system for detection of diabetic retinopathy in primary care offices, npj Digital Medicine, 1, #39, 2018.
9）Kaggle: Diabetic Retinopathy Detection, https://www.kaggle.com/c/diabetic-retinopathy-detection, Accessed December 10, 2018.
10）Indian Diabetic Retinopathy Image Dataset（IDRiD）, https://idrid.grand-challenge.org, Accessed March 18, 2020.
11）P. Porwal, S. Pachade, M. Kokare, et al.: IDRiD: Diabetic retinopathy - Segmentation and grading challenge, Medical Image Analysis, 59, 101561, 2020.
12）The 2nd Diabetic Retinopathy – Grading and Image Quality Estimation Challenge, https://isbi.deepdr.org, Accessed March 18, 2020.
13）J. Redmon, A. Farhadi: YOLOv3: An incremental improvement, arXiv: 1804.02767, 2018.

Chapter 13　病理画像

1）中山英樹：画像解析関連コンペティションの潮流，電子情報通信学会誌，100，pp.373-380, 2017.
2）J. N. Weinstein, E. A. Collisson, G. B. Mills, et al.: The cancer genome atlas pan-cancer analysis project, Nature genetics, 45, pp.1113-1120, 2013. 10.1038/ng.2764
3）World Health Organization. International Classification of Diseases for Oncology（ICD-O）, Third Edition, First Revision. WHO Press, Geneva, 2013.
4）藤田広志編：診断を支援する，医療 AI とディープラーニングシリーズ　No 1 医用画像ディープラーニング入門，pp.118-132，オーム社，2019.
5）J. Deng, W. Dong, R. Socher, et al.: ImageNet: A large-scale hierarchical image database, Proc IEEE Conference on Computer Vision and Pattern Recognition（CVPR）, pp.248-255, 2009.
6）A. Krizhevsky, I. Sutskever, G. E. Hinton: ImageNet classification with deep convolutional neural networks, Proc Neural Information Processing Systems（NIPS）, pp.1097-1105, 2012.

7) A. Janowczyk, A. Madabhushi: Deep learning for digital pathology image analysis: A comprehensive tutorial with selected use cases, Journal of pathology informatics, 7: 29, 2016. 10.4103/2153-3539.186902
8) B. B. Ehteshami, M. Veta, P. Johannes van Diest, et al.: Diagnostic assessment of deep learning algorithms for detection of lymph node metastases in women with breast cancer, Jama 318, pp.2199-2210, 2017. 10.1001/jama.2017.14585
9) A. Teramoto, T. Tsukamoto, Y. Kiriyama, et al.: Automated classification of lung cancer types from cytological images using deep convolutional neural networks, BioMed research international 2017: 4067832, 2017. 10.1155/2017/4067832
10) P. Mobadersany, S. Yousefi, M. Amgad, et al.: Predicting cancer outcomes from histology and genomics using convolutional networks, Proceedings of the National Academy of Sciences of the United States of America 115: E2970-e2979, 2018. 10.1073/pnas.1717139115
11) C. W. Elston, I. O. Ellis: Pathological prognostic factors in breast cancer. I. The value of histological grade in breast cancer: experience from a large study with long-term follow-up, Histopathology, 19, pp.403-410, 1991.
12) D. Romo-Bucheli, A. Janowczyk, H. Gilmore, et al.: A deep learning based strategy for identifying and associating mitotic activity with gene expression derived risk categories in estrogen receptor positive breast cancers, Cytometry Part A: the Journal of the International Society for Analytical Cytology, 91, pp.566-573, 2017. 10.1002/cyto.a.23065
13) E. Arvaniti, K. S. Fricker, M. Moret, et al.: Automated gleason grading of prostate cancer tissue microarrays via deep learning, Scientific reports 8: 12054, 2018. 10.1038/s41598-018-30535-1
14) M. Saha, C. Chakraborty, I. Arun, et al.: An advanced deep learning approach for Ki-67 stained hotspot detection and proliferation rate scoring for prognostic evaluation of breast cancer, Scientific reports, 7, pp.3213, 2017. 10.1038/s41598-017-03405-5
15) M. E. Vandenberghe, M. L. Scott, P. W. Scorer, et al.: Relevance of deep learning to facilitate the diagnosis of HER2 status in breast cancer, Scientific reports, 7, 45938, 2017. 10.1038/srep45938
16) A. Kapil, A. Meier, A. Zuraw, et al.: Deep semi supervised generative learning for automated tumor proportion scoring on NSCLC tissue needle biopsies, Scientific reports, 8, 17343, 2018. 10.1038/s41598-018-35501-5
17) N. Coudray, P. S. Ocampo, T. Sakellaropoulos, et al.: Classification and mutation prediction from non-small cell lung cancer histopathology images using deep learning, Nature medicine, 24, pp.1559-1567, 2018. 10.1038/s41591-018-0177-5
18) X. Qi, D. Wang, I. Rodero, et al.: Content-based histopathology image retrieval using CometCloud, BMC bioinformatics, 15, pp.287, 2014. 10.1186/1471-2105-15-287
19) Y. Gu, J. Yang: Densely-connected multi-magnification hashing for histopathological image retrieval, IEEE Journal of Biomedical and Health Informatics, 23, pp.1683-1691, 2019. 10.1109/jbhi.2018.2882647
20) Y. Ma, Z. Jiang, H. Zhang, et al.: Generating region proposals for histopathological whole slide image retrieval, Computer Methods and Programs in Biomedicine, 159, pp.1-10, 2018. 10.1016/j.cmpb.2018.02.020
21) R. R. Selvaraju, M. Cogswell, A. Das, et al.: Grad-CAM: Visual explanations from deep networks via gradient-based localization, The IEEE International Conference on Computer Vision (ICCV), pp.618-626, 2017.

Chapter 14　大腸内視鏡画像

1) 国立がん研究センター，最新がん統計
2) 工藤進英，若村邦彦，森　悠一：超拡大内視鏡（Endocytoscopy）による大腸腫瘍の診断法，日本消化器内視鏡学会雑誌，vol. 55, no. 4, pp.1510-1517, 2013.
3) S.-E. Kudo, Y. Mori, K. Wakamura et al.: Endocytoscopy can provide additional diagnostic ability to magnifying chromoendoscopy for colorectal neoplasms, Journal of Gastroenterology & Hepatology, vol. 29, no. 1, pp.83-90, 2014.

4) H. Itoh, R. R. Holger, M. Misawa, et al.: Polyp detection in colonoscopic videos by using spatio-temporal feature, International Journal of Computer Assisted Radiology and Surgery, vol.13, Sup.1 pp.s97-98, 2018.
5) Y. Mori, S.-E. Kudo, M. Misawa, et al.: Real-time use of artificial intelligence in identification of diminutive polyps during colonoscopy: A prospective study, Annals of Internal Medicine, vol. 169, no. 6, pp.357-366, 2018.
6) M. Misawa, S.-E. Kudo, Y. Mori, et al.: Artificial intelligence-assisted polyp detection for colonoscopy: Initial experience, Gastroenterology, vol. 154, issue 8, pp.2027-2029.e3, 2018.
7) X. Mo, K. Tao, Q. Wang, G. Wang (2018). An Efficient Approach for Polyps Detection in Endoscopic Videos Based on Faster R-CNN. http://doi.org/arXiv:1809.01263v1
8) 伊東隼人，森　悠一，三澤将史，他：超拡大内視鏡画像における腫瘍性ポリープ分類に向けたグラスマン距離に基づく特徴選択法，電子情報通信学会技術研究報告，vol. 117, no. 518, MI2017-81, pp.51-56, 2018.
9) Y. Mori et al., : Impact of an automated system for endocytoscopic diagnosis of small colorectal lesions: an international web-based study, Endoscopy, vol. 48, no. 12, pp.1110-1118, 2016.
10) 伊東隼人，森　悠一，三澤将史，他：畳み込みニューラルネットワークを利用した超拡大大腸内視鏡画像における腫瘍・非腫瘍の分類，電子情報通信学会技術研究報告，vol. 117, no. 220, MI2017-44, pp.17-21, 2017.
11) H. Itoh, H. R. Roth, L. Lu, et al.: Towards automated colonoscopy diagnosis: binary polyp size estimation via unsupervised depth learning, Proc. International Conference on Medical Image Computing and Computer-Assisted Intervention, Lecture Notes in Computer Science, vol. 11071, pp.611-619, 2018.
12) T. Zhou, M. Brown, N. Snavely, et al.: Unsupervised learning of depth and ego-motion from video, Proc. 2017 IEEE Conference on Computer Vision and Pattern Recognition (CVPR), pp.6612-6619, 2017.
13) Q. Meng, K. Tanaka, S. Satoh, et al.: Anatomical location classification of gastroscopic images using DenseNet trained from cyclical learning rate, MIRU2018, PS1-51, 2018.

Chapter 15　大腸 CT 内視鏡

1) 吉田広行：CT コロノグラフィによる大腸ポリープの コンピュータ支援診断，日本放射線技術学会雑誌，63，pp.1404–1411，2007.
2) M. E. Zalis, J. Perumpillichira, C. Del Frate, et al.: CT colonography: Digital subtraction bowel cleansing with mucosal reconstruction initial observations, Radiology, 226, pp.911–917, 2003.
3) P. J. Pickhardt, J. H. Choi: Electronic cleansing and stool tagging in CT colonography: Advantages and pitfalls with primary three-dimensional evaluation, AJR Am. J. Roentgenol. 181, pp.799–805, 2003.
4) W. Cai, J. G. Lee, D. Zhang, et al.: Electronic cleansing in fecal-tagging dual-energy CT colonography based on material decomposition and virtual colon tagging, IEEE Transactions on Biomedical Engineering, 62, pp.754–765, 2015.
5) R. Tachibana, J. J. Näppi, J. Ota, et al.: Deep learning electronic cleansing for single- and dual-energy CT colonography, RadioGraphics, 38, pp.2034–2050, 2018.
6) J. I. Goodfellow, J. Pouget-Abadie, M. Mirza, et al.: Generative adversarial networks, Neural Information Processing Systems (NIPS), pp.1–9, 2014.
7) 篠崎隆志：GAN — 敵対的生成ネットワーク，人工知能，33，pp.181–188，2018.
8) M. Mirza, S. Osindero: Conditional generative adversarial nets, arXiv,1411.1784, 2014.
9) P. Isola, J-Y. Zhu, T. Zhou, et al.: Image-to-image translation with conditional adversarial networks, 2017 IEEE Conference on Computer Vision and Pattern Recognition (CVPR), pp.1125–1134, 2017.
10) O. Ronneberger, P. Fischer, T. Brox: U-Net: Convolutional networks for biomedical image segmentation, In: N. Navab, J. Hornegger, W. Wells, A. Frangi (eds) Medical Image Computing and Computer-Assisted Intervention – MICCAI 2015. MICCAI 2015. Lecture Notes in Computer Science, 9351, pp.234-241, 2015.

11) R. Tachibana, J. Näppi, T. Hironaka, et al.: Electronic cleansing in CT colonography using a generative adversarial network, Proc. SPIE Medical Imaging, 1095419, 2019.
12) R. Tachibana, N. Kohlhase, J. J. Näppi, et al.: Performance evaluation of multi-material electronic cleansing for ultra-low-dose dual-energy CT colonography, Proc. SPIE Medical Imaging, 978526, 2016.

Chapter 16　乳腺画像

1) E. Banks,et al.: Infuence of personal characteristics of individual women on sensitivity and specifcity of mammography in the million women study: cohort study, Bmj, 329, p.477, 2004.
2) M. J. Morton, D. H. Whaley, K. R. Brandt et al.: Screening mammograms: interpretation with computer-aided detection-prospective evaluation, Radiology, 239 (2), pp.375-383, 2006.
3) J. J. Fenton, S. H. Taplin, P. A. Carney et al.: Influence of computer-aided detection on performance of screening mammography, N. Engl. J. Med., 356, pp.1399–1409, 2007.
4) D. Lévy, A. Jain: Breast mass classification from mammograms using deep convolutional neural networks, 2016 in ArXiv.
5) M. A. Al-masni, M. A. Al-antari, J. M. Park et al.: Detection and classification of the breast abnormalities in digital mammograms via regional convolutional neural network, 39th Annual International Conference of the IEEE, 2017.
6) N. Ohuchi, A. Suzuki, T. Sobue, et al: Sensitivity and specificity of mammography and adjunctive ultrasonography to screen for breast cancer in the Japan Strategic Anti-cancer Randomized Trial (J-START): a randomized controlled trial, Lancet, 23;387 (10016), pp.341-348, 2016.

Chapter 17　歯科 X 線画像

1)「人工知能（AI）搭載の歯科用 CAD ソフトウエアの開発に着手～ 100 万件のビッグデータをディープラーニング，ブリッジのデザインを支援～」，https://www.mitsuichem.com/sites/default/files/media/document/2018/180530_02.pdf (参照 2020 年 4 月)
2)「医療現場を助けたい！ Dentry は人工知能でもっと進化します」，https://medical-reserve.co.jp/dentry/dekirukoto/ai (参照 2020 年 4 月)
3) K. Kamalanand, B. Thayumanavan, P. M. Jawahar: Computational techniques for dental image analysis, IGI Global, 2018.
4) J. J. Hwang, Y. H. Jung, B. H. Cho, et al.: An overview of deep learning in the field of dentistry, Imaging Sci. Dent., 49 (1), pp.1-7, 2019.
5) M. Murata, Y. Ariji, Y. Ohashi, et al.: Deep-learning classification using convolutional neural network for evaluation of maxillary sinusitis on panoramic radiography, Oral Radiol., 35 (3), pp.301-307, 2019.
6) Y. Kim, K. J. Lee, L. Sunwoo, et al.: Deep learning in diagnosis of maxillary sinusitis using conventional radiography, Invest. Radiol., 54 (1), pp.7-15, 2019.
7) S. Vinayahalingam, T. Xi, S. Bergé, et al.: Automated detection of third molars and mandibular nerve by deep learning, Sci. Rep., 9 (1), pp.9007, 2019.
8) 村松千左子：ディープラーニング技術の歯科的個人識別への応用，JCR News，No.217, pp.10-11, 2017.
9) Y. Miki, C. Muramatsu, T. Hayashi, et al.: Classification of teeth in cone-beam CT using deep convolutional neural network, Computers in Biology and Medicine, 80 (1), pp.24-29, 2017.
10) H. Chen, K. Zhang, P. Lyu, et al.: A deep learning approach to automatic teeth detection and numbering based on object detection in dental periapical films, Sci. Rep., 9 (1), pp.3840, 2019.
11) D. V. Tuzoff, L. N. Tuzova, M. M. Bornstein, et al.: Tooth detection and numbering in panoramic radiographs using convolutional neural networks, Dentomaxillofac. Radiol., 48 (4), 20180051, 2019.
12)「Automated diagnostics for x-ray images in dentistry」，https://www.denti.ai (参照 2020 年 4 月)
13) G. Jader, F. Jefferson, R. Marco, et al.: Deep instance segmentation of teeth in panoramic X-ray images, In: Conference on Graphics, Patterns and Images (SIBGRAPI 2018), 2018.

14) J. Krois, T. Ekert, L. Meinhold, et al.: Deep learning for the radiographic detection of periodontal bone loss, Sci. Rep., 9 (1), pp.8495, 2019.
15) E. Klemetti, S. Kolmakov, H. Kröger: Pantomography in assessment of the osteoporosis risk group, Scand. J. Dent. Res., 102 (1), pp.68-72, 1994.
16) J. S. Lee, S. Adhikari, L. Liu, et al.: Osteoporosis detection in panoramic radiographs using a deep convolutional neural network-based computer-assisted diagnosis system: a preliminary study, Dentomaxillofac. Radiol., 48 (1), 20170344, 2019.

Chapter 18 核医学画像

1) Y. Ding, J. H. Sohn, M. G. Kawczynski, et al.: A deep learning model to predict a diagnosis of Alzheimer disease by using (18)F-FDG PET of the brain, Radiology, 180958, 2018.
2) T. Zhou, K. H. Thung, X. Zhu, et al.: Effective feature learning and fusion of multimodality data using stage-wise deep neural network for dementia diagnosis, Human brain mapping, 2018.
3) M. Schwyzer, K. Martini, D. C. Benz, et al.: Artificial intelligence for detecting small FDG-positive lung nodules in digital PET/CT: Impact of image reconstructions on diagnostic performance, Eur. Radiol., 2019.
4) Y. Zhao, A. Gafita, B. Vollnberg, et al.: Deep neural network for automatic characterization of lesions on (68)Ga-PSMA-11 PET/CT, Eur. J. Nucl. Med. Mol. Imaging, 2019.
5) R. Togo, K. Hirata, O. Manabe, et al.: Cardiac sarcoidosis classification with deep convolutional neural network-based features using polar maps, Computers in Biology and Medicine, 104, pp.81-86, 2018.
6) M. S. Pearce, J. A. Salotti, M. P. Little, et al.: Radiation exposure from CT scans in childhood and subsequent risk of leukaemia and brain tumours: A retrospective cohort study, Lancet, 380 (9840), pp.499-505, 2012.
7) M. Schwyzer, D. A. Ferraro, U. J. Muehlematter, et al.: Automated detection of lung cancer at ultralow dose PET/CT by deep neural networks - Initial results, Lung Cancer, 126, pp.170-173, 2018.
8) T. J. Bradshaw, G. Zhao, H. Jang, et al.: Feasibility of deep learning-based PET/MR attenuation correction in the pelvis using only diagnostic MR images, Tomography (Ann Arbor, Mich), 4 (3), pp.138-147, 2018.
9) Z. Guo, N. Guo, K. Gong, et al.: Gross tumor volume segmentation for head and neck cancer radiotherapy using deep dense multi-modality network, Phys. Med. Biol., 64 (20), 205015, 2019.
10) B. Huang, Z. Chen, P. M. Wu, et al.: Fully automated delineation of gross tumor volume for head and neck cancer on PET-CT using deep learning, A Dual-Center Study, Contrast media & molecular imaging, 2018:8923028, 2018.
11) X. Zhao, L. Li, W. Lu, et al.: Tumor co-segmentation in PET/CT using multi-modality fully convolutional neural network, Phys. Med. Biol., 2018.
12) Z. Zhong, Y. Kim, K. Plichta, et al.: Simultaneous co-segmentation of tumors in PET-CT images using deep fully convolutional networks, Med. Phys., 2018.
13) S. Afshari, A. BenTaieb, G. Hamarneh: Automatic localization of normal active organs in 3D PET scans, Computerized medical imaging and graphics, The Official Journal of the Computerized Medical Imaging Society, 70, pp.111-118, 2018.

Chapter 19 放射線治療画像

1) S. Lim-Reinders, B. M. Keller, S. Al-Ward, et al.: Online adaptive radiation therapy, Int. J. Radiat. Oncol. Biol. Phys., 99, pp.994-1003, 2017.
2) B. W. Raaymakers, I. M. Jurgenliemk-Schulz, G. H. Bol, et al.: First patients treated with a 1.5 T MRI-Linac: Clinical proof of concept of a high-precision, high-field MRI guided radiotherapy treatment, Phys. Med. Biol. 62, L41-50, 2017.
3) S. Tomori, N. Kadoya, Y. Takayama, et al.: A deep learning-based prediction model for gamma evaluation in patient-specific quality assurance, Med. Phys., 45, pp.4055-4065, 2018.

4) G. Valdes, R. Scheuermann, C. Y. Hung, et al.: A mathematical framework for virtual IMRT QA using machine learning, Med. Phys., 43, pp.4323, 2016.
5) G. Valdes, M. F .Chan, S. B. Lim, et al.: IMRT QA using machine learning: A multi-institutional validation, J. Appl. Clin. Med. Phys., 18, pp.279-284, 2017.

Chapter 20　外科治療応用

1) M. Misawa, S. Kudo, Y. Mori, et al.: Artificial intelligence-assisted polyp detection for colonoscopy: Initial experience, Gastroenterology, vol. 154, issue 8, pp.2027-2029, 2018.
2) Y. Sakai, S. Takemoto, K. Hori, et al.: Automatic detection of early gastric cancer in endoscopic images using a transferring convolutional neural network, Proceeding of the 40th Annual International Conference of the IEEE Engineering in Medicine and Biology Society, pp.4138-4141, 2018.
3) H. Law, K. Ghani, J. Deng: Surgeon technical skill assessment using computer vision based analysis, Proceedings of the 2nd Machine Learning for Healthcare Conference, pp.88-99, 2017.
4) S. Bodenstedt, M. Allan, A. Agustinos, et al.: Comparative evaluation of instrument segmentation and tracking methods in minimally invasive surgery, arXiv:1805.02475, 2018.
5) D. Sarikaya, J. Corso, K. Guru: Detection and localization of robotic tools in robot-assisted surgery videos using deep neural networks for region proposal and detection, IEEE Transactions on Medical Imaging, vol. 36, no. 7, pp.1542-1549, 2017.
6) D. Pakhomov, V. Premachandran, M. Allan, et al.: Deep residual learning for instrument segmentation in robotic surgery, arXiv:1805.02475, 2018.
7) L. Garcia-Peraza-Herrera, W. Li, L. Fidon, et al.: ToolNet: Holistically-nested real-time segmentation of robotic surgical tools, 2017 IEEE/RSJ International Conference on Intelligent Robots and Systems（IROS）, pp.5717-5722, 2017.
8) I. Laina, N. Rieke, C. Rupprecht, et al.: Concurrent segmentation and localization for tracking of surgical instruments, Medical Image Computing and Computer-Assisted Intervention（MICCAI 2017）, Part II, pp.664-672, 2017.
9) 堤田有美，諸岡健一，小林聡，他：深層学習と術具 3 次元形状モデルの組み合わせによるロボット支援内視鏡手術画像からの術具位置姿勢推定"，日本コンピュータ外科学会会誌，vol. 20，no.4，pp.258，2018.
10) D. Karimi, G. Samei, C. Kesch, et al.: Prostate segmentation in MRI using a convolutional neural network architecture and training strategy based on statistical shape models, International Journal of Computer Assisted Radiology and Surgery, vol. 13, issue 8, pp.1211-1219, 2018.
11) X. Yang, L. Yu, S. Li, et al.: Towards automated semantic segmentation in prenatal volumetric ultrasound, IEEE Transactions on Medical Imaging, vol. 38, no. 1, pp.180-193, 2019.
12) 諸岡健一，小林薫樹：有限要素解析を模した深層なニューラルネットによる手術支援システムのための臓器変形推定，Medical Imaging Technology，35 巻，4 号，pp.206-211，2017.

Chapter 21　運動器領域の画像解析

1) Understanding medical images based on computational anatomy models, In computational anatomy based on whole body imaging, 3.3 skeletal muscle, pp.165-171, Springer, Japan, Jun. 2017.
2) Intelligent orthopaedics, Advances in Experimental Medicine and Biology, vol.1093, pp.81-91, Springer, Singapore, Nov. 2018.
3) F. Hashimoto, A. Kakimoto, N. Ota, et al.: Automated segmentation of 2D low-dose CT images of the psoas-major muscle using deep convolutional neural networks, Radiological Physics and Technology, 12, pp.210–215, 2019.
4) A. Oshima, N. Kamiya, X. Zhou, et al.: Automated segmentation of surface muscle in whole-body CT images using 2D U-Net: Preliminary study, Proc. of 41st annual international conference of the IEEE engineering in medicine and biological society, ThPOS-32.34, 71, 2019.

5) Y. Hisaya, Y. Otake, M. Takao, et al.: Automated muscle segmentation from clinical CT using Bayesian U-Net for personalized musculoskeletal modeling, IEEE Transactions on Medical Imaging, 2019.
6) A. Klein, J. Warszawski, J. Hillengaß, et al.: Automatic bone segmentation in whole-body CT images, International Journal of Comput. Assist Radiological Surgery, 14, pp.21-29, 2019.
7) Y. Wakamatsu, N. Kamiya, X. Zhou, et al.: Bone segmentation in whole-body CT images using 2D U-Net, Proceedings of 41st annual international conference of the IEEE engineering in medicine and biological society, ThPOS-32.35, 72, 2019.
8) N. Kamiya, M. Kume, G. Zheng, et al.: Automated recognition of erector spinae muscles and their skeletal attachment region via deep learning in torso CT images, Computational Methods and Clinical Applications in Musculoskeletal Imaging, pp.1-10, Springer, Cham, 2019.
9) N. Kamiya, A. Oshima, E. Asano, et al.: Initial study of on the classification of amyotrophic diseases using texture analysis and deep learning in whole-body CT images, Proc. of International Forum on Medical Imaging in Asia (IFMIA), 11050, 110500X-1-4, 2019.
10) N. Kamiya, J. Li, M. Kume, et al.: Fully automatic segmentation of paraspinal muscles from 3D torso CT images via multi-scale iterative random forest classifications, International Journal of Computer Assisted Radiology and Surgery, 13, 11, pp.1697-1706, 2018.
11) P. Chea, J. C. Mandell: Current applications and future directions of deep learning in musculoskeletal radiology, Skeletal radiology, 4, pp.1-5, 2019.
12) R. Lindsey, A. Daluiski, S. Chopra, et al.: Deep neural network improves fracture detection by clinicians, Proceedings of the National Academy of Sciences, 115, 45, pp.11591-6, 2018.
13) A. Tiulpin, J. Thevenot, E. Rahtu, et al.: Automatic knee osteoarthritis diagnosis from plain radiographs: A deep learning-based approach, Scientific reports, 29, 8 (1), pp.1727, 2018.
14) S. Chopra, R. Hadsell, Y. LeCun: Learning a similarity metric discriminatively, with application to face verification, Proc. CVPR, (1), pp.539-546, 2005.
15) E. Meyer, R. Raupach, M. Lell, et al.: Normalized metal artifact reduction (NMAR) in computed tomography, Medical physics, 37 (10), pp.5482-93, 2010.
16) M. Sakamoto, Y. Hiasa, Y. Otake, et al.: Bayesian segmentation of hip and thigh muscles in metal artifact-contaminated CT using convolutional neural network-enhanced normalized metal artifact reduction, Journal of Signal Processing Systems, 92 (3), pp.335-344, 2020.
17) M. Nakao, K. Imanishi, N. Ueda, et al.: Three-dimensional generative adversarial nets for unsupervised metal artifact reduction, arXiv preprint arXiv:1911.08105, 2019.

Chapter 22　医用画像と Radiomics

1) H. J. Aerts, E. R. Velazquez, R. T. Leijenaar, et al.: Decoding tumour phenotype by noninvasive imaging using a quantitative radiomics approach, Nature Communications, 5, p.4006, 2014.
2) Z. Li, Y. Wang, J. Yu, et al.: Deep learning based radiomics (DLR) and its usage in noninvasive IDH1 prediction for low grade glioma, Scientific Report, 7 (1), p.5467, 2017.
3) J. Lao, Y. Chen, Z. C. Li, et al.: A deep learning-based radiomics model for prediction of survival in glioblastoma multiforme, Scientific Report, 7 (1), p.10353, 2017.
4) J. E. Bibault, P. Giraud, M. Housset, et al.: Deep learning and radiomics predict complete response after neo-adjuvant chemoradiation for locally advanced rectal cancer, Scientific Report, 8 (1), p.12611, 2018.
5) L. Shi, Y. He, Z. Yuan, et al.: Radiomics for response and outcome assessment for non-small cell lung cancer, Technol. Cancer Res. Treat., 2018 17: 1533033818782788.

Chapter 23　CT 画像再構成への応用

1) K. H. Jin, M. T. McCann, E. Froustey, et al.: Deep convolutional neural network for inverse problems in imaging, IEEE Trans. Image Process, 26, pp.4509-4522, 2017.
2) H. Chen, Y. Zhang, W. Zhang, et al.: Low-dose CT via convolutional neural network, Biomed. Opt. Express, 8, pp.679-694, 2017.

3) B. Zhu, J. Z. Liu, S. F. Cauley, et al.: Image reconstruction by domain-transform manifold learning, Nature, 555, pp.487–492, 2018.
4) D. Wu, K. Kim, G. El Fakhri, et al.: Iterative low-dose CT reconstruction with priors trained by artificial neural network, IEEE Trans. Med. Imaging, 36, pp.2479-2486, 2017.
5) E. A. Rashed, H. Kudo, A. Maier: Image reconstruction with variational networks: application to synchrotron radiation imaging, Proc. of 2018 IEEE Nucl. Sci. Symp. & Med. Imag. Conf., Article ID 8824367, 2019.
6) C. Tang, J. Li, L. Wang, et al.: Unpaired low-dose CT denoising network based on cycle-consistent generative adversarial network with prior image information, Comput. Math. Methods Med., Article ID 8639825, 2019.
7) Q. Yang, P. Yan, Y. Zhang, et al.: Low-dose CT image denoising using a generative adversarial network with wasserstein distance and perceptual loss, IEEE Trans. Med. Imaging, 37, pp.1348-1357, 2018.
8) 森和希，工藤博幸，千北一期：畳み込みニューラルネットワークを用いた低線量CT 画像再構成法の多時相CT イメージングへの拡張，第38回日本医用画像工学会大会（JAMIT 2019）予稿集，Paper No OP2-6，2019.
9) Y. Zhang, H. Yu: Convolutional neural network based metal artifact reduction in X-ray computed tomography, IEEE Trans. Med. Imaging, 37, pp.1370-1381, 2018.

Chapter 24　MRI 再構成への応用

1) K. Kwon, D. Kim, H. Park: A parallel MR imaging method using multilayer perceptron, Medical physics, 44（12）, pp.6209-6224, 2017.
2) S. Wang, Z. Su, L. Ying, et al.: Accelerating magnetic resonance imaging via deep learning, IEEE 13th International Symposium on Biomedical Imaging, pp.514-517, Prague, Czech Republic, 2016.
3) K. He, X. Zhang, S. Ren, et al.: Deep residual learning for image recognition, Proc of IEEE Conf on Computer Vision and Pattern Recognition（CVPR）, pp.770-778, Las Vegas, USA, 2016.
4) K. Zhang, W. Zuo, Y. Chen, et al.: Beyond a gaussian denoiser: Residual learning of deep CNN for image denoising, IEEE Trans on Image Processing, 26（7）, pp.3142-3155, 2017.
5) D. Lee, J. Yoo, S. Tak, et al.: Deep residual learning for accelerated MRI using magnitude and phase networks, IEEE Trans on Biomedical Engineering, 65（9）, pp.1985-1995, 2018.
6) K. Hammernik, F. Knoll, D. Sodickson, et al.: On the influence of sampling pattern design on deep learning-based MRI reconstruction, Proc of the 25th Annual Meeting of International Society of Magnetic Resonance in Medicine（ISMRM）, O644, Hawaii, 2018.
7) C. M. Hyun, H. P. Kim, S. M. Lee, et al.: Deep learning for undersampled MRI reconstruction, Physics in Medicine and Biology, 63（13）, 135007（15pp）, 2018
8) I. J. Goodfellow, J. Pouget-Abadie, M. Mirza, et al.: Generative adversarial nets, Proc of the 27th International Conference on Neural Information Processing Systems, pp.2672-2680, Montreal, Canada, 2016.
9) G. Yang, S. Yu, H. Dong: DAGAN: Deep de-aliasing generative adversarial networks for fast compressed sensing MRI reconstruction, IEEE Trans. on Medical Imaging, 37（6）, pp.1310-1321, 2018.
10) B. Zhu, J. Z. Liu, S. F. Cauley, et al.: Image reconstruction by domain-transform manifold learning, Nature, 555, pp.487-492, 2018.
11) J. Schlemper, I. Oksuz, J. Clough, et al.: dAUTOMAP: Decomposing AUTOMAP to achieve scalability and enhance performance, Proc of the 25th Annual Meeting of International Society of Magnetic Resonance in Medicine（ISMRM）, 0658, Montreal, Canada, 2019.
12) Y. Yang, J. Sun, H. Li, et al.: Deep ADMM-Net for compressive sensing MRI, Advances in Neural Information Processing Systems 29（NIPS 2016）, pp.10-18, Barcelona, Spain, 2016.
13) Y. Yang, J. Sun, H. Li et al.: ADMM-CSNet: A deep learning approach for image compressive sensing, IEEE Trans on Pattern Analysis and Machine Intelligence,（Early Access）, 2018.

14）J. Zhang, B. Ghanem: ISTA-Net: Interpretable optimization-inspired deep network for image compressive sensing, IEEE/CVF Conf on Computer Vision and Pattern Recognition（CVPR）, pp.1827-1837, Salt Lake City, USA, 2018.

Chapter 25　MR 画像処理への応用

1）A. S. Lundervold, A. Lundervold: An overview of deep learning in medical imaging focusing on MRI, Zeitschrift für Medizinische Physik, 29（2）, pp.102-127, 2019.
2）M. Bakator, D. Radosav: Deep learning and medical diagnosis: A review of literature, Multimodal Technologies and Interaction, 2（3）, pp.47, 2018.
3）Y. Pan, et al.: Brain tumor grading based on neural networks and convolutional neural networks, in 2015 37th Annual International Conference of the IEEE Engineering in Medicine and Biology Society（EMBC）, IEEE, 2015.
4）S. Sarraf, G. Tofighi: Deep learning-based pipeline to recognize Alzheimer's disease using fMRI data, in 2016 Future Technologies Conference（FTC）, IEEE, 2016.
5）R. Rasti, M. Teshnehlab, S. L. Phung: Breast cancer diagnosis in DCE-MRI using mixture ensemble of convolutional neural networks, Pattern Recognition, 72, pp.381-390, 2017.
6）X. Wang, et al.: Searching for prostate cancer by fully automated magnetic resonance imaging classification: Deep learning versus non-deep learning, Scientific reports, 7（1）, pp.15415, 2017.
7）O. Ronneberger, P. Fischer, T. Brox: U-net: Convolutional networks for biomedical image segmentation, in International Conference on Medical image computing and computer-assisted intervention, Springer, 2015.
8）Siemens Healthineers introduces AI-based assistants for magnetic resonance imaging, https://www.siemens-healthineers.com/press-room/press-releases/pr-ai-rad-companions-mri.html.（参照 2020 年 4 月）
9）Arterys. CARDIO-AI, https://www.arterys.com/cardio-ai/.（参照 2020 年 4 月）
10）K. Isogawa, et al.: Deep shrinkage convolutional neural network for adaptive noise reduction, IEEE Signal Processing Letters, 25（2）, pp.224-228, 2018.
11）M. Kidoh, et al.: Deep learning based noise reduction for brain MR imaging: tests on phantoms and healthy volunteers, Magnetic Resonance in Medical Sciences, 2019: p. mp. 2019-0018.
12）J. Lehtinen, et al.: Noise2noise: Learning image restoration without clean data. arXiv preprint arXiv:1803.04189, 2018.
13）K. Zhang, et al.: Beyond a gaussian denoiser: Residual learning of deep cnn for image denoising, IEEE Transactions on Image Processing, 26（7）, pp.3142-3155, 2017.
14）Advanced intelligent Clear-IQ Engine（AiCE）, https://global.medical.canon/products/magnetic-resonance/aice.（参照 2020 年 4 月）
15）Y. Han, et al.: Deep learning with domain adaptation for accelerated projection-reconstruction MR, Magnetic Resonance in Medicine, 80（3）, pp.1189-1205, 2018.
16）F. Knoll, et al.: Deep learning methods for parallel magnetic resonance image reconstruction, arXiv preprint arXiv:1904.01112, 2019.
17）D. Tamada, et al.: Motion artifact reduction using a convolutional neural network for dynamic contrast enhanced MR imaging of the Liver, Magnetic Resonance in Medical Sciences, 2019: p. mp. 2018-0156.

Special Column 1　AI 時代における放射線科医

1）G. Litjens, et al.: A survey on deep learning in medical image analysis, Med. Image. Anal., 42, pp.60-88, 2017.
2）A. Esteva, et al.: Dermatologist-level classification of skin cancer with deep neural networks, Natue, 542（7639）, pp.115-118, 2017.
3）P. Lakhani, et al.: Deep learning at chest radiography: Automated classification of pulmonary tuberculosis by using convolutional neural networks, Radiology, 284, pp.574-582, 2017.

4）Raipukar, et al.: arXiv, 2017.
5）L. M. Prevedello, et al.: Automated critical test findings identification and online notification system using artificial intelligence in imaging. Radiology, Radiology, 285, pp.923-931, 2017.
6）A. Kunimatsu, et al.: Comparison between glioblastoma and primary central nervous system lymphoma using MR image-based texture analysis, Magn. Reson. Med. Sci., 17, pp.50-57, 2018.
7）H. Trivedi, et al.: Automatic determination of the need for intravenous contrast in musculoskeletal MRI examinations using IBM Watson's natural language processing algorithm, J. Digit. Imaging, 31（2）, pp.245-251, 2018.
8）K. Yasaka, et al.: Deep learning with convolutional neural network for differentiation of liver masses at dynamic contrast-enhanced CT: A preliminary study, Radiology, 286（3）, pp.887-896, 2018.
9）K. Yasaka, et al.: Deep learning for staging liver fibrosis on CT: a pilot study, Eur. Radiol., 28（11）, pp.4578-4585, 2018.
10）Z. Obermeyer, et al.: Predicting the future - big data, machine learning, and clinical medicine, N. Engl. J. Med., 375（13）, pp.1216-1219, 2016.

Special Column 2　AI 時代における診療放射線技師

1）B. Zhu, J. Z. Liu, B. R. Rosen, et al.: Image reconstruction by domain-transform manifold learning, Nature, 555, pp.487-492, 2018.
2）S. J. Esses, X. Lu, T. Zhao, et al.: Automated image quality evaluation of T2-weighted liver MRI utilizing deep learning architecture, Journal of Magnetic Resonance Imaging, 47（3）, pp.723-728, 2017.
3）A. H. Abdi, C. Luong, T. S. M. Tsang et al.: Automatic quality assessment of echocardiograms using convolutional neural networks: Feasibility on the apical four-chamber view, IEEE Trans. Med. Imaging, 36（6）, pp.1221-1230, 2017.
4）日立製作所ホームページ：長年の経験と先進のアナリティクスによる医療機器の故障予兆診断, https://social-innovation.hitachi/ja-jp/case_studies/mri_predictive_maintenance/

索　引

■ ア 行 ■

■ カ 行 ■

■ サ 行 ■

■ タ 行 ■

■ ナ 行 ■

■ ハ 行 ■

■ マ 行 ■

〈シリーズ監修・編者略歴〉

藤田広志（ふじた　ひろし）

1976年　岐阜大学工学部電気工学科　卒業
1978年　同大学院工学研究科修士課程　修了
1983年　工学博士（名古屋大学）
1978年　岐阜工業高等専門学校　助手
1983年　シカゴ大学カートロスマン放射線像研究所　客員研究員
1986年　岐阜工業高等専門学校　助教授
1991年　岐阜大学工学部　助教授
1995年　同工学部　教授
2002年　同大学院医学系研究科　教授
2017年　同工学部　教授
2018年　同　特任教授（研究担当，常勤）／名誉教授
2018年　中国・鄭州大学　客員教授
2020年　藤田医科大学　客員教授
現在に至る

医用画像情報学会名誉会長，電子情報通信学会フェロー

著書
医用画像ハンドブック（共編）（オーム社）
実践 医用画像解析ハンドブック（共編）（オーム社）
Deep Learning in Medical Image Analysis：Challenges and Applications (eds.) (Springer)
他，著書多数

医療AIとディープラーニングシリーズ
2020-2021年版　はじめての医用画像ディープラーニング
－基礎・応用・事例－

2020年5月14日　第1版第1刷発行

監修者　藤田広志
編　者　藤田広志
発行者　村上和夫
発行所　株式会社 オーム社
郵便番号　101-8460
東京都千代田区神田錦町3-1
電話　03(3233)0641(代表)
URL https://www.ohmsha.co.jp/

印刷・製本　小宮山印刷工業
ISBN978-4-274-22544-4　Printed in Japan